现代著名老中医名著重刊丛书

伤寒论针灸配穴选注

单玉堂 著

单志华　王立早　整理

人民卫生出版社

图书在版编目（CIP）数据

伤寒论针灸配穴选注/单玉堂著. —北京：人民卫生
出版社,2012.2
　　ISBN 978-7-117-15411-6

　　Ⅰ.①伤…　Ⅱ.①单…　Ⅲ.①伤寒论－针灸疗法
Ⅳ.①R222.2②R245

中国版本图书馆 CIP 数据核字(2011)第 276434 号

人卫智网	www. ipmph. com	医学教育、学术、考试、健康，
		购书智慧智能综合服务平台
人卫官网	www. pmph. com	人卫官方资讯发布平台

现代著名老中医名著重刊丛书
第八辑
伤寒论针灸配穴选注

著　　　者：单玉堂
出版发行：人民卫生出版社(中继线 010-59780011)
地　　　址：北京市朝阳区潘家园南里 19 号
邮　　　编：100021
E - mail：pmph @ pmph. com
购书热线：010-59787592　010-59787584　010-65264830
印　　　刷：三河市尚艺印装有限公司
经　　　销：新华书店
开　　　本：850×1168　1/32　印张：8.5
字　　　数：220 千字
版　　　次：2012 年 2 月第 1 版　　2024 年 7 月第 1 版第 8 次印刷
标准书号：ISBN 978-7-117-15411-6
定　　　价：22.00 元

出版说明

　　自 20 世纪 60 年代开始,我社先后组织出版了一些著名老中医经验整理著作,包括医案、医论、医话等。半个世纪过去了,这批著作对我国现代中医学术的发展发挥了积极的推动作用,整理出版著名老中医经验的重大意义正在日益彰显。这些著名老中医在我国近现代中医发展史上占有重要地位。他们当中的代表如秦伯未、施今墨、蒲辅周等著名医家,既熟通旧学,又勤修新知;既提倡继承传统中医,又不排斥西医诊疗技术的应用,在中医学发展过程中起到了承前启后的作用。他们的著作多成于他们的垂暮之年,有的甚至撰写于病榻之前。无论是亲自撰述,还是口传身授,或是由其弟子整理,都集中反映了他们毕生所学和临床经验之精华。诸位名老中医不吝秘术,广求传播,所秉承的正是力求为民除瘼的一片赤诚之心。诸位先贤治学严谨、厚积薄发,所述医案,辨证明晰,治必效验,具有很强的临床实用性,其中也不乏具有创造性的建树;医话著作则娓娓道来,深入浅出,是学习中医的难得佳作,为不可多得的传世之作。

　　由于原版书出版的时间已久,今已很难见到,部分著作甚至已成为中医读者的收藏珍品。为促进中医临床和中医学术水平的提高,我社决定将部分具有较大影响力的名医名著编为《现代著名老中医名著重刊丛书》并分辑出版,以飨读者。

第一辑　　收录 13 种名著

《中医临证备要》　　　　　　　《施今墨临床经验集》

《蒲辅周医案》　　　　　　　　《蒲辅周医疗经验》

《岳美中论医集》　　　　　　　《岳美中医案集》

《郭士魁临床经验选集——杂病证治》

《钱伯煊妇科医案》　　　　　　《朱小南妇科经验选》

《赵心波儿科临床经验选编》《赵锡武医疗经验》

《朱仁康临床经验集——皮肤外科》

《张赞臣临床经验选编》

第二辑　收录 14 种名著

《中医入门》　　　　　　　　《章太炎医论》

《冉雪峰医案》　　　　　　　《菊人医话》

《赵炳南临床经验集》　　　　《刘奉五妇科经验》

《关幼波临床经验选》　　　　《女科证治》

《从病例谈辨证论治》　　　　《读古医书随笔》

《金寿山医论选集》　　　　　《刘寿山正骨经验》

《韦文贵眼科临床经验选》　　《陆瘦燕针灸论著医案选》

第三辑　收录 20 种名著

《内经类证》　　　　　　　　《金子久专辑》

《清代名医医案精华》　　　　《陈良夫专辑》

《清代名医医话精华》　　　　《杨志一医论医案集》

《中医对几种急性传染病的辨证论治》

《赵绍琴临证 400 法》　　　　《潘澄濂医论集》

《叶熙春专辑》　　　　　　　《范文甫专辑》

《临诊一得录》　　　　　　　《妇科知要》

《中医儿科临床浅解》　　　　《伤寒挈要》

《金匮要略简释》　　　　　　《金匮要略浅述》

《温病纵横》　　　　　　　　《临证会要》

《针灸临床经验辑要》

第四辑　收录 6 种名著

《辨证论治研究七讲》　　　　《中医学基本理论通俗讲话》

《黄帝内经素问运气七篇讲解》《温病条辨讲解》

《医学三字经浅说》　　　　　《医学承启集》

第五辑　收录 19 种名著

《现代医案选》　　　　　　　《泊庐医案》

《上海名医医案选粹》　　　　《治验回忆录》

《内科纲要》　　　　　　　　《六因条辨》

《马培之外科医案》　　　　　《中医外科证治经验》

《金厚如儿科临床经验集》　　《小儿诊法要义》

《妇科心得》 　　　　　　　《妇科经验良方》
《沈绍九医话》 　　　　　　《著园医话》
《医学特见记》 　　　　　　《验方类编》
《应用验方》 　　　　　　　《中国针灸学》
《金针秘传》

第六辑　收录 11 种名著

《温病浅谈》 　　　　　　　《杂病原旨》
《孟河马培之医案论精要》 　《东垣学说论文集》
《中医临床常用对药配伍》 　《潜厂医话》
《中医膏方经验选》 　　　　《医中百误歌浅说》
《中药炮制品古今演变评述》《赵文魁医案选》
《诸病源候论养生方导引法研究》

第七辑　收录 15 种名著

《伤寒论今释》 　　　　　　《伤寒论类方汇参》
《金匮要略今释》 　　　　　《杂病论方证捷咏》
《金匮篇解》 　　　　　　　《中医实践经验录》
《罗元恺论医集》 　　　　　《中药的配伍运用》
《中药临床生用与制用》 　　《针灸歌赋选解》
《清代宫廷医话》 　　　　　《清宫代茶饮精华》
《常见病验方选编》 　　　　《中医验方汇编第一辑》
《新编经验方》

第八辑　收录 11 种名著

《龚志贤临床经验集》 　　　《读书教学与临症》
《陆银华治伤经验》 　　　　《常见眼病针刺疗法》
《经外奇穴纂要》 　　　　　《风火痰瘀论》
《现代针灸医案选》 　　　　《小儿推拿学概要》
《正骨经验汇萃》 　　　　　《儿科针灸疗法》
《伤寒论针灸配穴选注》

　　这些名著大多于 20 世纪 60 年代前后至 90 年代初在我社出版,自发行以来一直受到广大读者的欢迎,其中多数品种的发行量达到数十万册,在中医界产生了很大的影响,对提高中医临床诊疗水平和促进中医事业发展起到了极大的推动作用。

　　为使读者能够原汁原味地阅读名老中医原著，我们在重刊时尽可能保持原书原貌，只对原著中有欠允当之处及疏漏等进行必要的修改。为不影响原书内容的准确性，避免因换算等造成的人为错误，对部分以往的药名、病名、医学术语、计量单位、现已淘汰的临床检测项目与方法等，均未改动，保留了原貌。对于原著中犀角、虎骨等现已禁止使用的药品，本次重刊也未予改动，希冀读者在临证时使用相应的代用品。

人民卫生出版社

2011 年 10 月

序

　　窃谓《伤寒论》乃辨证论治之巨著也。仲景垂方法,立津梁,开辟了汤液与针灸治病的典范,使针、药两法用于临床而相得益彰。然而令人可惜的是历代医家皆重于药而轻于针,致使针灸之法不得发展,则深失仲景著书之苦衷也。单玉堂先生,服膺仲景之学,对六经六气、标本中见、脏腑经络、阴阳表里,殚思精研,故其临床治疗,每以经方而取效。先生虽博览百家,然折衷于《伤寒寻源》之旨,心领神会,颇得吕震之意,而先生实未曾向人道。先生又精于针灸,对"子午流注",续绝补漏,自成一家,早为国内外专家所推崇良有以也。先生有感于针灸之学濒于失传,而仲景六经证治又亟待发扬,因此,不顾年迈体弱,谢绝应酬,而闭门著书。几经寒暑,在其令嗣志华协助整理下写成《伤寒论针灸配穴选注》一书。余拜读先生之著,感到此书上溯《内》、《难》,旁及百家,穷阴阳之理,明气化之机,意义幽深,使人读之诚难默上。余对针灸为门外汉,而不敢妄置一词。然针、药虽殊,而医理则一,确信斯书实补伤寒之缺,而嘉惠后学于无涯矣。余与先生为忘年交,故不揣冒昧,聊序其略如斯。

时一九八三年,春节之吉、刘渡舟

前言

　　《伤寒论》是祖国经典医著之一，是辨证论治的专书，为后汉张仲景所作。研究祖国医学，除《内》《难》本草诸经外，莫不以斯书为圭臬。然其文字古朴，义理精奥，又多是烘云托月，借宾定主之笔，使学习颇以为苦，而针灸医务者就更加困难。

　　为了总结、发掘祖国针灸遗产，将前人配穴的宝贵经验结合《伤寒论》辨证论治的理法，更好地运用于临床治疗，笔者不揣肤浅，依伤寒六经病理变化的证型分类，博采前人用针配穴的规律和特点，参以个人的学习体会与实践所知，分经别络、辨证论治，撰写了《伤寒论针灸配穴选注》一书。自惭庸愚智浅，虽于伤寒研求实践，犹未能窥其底蕴。拙著若在伤寒理论与针灸结合方面，对后学能够有所启迪，便是我最大欣慰了。

　　全书分两大部分。前一部分的两章，一是联系脏腑经络的生理、病理，扼要论述了运针配穴法则与临证运用，一是从脏腑、经络、气化三者一体的角度，对六经为病及主治作了概述和探讨。第三章属后一部分，乃依《伤寒论》六经名篇的顺序，对原文380节逐节进行编排与论述，以突出"辨证论治"的精神为原则，努力使理、法、方、穴（药）通贯一体。用针配穴多本经络的逆顺起止，由实践体验所得，尤其强调穴与穴之间的配合，以求得作用机理上的联系和统一，而非单纯的一个穴位问题。浅析一项，力求简明贯通，本着探讨的态度提出看法，不欲泛引诸家，令人无所适从。

　　查前人用针配穴是有规律、有体用的，或本经与本经之穴相配；或本经与他经找其互相促进（相生）之穴相配；或于脏腑表里求其相交相贯之穴相配。最忌互相克贼，不论开阖，虚虚实实，损不足而益有余之弊。在这方面的个人体会是,争取救急舍证从时,先求开穴,再配病穴,则效果比较稳妥可靠。故书后并附拙作"子午流注操作规程"一文与"针灸经穴补泻图"一幅,以提供同道们的参考。

　　本书承蒙著名伤寒专家、北京中医学院刘渡舟教授在百忙中抽暇审阅并写序,谨致诚挚的谢意。

　　结合针灸言伤寒之理法实非易事,且限于个人水平和经验,其中纰谬之处,在所难免,有待同道斧正,以期完善。

单玉堂识于北京劲松

9

几点说明

一、本书重点在于针灸治疗方面，故对原方，只为录出，不作解释。

二、按《伤寒论》六经名篇顺序，系统编排，全面录出（共380节）。

三、原文号码，本成都中医学院主编的《伤寒论释义》（1964年版）。

四、每节编排，一般列〔原文〕〔浅析〕〔治则〕〔配穴〕〔释义〕五项。

五、对于六经病提纲证及涉及针灸的原文，仅列〔原文〕〔浅析〕〔按〕三项，便于综合阐述。

六、对病机密切而又上下衔接的原文，于诸节后，统以〔按〕的形式阐述（如阳明病三急下证、少阴病三急下证、桃花汤证等）。

七、属前后呼应，反正互勘的原文，若病机相同者，仅据一节言治，而不一一赘述。

八、属仅言理法，未涉具体脉证病机的原文，自无配穴可言，但加〔浅析〕一项，以保持原著精神的整体性与协调。

目录

11

12

引言

　　张仲景的《伤寒论》，在中国医学史上有伟大的价值与崇高的地位。他是总结了汉代以前我国医药发展的经验，成功地创立出中医治疗学体系，得出精华，蔚为大观。自问世一千七百余年来，康济民生，师表后学。历代医家无不倾心折服，亦未见谁能越此范畴，独出心裁。可谓光耀千古，堪称医之瑰宝。

　　《伤寒论》虽是汤液治疗的巨著，而针灸治疗亦不少见。历史上我国汉代的针灸十分盛极，《汉书·艺文志》就有不少关于针灸的记载。《伤寒论》中凡涉及针灸的条文，多半是"针足阳明"、"灸少阴七壮"、"灸厥阴"、"可刺"、"当灸之"等未道穴名的字样，可见针、灸何穴，在当时是不成问题的。

　　《伤寒论》中的六经，与六气、脏腑、经络息息相关。事实上，六经辨证作为伤寒论辨证论治的理论核心，正是张仲景继承并融合了脏腑、经络、气化学说于治疗的完整体现。若撇开经络气化而言六经分证，则将活泼泼之伤寒论搞得形迹支离，于理法不能会通，岂不可叹？

　　欲达到愈病目的，必先了解审病规律，而审病规律，不外乎六经六气。针灸谨按规律施术，往往能获良效。仲景《伤寒论》中有六经为病提纲，其提纲是将人身表里分为六大证型，每大证型于该篇中均备主方主治，于方药中分君臣佐使，再于相佐相使之药视其兼证而加减之。

　　至于针灸，则又将六经分为手足十二经，把人身病证分为十二类症候，见病知源，循经按穴，始能得其要领。盖人体经络配属脏腑，由脏腑外达，网维一身，形成十二经，其自某处行经至某处，而某处之经路，确见某种疾病所在，反映着某经所属脏腑的病理机制，故用针在于协调沟通脏腑经络，使之归于平。

13

第一章 运针配穴大法与治要

第一节 经络学说对于针灸配穴的指导作用

《灵枢·刺节真邪》篇说:"用针者,必先察其经络之实虚,切而循之,按而弹之,视其应动者,乃后取之而下之。"这是说经络学说在临床应用上,与针灸有不可分割的关系。针灸治病所用的腧穴,就是经脉流行出入的地方。故不论在诊病、处方、配穴、手法等各方面,都不能脱离经络学说的指导。而在处方配穴方面,无论是辨证取穴、循经取穴、按时取穴,或子母配穴、夫妻配穴、同经配穴、异经配穴,以及子午流注配穴、灵龟八法配穴等,都是以经络为根据的。在补泻手法中,如子母补泻、疾徐补泻、提插补泻、迎随补泻,或呼吸补泻等,也都离不开经络的顺逆起止而施行。因此在诊断、治疗上,必须应用经络学说,从整体观点上去分析和归纳各个环节的生理功能和病理变化,才能掌握病情,提高疗效。

《灵枢·卫气》篇说:"能别阴阳十二经者,知病之所生;候虚实之所在者,能得病之高下。"这说明由于经络的变动,疾病的产生有虚有实,有高有下。故对疾病的观察,就必须根据经络学说推求其原因和性质,诊查其部位和变化,然后施行治疗,才有准则。

经络学说在指导针灸临床上,大致可分三个方面:

一、经络与"辨证取穴"

(一)不同部位,发生同一病症,可按经络循行所在来辨证。例如头痛,由于部位不同、经络循行各异,而有太阳头痛、阳明头痛、少阳头痛之分。足太阳之脉,起目内眦,上额交巅,其直者从巅入络脑,还出别下项,故巅顶及后头痛归属之。足阳明之脉,起于鼻之交頞中,上耳前,过客主人,循发际,至额颅,故前额头痛归属之。足少阳之脉,起于目锐眦,上抵头角,下耳后,循颈,行手少阳之前,故两侧头痛归属之。此即分经辨证的方法。

(二)同一疾病发生于同一部位,可从两经以上不同的症候来辨证。例如喘息病,可分阴阳虚实。手太阴之脉,起于中焦,上膈属肺,从肺系横出腋下。在病候里有肺气胀满,膹郁不宁,喘咳等症状。而足少阴肾经之循行,也有一部分上贯膈、入肺中,因此也有一部分症候表现为张口虚喘等证象。治疗当分虚实,灵活权变,才能丝丝入扣。况肺为气之主,肾为气之源,肺肾两经,本有金水相生的母子关系,故在临证治疗时,应该两者兼顾。

(三)不同症候同时发生,或先后出现于不同部位,可推求其病理机制来辨证。例如外感风寒,洒淅恶风,咳嗽发热等症状,乃因外邪侵袭皮毛,入客于肺,其证在表;同时又呈腹满而吐,食不下,自利益甚等症状,此乃脾虚又被寒邪所克,故又当健脾补虚,助脾气散精,上归于肺而疏调太阴表里。又如虚劳病,见干咳、唾血、心烦、舌干、口燥等肺肾两虚的症状,这是金虚肺弱、肾水不足。则治疗当从肺肾入手、滋肾润肺而清虚燥。若时或又现纳少、大便溏等症状,是又兼命门火衰,不能生土,则治又当从手、足太阴与足少阴气化无力方面来考虑了。可见,根据病理机制而辨其症候,也是一个十分重要的问题。

(四)局部出现的症候,可从经络交叉与交会处来辨证。例如胁肋苦满疼痛,从其局部而言,多系肝胆两经症候;但从其经脉循行来看,又是足太阴脾经复从胃别上膈注心下的支脉,与足少阳日月穴、足厥阴期门穴相交会。因此就胁痛言,亦可从经脉的交叉处或交会处施行辨证。

二、经络与"循经取穴"

《素问·调经论》说:"夫十二经脉者,皆络三百六十五节,节有病,必被经脉,经脉之病,皆有虚实。"这说明经络是内属脏腑,外络支节,血气流行出入的通路。其相互联系的复杂情形,也可以说是形态与功能的综合产物。腧穴是人体经气输注交会之处，与经络同属一个系统，腧穴所主治的病候，都是根据经络循行而论治的，故成为针灸以外治内的必经途径。譬如马丹阳四总穴歌："肚腹三里留，腰背委中求，头项寻列缺，面口合谷收。"这完全是通过经络而总结出来的治疗法则。因足三里系足阳明胃经之合穴，其经是属胃络脾，所谓合之所治，皆主逆气而泄等证。腰背为足太阳膀胱经脉气所过之处，此脉络肾属膀胱，委中为足太阳经之合穴，主治内脏，直通腰背，所以腰背有病，以委中为循经治疗的要穴。列缺为肺经之络穴、别走大肠经，肺与大肠相表里，经脉络属，气息相通。大肠属手阳明经，故凡由燥热上冲所致的头痛，取列缺是非常重要的。又列缺内通任脉，《针灸大成》云："列缺任脉行肺系。"而任脉与督脉相通会于头；肺主皮毛、而"头项强痛"多系风寒客表所致，故主之。合谷为手阳明经的原穴，其脉循颈上颊入下齿，交人中后左右交叉而挟鼻孔，故一般面口之病，多取合谷来治疗。综上四点，说明腧穴的应用，与经脉有不可分离的关系。

三、经络与"按时取穴"

《灵枢·五乱》篇说："经脉十二者，以应十二月。十二月者，分为四时。"《灵枢·顺气一日分为四时》篇说："以一日分为四时，朝则为春，日中为夏，日入为秋，夜半为冬。"《素问·八正神明论》说："凡刺之法，必候日月星辰四时八正之气，气定乃刺之"。凡此表明，人体经脉中气血的周流出入皆有定时。按时取穴，就是注重时间的条件，以自然界的周期现象，配合人体经脉之气血周流的情况来"通其经脉、调其血气，营其逆顺出入之会"，即所谓"得天时而调之"。今谨就时穴开阖的应用，举例如下：

（一）子午流注纳甲法。纳甲法的组成，首先须要了解天干与地支的配合。因为子午流注是按日、按时的干支配合取穴方法。干支是古人用以记述年、月、日、时的一种方法。《素问·六微旨大论》说："天气始于甲，地气始于子，子甲相合，命曰岁立，谨候其时，气可与期"。《素问·六节藏象论》说："天以六六为节……天有十日,日六竟而周甲,甲六复而终岁,三百六十日法也"。又说:"五日谓之候,三候谓之气,六气谓之时,四时谓之岁,而各从其主治焉"。按天干有十:即甲乙丙丁戊己庚辛壬癸。地支有十二:即子丑寅卯辰巳午未申酉戌亥。首由天干的"甲"和地支的"子"相配则成"甲子",次递相配则成乙丑、丙寅、丁卯……癸亥,构成六十个不同的名词,周而复始复还甲子,循环不已,这就是古人用以记载年月日时方法。五日为六十个时辰,子午流注纳甲法,即将十二经手不过肘,足不过膝的井荥俞原经合六十六个穴道,按干支配合的不同,而运用在六十个时辰上,演得开穴,各从其主治。如欲治黄疸,取腕骨穴,必待"庚子"时,方见大效,是以取其时穴正开之义。

(二)子午流注纳子法。本法的应用和纳甲法互相辉映,并行不悖。根据人身十二经脉通行的自然顺序,所纳地支亦皆为每日各经流注之时,然后再依各经症候和虚实配合五腧,掌握生我我生的穴位去治病("我"指本经)。属于实性的疾病,须在气血流注本经的时间,取本经所属五行之子穴泻之。例如肺经属金,金生水,水的穴即为子,所以尺泽为肺经的泻穴,而当寅时上半时取之,主治咳嗽、胸满、肺胀,并有气盛脉大等现象的病证。属于虚性的疾病,须在气血始流过本经的时间,取本经所属五行之母穴补之。例如肺经属金,土生金,属土的穴即为母穴,太渊为肺经的母穴,所以如患者仍属肺经的症候,但是气弱脉微,诊断为肺虚证,则于寅时下半时取太渊补之。一经如此,他经亦然。

(三)八法的依时相应法。八法是根据奇经八脉组成的。李时珍《奇经八脉考》指出:"盖正经犹夫沟渠,奇经犹夫湖泽,正经之脉隆盛,则溢于奇经"。说明了解奇经脉气的盈亏,亦可知正经气的虚实。而八法则是据十二正经与奇经八脉相通的八个穴位的主客相配,用来按时取穴的一种针灸治疗方法。它们是:取通冲脉的足太阴脾经公孙穴与通阴维脉的手厥阴心包络内关穴相配;取通带脉的足少阳胆经足临泣穴与通阳维脉的手少阳三焦经外关穴相配;取通督脉的手太阳小肠经后溪穴与通阳跷脉的足太阳膀胱经申脉穴相配;取通任脉的手太阴肺经列缺穴与通阴跷脉的足少阴肾经照海穴相配。这种配合是由脉络连系而成,治疗上则能起相互辅助的作用,如蛔厥证,值壬午时公孙穴开,即先针公孙,而以内关应之;又如咽喉痛,值乙丑日庚辰时照海穴开,即先针照海,而应以列缺为是。

第二节　针灸配穴十则

配穴是针灸治病的处方,是根据病情的需要,予以适当的配穴,其方法多种多样,这里归纳十种配穴方法,分述如下:

一、双穴同用法

即诊得同等之病,择其左右相同之穴双用。如胃痛取足三里,则双足三里同时兼用。妇人痛经取三阴交,则双三阴交同时并用等。能发挥较大的作用。

二、上、下肢相应法

即在上、下肢同时取穴,使其对内脏的调整作用互应。如合谷配太冲,有开窍醒神之功,适用于手足面口目疾等症;合谷配足三里,有调理胃肠,镇痉止痛之用等,效果很好。

三、前后深浅相配法

即在同一上肢或下肢,取两个穴位,一前一后,一是深刺,一是浅刺,从而使肢体向头部或躯干部的经气疏通作用更强烈些,范围更广泛些。如足三里配三阴交,可用来调理脾胃,补益肝肾;针曲池、合谷,可疗头部或肩膊各部之疾等。

四、内外呼应法

即取一穴,以与之内外相对应的穴配用,作用增强。如昆仑配太溪治腿脚拘挛,足跟肿痛,可增强疏筋止痛之功;内关配外关可使治疗肘臂挛痛、麻痹的作用增强等。

五、背部中枢与远隔部位配穴法

即取督脉与旁开的各俞穴或四肢的一定穴位相配,疗效较好。如胃肠疾病取至阳穴,与肝胆脾胃大小肠各俞穴配合;腰骶酸痛,取命门、八髎,与环跳、足三里、阳陵泉等穴配合;下肢冷痛取用命门、肾俞,与阴陵泉、血海等穴配合;疟疾取大椎、身柱、至阳,与间使、后溪等穴配合等。

六、脏腑表里相配法

即先取本经的原穴,再取与本经互为表里经的络穴相配。亦即原络相配法。如大肠经热邪上壅所致的头痛、面肿、牙痛、鼻衄等,先针大肠经原穴合谷,继配以肺经络穴列缺,则能疏通经络,协调脏腑表里以清泻热壅。

七、本经补泻法

即见某经之症候,辨其虚实而用针。如诊得手少阴心经之证,若属于心经的热证,针泻神门;属于心经的虚证,宜补少冲。是本经补母泻子取穴的方法。

八、各经循环相生法

即本经之病与他经之病同见,则配穴据循环相生取义而一时并用。如针肝经(属木)太冲(属土)穴而合心经(属火)灵道(属金)穴,则为经与经相生(木生火)又穴与穴相生(土生金),有互相促进之功。

九、主客相应法

即取十二经与奇经八脉相联系的八个穴位的主客配穴法。如太阳病头痛项强,体痛呕逆等,针后溪为主,而应之以申脉为客;或申脉为主,而应之以后溪为客。又如少阳病往来寒热,胸胁苦满,偏头痛等,针外关为主,而应之以足临泣为客;或先针足临泣为主,而应之以外关为客等。惟此法或左右交叉用之,或四肢共用,但视其病情虚实而定。即实则宜交叉配穴而用泻法;虚则宜四肢配穴而用补法。

第三节　经脉的循行意义与病候治要

一、十二经上下衔接相互关系及论治

周身经络上下衔接、内外沟通,用针治疗,宜按十四经循行路线来观察,全面照顾,找其经络变动的原因,按其来踪去路,顺势利导,使经气之有余不足自动调整,归于平衡。

(一)肺与大肠两经表里关系及治要。《灵枢·经脉》篇说:"肺手太阴之脉,起于中焦,下络大肠,还循胃口,上膈属肺。从肺系横出腋下,下循臑内,行少阴心主之前,下肘中,循臂内上骨下廉,入寸口,上鱼,循鱼际,出大指之端;其支者,从腕后直出次指内廉出其端","大肠手阳明之脉,起于大指次指之端,循指上廉,出合谷两骨之间,上入两筋之中循臂上廉,入肘外廉,上臑外前廉,上肩,出髃骨之前廉,上出于柱骨之会上,下入缺盆,络肺,下膈,属大肠"。从经络关系上可以看出,手太阴肺经脉,属肺络大肠;手阳明经脉,属大肠络肺。故肺与大肠经络相通而互为表里,其生理功能与病理变化有紧密的关联。肺主气,位居膈上,下覆诸脏,外合皮毛。肺主制节,凡五脏六腑之气,皆赖肺气之清肃下降,则使脏腑之气而不亢逆,所以肺有制节全身之阴阳而为气之主也,故《内经》中有"诸气者皆属于肺"或"肺者气本"之说。大肠主传导排泄,但必借肺气的下降方能实现。因肺与大肠,一为清金,一为燥金;肺又为水之上源,金得水润,方能金清火伏,津液始能下行,则传导得以通畅。若肺失肃降,气滞于内,水源不清而金被火克,致肺气壅实则大肠传导不利;或外邪客表,皮毛失合,肺气不宣,使上窍不通则令下窍不行。针治之法,令其上下调整,表里通和,则又为法中之法,故先针肺经之原穴太渊,配以大肠经之络穴偏历;或先针大肠经之原穴合谷,配以肺经之络穴列缺,则可

推动本经脏腑功能,协调经络,疏通气血,是为配穴之总则。

(二)大肠与胃两经同气相应关系及治要。大肠经支脉,《灵枢·经脉》篇说:"从缺盆上颈贯颊,入下齿中,还出挟口,交人中,左之右,右之左,上挟鼻孔"。说明大肠与胃经脉也有上下衔接的关系,二者同属阳明。阳明为多气多血之经;两阳合明,谓之阳明。病则气血壅滞,阳热隆盛。同时,阳明以燥气为本,胃与大肠主燥,惟其主燥,方能纳谷腐熟、传导化物。若燥气太过或者不足,均可为病。阳明为病,多以实证为主,这是因为胃与大肠均属腑,"腑者,传化物而不藏",故实而不能满,宜通不宜滞。饮食入胃,经过受纳、消化、传导、排泄这一胃实肠虚和肠实胃虚不断更替的过程,才符合六腑以通为顺的生理,如阳明燥化成实、则使传导不利,糟粕凝结化燥,致使胃肠成实,故阳明病的治法,邪热甚而未实者宜清之;腑实有燥屎者宜下之。如证见发热自汗,大渴引饮,面色缘缘正赤,不恶寒反恶热;或大便燥结,肠中有燥屎若干枚,谵语烦乱,日晡潮热,先针取手阳明经之二间、三间,配以足阳明经之内庭、阳谷,加大肠俞、天枢等穴,是为清泻阳明,调胃通肠之治。

(三)胃与脾两经表里关系及治要。《灵枢·经脉》篇说:"胃足阳明之脉,起于鼻之交頞中,旁纳太阳之脉,下循鼻外,入上齿中,还出挟口环唇,下交承浆,却循颐后下廉,出大迎、循颊车,上耳前,过客主人,循发际,至额颅;其支者,从大迎前下人迎,循喉咙,入缺盆,下膈,属胃,络脾;其直者,从缺盆下乳内廉,下挟脐,入气街中;其支者,起于胃口,下循腹里,下至气街中而合,以下髀关,抵伏兔,下膝膑中,下循胫外廉,下足跗,入中指内间;其支者,下廉三寸而别,下入中趾外间;其支者,别跗上,入大趾间出其端","脾足太阴之脉,起于大趾之端,循趾内侧白肉际,过核骨后,上内踝前廉,上踹内,循胫骨后,交出厥阴之前,上膝股内前廉,入腹,属脾,络胃,上膈,挟咽,连舌本,散舌下"。从以上经络关系来看,足阳明经脉属胃络脾,足太阴经脉属脾络胃。故胃与脾经络相通而互为表里,则生理与病理自具有密切关联。《素问·灵兰秘典论》说:"脾胃者,仓廪之官,五味出焉"。胃主纳食与腐熟水谷,脾主运化与输布津液;脾为湿土而主升,胃为燥土而主降。二者燥湿相济,升降协调,阴阳交合,方能布化精微而生气生血,则内充五脏六腑,外荣四肢百骸。脾胃的这种功能是相辅相成的关系。若胃不能纳谷与腐熟,脾也就无从承接胃的"游溢精气"进而散精布化;若脾不能运化输布,则所入之食聚而不消,易因人体寒热湿燥而生变。不过脾胃同病,多以虚证为主,因脾胃同属土,为万物之母,不仅长养后天,且亦维系元真,不断地给予补充。病则生血之源失化,元气之本不充。故胃弱脾虚往往相因出现,如太阴虚寒之水湿不运证,可见腹满而吐、食不下、自利益甚、时腹自痛等证。治宜先从表里两经的络属考虑治法,取足阳明胃经之原穴冲阳,配足太阴脾经之络穴公孙;或取足太阴脾经之原穴太白,配足阳明胃经之络穴丰隆,随经络之去路而济益之,是为调理脾胃功能,调和表里经气的治疗原则。

(四)脾与心两经母子关系及治要。脾经之支脉,《灵枢·经脉》篇说:"复从胃,别上膈,注心中"。表明脾心两经有上下衔接的关系。脾为生血之源,又主统血。《灵枢·决气》篇说:"中焦受气取汁,变化而赤,是谓血"。而血的运行需要心阳的推动,方能周身贯体,营左养右。故心主血脉,可以说是心阳主血脉。盖心属火脏,为阳中之阳,君主之官,统领五脏六腑,从这个角度言,脾之运化有赖于心阳的推动与心血的滋养。若火衰不能行阳,则脾土失其温养而无以运化。且心阳的一个明显作用,是制阴于下,维持阴阳水火的平衡。火衰水盛则阴不为阳所制,动而浸渍脾阳,甚至凌犯心阳,则火不生土而更被水克,形成心脾两虚水寒内盛的病理,可见腹痛下利、喜温喜按,甚至厥冷、脉微细、但欲寐等太阴、少阴病证,此宜急取太白配内关,重灸关元气海,通阳补心,引火归脾,以救将绝之阳。

(五)心与小肠两经表里关系及治要。《灵枢·经脉》篇说:"心手少阴之脉,起于心中,出属心系,下膈,络小肠;其支者,从心系,上挟咽,系目系;其直者,复从心系却上肺,下出腋下,下循臑内后廉,行太阴心主之后,下肘内,循臂内后廉,抵掌后锐骨之端,入掌内后廉,循小指之内,出其端","小肠手太阳之脉,起于小指之端,循手外侧,上腕,出踝中,直上循臂骨下廉,出肘内侧两筋之间,上循臑外后廉,出肩解,绕肩胛,交肩上,入缺盆,络心,循咽,下膈,抵胃,属小肠"。手少阴经脉属心而络小肠,手太阳经脉属小肠而络于心,其经络循行,表明了一阴一阳脏腑协调为用。心属火脏,烛照万物以司神明,经所谓:"心者五脏六腑之大主也,精神之所舍也"。小肠为受盛之腑,受盛化物和泌别清浊。"心合小肠",表明二者在经络上的脏腑表里联系,和在生理病理上的相互作用与影响。心阳下降于小肠,有助小肠化物泌别清浊的作用;而小肠"化物"后产生的精微物质,又是血脉的营养来源。又因小肠"与脾相连属"而统主运化,若小肠与脾虚寒,无以健运化物,必致心脉失养而神无所主。不过心与小肠在病理上,主要是心火移热于小肠,成小肠热证者为多,见心胸热烦,小便短赤等。治宜针泻手少阴心经以俞代原穴神门,配手太阳小肠经之络穴支正,清火导赤,疏经通络。继泻后溪与昆仑助之,自然可愈。

(六)小肠与膀胱两经同气相应关系及治要。小肠经支脉,《灵枢·经脉》篇说:"其支者,从缺盆循颈上颊,至目锐眦,却入耳中;其支者,别颊上䪼,抵鼻,至目内眦(与足太阳膀胱经衔接一自注),斜络于颧"。此表明小肠与膀胱两经上下衔接的关系,二者同属太阳。太阳本气为寒,膀胱为寒水之腑,足太阳膀胱经脉在上连督,在下络肾,借督脉之阳与少阴肾阳以化气外达,而成卫外之阳;同时膀胱寒水之化,又借心火的下交,而心火之能下交,则以小肠为心之府,且小肠与膀胱同气相应,可导心火下交于膀胱而化气上达,这些是为太阳之气的由来。故太阳为病,实际上是表阳为病。风寒外袭,经表受病,见发热恶寒、头项强痛。用针当先考虑疏调本经原气,则可大大推动其功能活动来抗邪,故取手足太阳经之原穴腕骨、京骨为善。

(七)膀胱与肾两经表里关系及治要。《灵枢·经脉》篇说:"膀胱足太阳之脉,起于目内眦,上额,交巅;其支者,从巅至耳上角;其直者,从巅入络脑,还出别下项,循肩髆内,挟脊,抵腰中,入循膂,络肾,属膀胱;其支者,从腰中下挟脊,贯臀,入腘中;其支者,从髆内左右,别下,贯胛,挟脊内,过髀枢,循髀外,从后廉,下合腘中,以下贯踹(腨)内,出外踝之后,循京骨,至小趾外侧"。
"肾足少阴之脉,起于小趾之下,邪走足心,出于然谷之下,循内踝之后,别入跟中,以上踹(腨)内,出腘内廉,上股内后廉,贯脊,属肾,络膀胱;其直者,从肾上贯肝膈,入肺中,循喉咙,挟舌本"。膀胱与肾相合,足太阳经属膀胱络肾,足少阴经属肾络膀胱,二者是阴阳、脏腑、表里协调为用。肾为水脏,主藏真阴真阳,是为先天之本。水中真阳为热力化生之由,一名命火。膀胱为水腑,主藏津液而利小便,然膀胱津液必借命门真火的温煦气化,方能布津荣润周身。其"津液之余者,入胞则为小便"。故肾阳气化作用,可直接影响膀胱津液的升腾与小便的通利。肾之真阴真阳不调皆可为病,火衰则气化无力,水寒内盛,证见遗精、自汗、厥冷、脉沉微、泄利等;若水亏火不归元,阴虚火旺,则又见咳逆盗汗、口渴咽干、劳热骨蒸,甚至竭精亡血等。针灸之治,在于协调阴阳使其相衡相济,宜先取足少阴肾经之原穴太溪,配足太阳膀胱经之络穴飞扬;或取手太阳小肠经之原穴腕骨,配手少阴心经之络穴通里,据其寒热虚实用针或灸,总在太阳少阴上下表里间调和。

(八)肾与心包络两经交会关系及治要。肾经支脉,《灵枢·经脉》篇说:"从肺出络心,注胸中"。表明肾与心包两经上下衔接的关系。心包为心之外卫,护心为之臣使,可代心行令;且心主血脉,心包络主脉所生病,经云:"诸邪之在于心者,皆在于心之包络"。是为心包代心受邪。凡此表明,心包与心的功能与病理甚为接近。肾与心两经同属少阴,而肾与心包两经又上下衔接交贯,故治疗仍宜交通心肾,疏调经脉。如见心中懊侬、虚烦不眠等阴虚火旺者,可针取手厥阴心包络之原穴大陵,配足少阴肾经之原穴太溪;或取心包络经之郄门穴,配以足少阴肾经之筑宾穴;功能滋阴降火,通络除烦。

(九)心包与三焦两经表里关系及治要。《灵枢·经脉》篇说:"心主手厥阴心包络之脉,起于胸中,出属心包络,下膈,历络三焦;其支者,循胸出胁,下腋三寸,上抵腋下,循臑内,行太阴、少阴之间,入肘中,下臂,行两筋之间,入掌中,循中指,出其端;其支者,别掌中,循小指次指,出其端","三焦手少阳之脉,起于小指次指之端,上出两指之间,循手表腕,出臂外两骨之间,上贯肘,循臑外,上肩,而交出足少阳之后,入缺盆,布膻中,散落心包,下膈,循属三焦"。心包与三焦的经络循行同样是表里相合的,手少阳经脉属三焦络于心包;手厥阴经脉属心包而络三焦。心包为心主之宫城,三焦为脏腑之外围;包络为"心主之脉",三焦为荣卫循行的道路;二者密切关联。且三焦联系命门真火而主气化,心包代心行阳令,两者配合,在于协调君、相二火。或者说,君相二火的协调,赖于心包与三焦经气脉络的相通。故针治宜首先按经循行,取手少阳三焦经之原穴阳池,配手厥阴心包经之络穴内关;或针手厥阴心包经之原穴大陵,配手少阳三焦经之络穴外关;则三焦与包络共见之症,皆可迎刃而解。

(十)三焦与胆两经同气相应关系及治要。三焦经支脉,《灵枢·经脉》篇说:"其支者,从膻中上出缺盆,上项系耳后,直上出耳上角,以屈下颊至䪼;其支者,从耳后入耳中,出走耳前,过客主人前,交颊,至目锐眦"。表明三焦与胆两经有上下衔接的关系,二者同属少阳。少阳乃一阳初生,禀春气生发,其性冲和调畅。胆为中正之官,主决断,十一脏皆取决于胆,胆气升则十一脏之气皆升,而气机之升降始得运行。三焦内连脏腑,外通皮毛,贯身之上下内外,则又为气机运行的道路。盖少阳以火为本气,少阳胆府内寄相火,借三焦而宣布,故少阳三焦经,乃相火游行之地。然相火源于命门,三焦为原气之别,雷伏于地,龙蛰于海,相火潜藏水中,借三焦以行阳化气,故三焦总领五脏六腑,主持各经气化。三焦通,则内外、左右、上下皆通;胆火调则十一脏之气血皆调。故少阳之气,主调内达外,为营卫之枢,以冲和为顺。若邪客少阳,枢机不利,三焦滞而不畅,胆火郁而不调,少阳则见口苦、咽干、目眩、耳聋等邪火循经上炎之象,或寒热往来、胸胁苦满、心烦喜呕等半表半里不和见证。针治当枢解少阳、清胆火、调气郁,于手足少阳选穴,适居首要。取外关、足临泣枢解少阳;或取支沟、阳辅通腠理之郁。总于少阳本气与半表半里两方面着眼。

(十一)胆与肝两经表里关系及治要。《灵枢·经脉》篇说:"胆足少阳之脉,起于目锐眦,上抵头角下耳后,循颈行手少阳之前,至肩上却交出手少阳之后,入缺盆;其支者,从耳后入耳中,出走耳前,至目锐眦后;其支者,别锐眦,下大迎,合于手少阳,抵于顿下,加颊车,下颈,合缺盆,以下胸中,贯膈,络肝,属胆循胁里,出气街,绕毛际,横入髀厌中;其直者,从缺盆下腋,循胸,过季胁下合髀厌中,以下循髀阳,出膝外廉,下外辅骨之前,直下抵绝骨之端,下出外踝之前,循足跗上,入小趾次趾之间;其支者,别跗上,入大趾之间,循大趾歧骨内,出其端,还贯爪甲,出三毛","肝足厥阴之脉,起于大趾丛毛之际,上循足跗上廉,去内踝一寸,上踝八寸,交出太阴之后,上腘内廉,循股阴,入毛中,过阴器,抵小腹,挟胃,属肝,络胆,上贯膈,布胁肋,循喉咙之后,上入颃颡,连目系,上出额,与督脉会于巅;其支者,从目系下颊里,环唇内"。胆与肝两经相合,足厥阴经脉属肝络胆;足少阳经脉属胆络肝。肝为将军之官,主谋虑,胆为中正之官,司决断。胆附于肝,肝为罢极之本,无胆气则不能决断。肝胆属木、皆禀春气,木性本直,喜条达舒畅。厥阴配少阳,是为阴尽阳生,木火合德。胆火居于肝中,又是阴中含阳。肝主疏泄,"肝之余气溢入于胆"而"胆汁化物",故二者配合,可协助脾胃之气的升降以消化水谷。若病则风木之脏内郁,木郁生火,则胆之相火亢甚。故肝胆为病,多为郁火证,如胆火郁热每见烦躁、口苦、胸胁苦满,甚则颊肿、目赤;肝气挟胆火冲逆,亦多见头晕、目眩、神魂不安、寐中惊惕等。同时,"木郁为火,则血不和。火发为怒,则血横决,吐血、错经血痛诸证作焉"。肝气横犯克土,则饮食不化,回食逆满,嗳气吞酸,胁痛腹胀等。针治当因证变治,不可执泥。不过若按循经来说,则宜肝胆兼顾,始能左右逢源。选原络相配,针厥阴肝经之原穴太冲,配足少阳胆经之络穴光明;或针足少阳胆经之原穴丘墟,配足厥阴肝经之络穴蠡沟。是为协调肝胆两经总治。

（十二）肝与肺两经交会关系及治要。肝经支脉,《灵枢·经脉》篇说:"复从肝别贯膈,上注肺"。按手足十二经之循行来说,经脉至此,一周于身,其气常以平旦为纪,昼夜流行,与天同度,周而复始。肝肺两脏,肺主气而行治节,肝藏血而调经脉;肝主升发,肺主肃降。二者相互制约,则气机升降,通达无阻,经脉调和,

13

荣贯周身,是为升与降、气与血的关系。若肺失肃降,金不制木,则肝的升发太过,可于嗽喘证兼见眩晕、胸胁胀痛等;若肝气壅滞,木火交郁,气逆火炎,灼伤肺阴,又可见胁痛、逆满、咽痛、咳痰或咳血等,是为"木火刑金"。《伤寒论》中的"肝乘肺"一节,仲景言"刺期门"。刺期门二穴以平其横,泻其肝邪是也。据此可悟,凡肝肺两脏相关之证,针治当先以平肝为大法。

以上十二经上下衔接与生理病理的关系,或为表里相应,或为同气相应,其所用针灸疗法之规律,亦大概如此。每经之症候很多,针治时着眼于主证,但见一证便可循经按穴,不必悉具;其兼证,则辨其知犯何逆,随证治之。

又手足十二经以外的奇经八脉,唯督任二脉有它的专穴,故元代滑伯仁又把任督二脉并入十二经脉,合称为十四经脉(详见滑氏《十四经发挥》),这是很有见地的。查《灵枢·营气》篇说:"从肝上注肺,上循喉咙,入颃颡之窍,究于畜门。其支别者,上额循巅下项中,循脊入骶,是督脉也,络阴器,上过毛中,入脐中,上循腹里,入缺盆,下注肺中,复出太阴。此营气之所行也,逆顺之常也"。可见督任二脉与十二经脉是一个循环周流的系统。

二、奇经八脉病候的重点配穴

(一)督脉病候,《素问·骨空论》说:"从少腹上冲心而痛,不得前后,为冲疝;其女子不孕,癃痔遗溺嗌干。督脉生病治督脉,治在骨上(曲骨穴——自注)、甚者在脐下营(阴交穴——自注)"。我以为再针督脉穴命门、筋缩可以相助,又可择取肝经穴或十二井穴调之。

(二)《素问·骨空论》说:"任脉为病,男子内结七疝,女子带下瘕聚"。动苦少腹绕脐下,引横骨,阴中切痛,取关元治之。若再灸大敦或针太冲,令其疝瘕缓解当效。

(三)《难经》说:"阳维维于阳,阴维维于阴,阴阳不能自相维,则怅然失志,溶溶不能自收持"。又说:"阳维为病苦寒热,阴维为病苦心痛"。故配穴当诊得阳维之为病,宜先刺风池,而配以金门,较为合适。因风池系阳维与手足少阳交会之穴,而金门既为足太阳经之郄穴,又为阳维脉气之所发。若诊得阴维之为病,则宜先刺大横而配以筑宾,较为合适。以大横系阴维与足太阴之会,筑宾又是阴维郄穴之故。

(四)《难经》说:"阴跷为病,阳缓而阴急,阳跷为病,阴缓而阳急"。王叔和说:"阴跷脉急,当从内踝以上急,外踝以上缓"。是以诊得阴跷之为病,则宜以照海为主,而以睛明应之为佳。因照海为阴跷同足少阴经之所循,而睛明为阴跷与手足太阳、足阳明、阳跷五脉之会,故其效果弥彰。若诊得阳跷之为病,则应以风池为先,申脉应之为合;以风池为阳跷之终穴,而申脉又为阳跷所出穴之故。

(五)《难经》说:"冲之为病,逆气而里急"。是以诊得冲脉之为病,局部之穴,宜取气穴,肓俞、阴都为主;远隔之穴,又宜公孙、内关相配,古人所谓"公孙偏与内关合"即是。

(六)《难经》说:"带之为病,腹满,腰溶溶若坐水中"。配穴宜先取五枢,而以足临泣应之。盖五枢为带脉与足少阳之所会,而足临泣为胆经通带脉之要穴故也。

三、十二经"井荥俞(原)经合"六十六穴的综合主治

《灵枢·九针十二原》篇说:"经脉十二,络脉十五,凡二十七气,以上下。所出为井,所溜为荥,所注为俞,所行为经,所入为合,二十七气所行,皆在五俞也"。五俞穴的作用,在于通贯全身二十七条经脉气血的上下游行出入。因此,利用五俞穴于临床,作用十分重要。古人把气血在经脉中的运行,比作江河中的水流,由小到大,由浅入深,分别用井荥俞经合作比,项氏曰:"所出为井,井象水之泉;所溜为荥,荥象水之陂;所注为俞,俞象水之窬;所行为经,经象水之流;所入为合,合象水之归;皆取水义也"。另外,阴经有俞无原,六阳经各有一原穴,所过为原。五俞穴的主病,是结合五行学说来推论的,《难经·六十八难》讲:"井主心下满,荥主身热,俞主体重节痛,经主喘咳寒热,合主逆气而泄"。其意义和作用是:井主心下满,阴井属木,内应肝脏。若肝气郁结、

脾土受邪,故现心下满,可取井穴治之。临床体会,井穴主治中风卒倒,不省人事,癫狂等神志病及一切急性热性疾病。如针少商、商阳点刺出血,以治咽喉肿痛;艾灸大敦,可迅速控制癫痫发作;灸至阴可矫正胎位;灸隐白治崩漏;点刺中冲可使卒然昏倒之中风闭症复神速醒等。

荥主身热,属火,内应心脏。若心火亢炎,必现身热,可取荥穴治之。凡诸经热病初起,均可取而治之。如疟疾刺小肠经之前谷;掌中发热刺心包经之劳宫;外感肺热引起之咳喘,以刺肺经鱼际等穴。

俞主体重节痛,属土,内应脾脏。脾主四肢,喜燥恶湿,若脾失健运则症现四肢无力,沉重微肿。取治于俞,主治一切肢节疼痛,有通经活络,散瘀止痛之效。如上肢患风湿症,取小肠俞穴后溪,上肢内侧痛痹取大陵,太渊;下肢痹痛取太溪,大钟等。

经主喘咳寒热,属金,内应肺脏,外合皮毛以司呼吸。若表邪袭肺,发生寒热咳喘,可取经穴治之。凡各经之疾累及某一脏器时,当取该经之经穴。如肺经失调,症现寒热咳喘,可取本经经穴经渠治之;脾之经脉上连舌本,散舌下。如该经发生的舌本强痛,可取本经经穴商丘疗之;再如三焦之火盛,症现胁痛目赤、大便不通者,可刺泻本经经穴支沟治之,有清三焦热,通腑降逆之效。

合主逆气而泄,属水,内应肾脏。肾开窍于二阴,肾主水。若水积于下或流于肠,则逆气而泄,当取合穴治之。根据"合主逆气而泄"及"经满而血者,病在胃,以饮食不节病者取合"的原则,可知合穴主治一切胃肠病与慢性病,有健脾益胃,扶正培土之功。如足三里统治胃肠疾患;曲池治肠疾;尺泽调理肺气;少海用于癫狂;阴陵泉功能健脾利水等。

然用针需掌握配穴规律,对五俞穴主病的运用,则需按证循经、按经取穴,始有方向。此就十二经症候群的五俞穴运用分述如下:

(一)脉浮,病人喘咳,洒淅寒热,脐右有动气,按之牢痛,此为肺经病。若心下满刺少商(井),身热刺鱼际(荥),体重节痛刺太渊(俞),喘嗽寒热刺经渠(经),逆气而泄刺尺泽(合)。

（二）脉浮，病人面白善嚏，悲愁不乐、欲哭，此为大肠经病。若心下满刺商阳（井），身热刺二间（荣），体重节痛刺三间（俞），喘嗽寒热刺阳溪（经），逆气而泄刺曲池（合），又总刺合谷（原）。

（三）脉浮缓，病人面黄善噫，善思、善咏，此为胃经之病。若心下满刺厉兑（井），身热刺内庭（荣），体重节痛刺陷谷（俞），喘嗽寒热刺解溪（经），逆气而泄刺足三里（合），又总刺冲阳（原）。

（四）脉浮缓，病人腹胀满，食不消，怠惰嗜卧，四肢不收，当脐有动气，按之牢若痛，此为脾经病。若心下满刺隐白（井），身热刺大都（荣），体重节痛刺太白（俞），喘嗽寒热刺商丘（经），逆气而泄刺阴陵泉（合）。

（五）脉浮洪，病人烦心，心疼，掌中热而哕，脐上有动气，此为心经病。若心下满刺少冲（井），身热刺少府（荣），体重节痛刺神门（俞），喘嗽寒热刺灵道（经），逆气而泄刺少海（合）。

（六）脉浮洪，病人面赤，口干、喜笑，此为小肠经病。若心下满刺少泽（井），身热刺前谷（荣），体重节痛刺后溪（俞），喘嗽寒热刺阳谷（经），逆气而泄刺小海（合），又总刺腕骨（原）。

（七）脉沉迟，病人面黑，善恐喜欠，此为膀胱经病，若心下满刺至阴（井），身热刺通谷（荣），体重节痛刺束骨（俞），喘嗽寒热刺昆仑（经），逆气而泄刺委中（合），又总刺京骨（原）。

（八）脉沉迟，病人逆气，小腹急疼，泄利下重，足胫寒而逆，脐下有动气，按之牢若痛，此为肾经病。若心下满刺涌泉（井），身热刺然谷（荣），体重节痛刺太溪（俞），喘嗽寒热刺复溜（经），逆气而泄刺阴谷（合）。

（九）脉浮，病人头晕目眩，喜乐不休，胸肋苦满，郁郁微烦，此为心包络经病。若心下满刺中冲（井），身热刺劳宫（荣），体重节痛刺大陵（俞），喘嗽寒热刺间使（经），逆气而泄刺曲泽（合）。

（十）脉浮弦，病人寒热往来，口苦咽干目眩，心烦喜呕，默默不欲饮食，水道不利，此为三焦经病。若心下满刺关冲（井），身热刺液门（荣），体重节痛刺中渚（俞），喘嗽寒热刺支沟（经），逆气而泄刺天井（合），又总刺阳池（原）。

（十一）脉弦，病人善洁，面青，善怒，此为胆经之病。若心下满刺窍阴（井），身热刺侠溪（荥），体重节痛刺足临泣（俞），喘嗽寒热刺阳辅（经），逆气而泄刺阳陵泉（合），又总刺丘墟（原）。

（十二）脉弦，病人淋溲便难，转筋，四肢满闭，脐左有动气，此为肝经之病。若心下满刺大敦（井），身热刺行间（荥），体重节痛刺太冲（俞），喘嗽寒热刺中封（经），逆气而泄刺曲泉（合）。

《标幽赋》说："交经缪刺，左有病而右畔取；泻络远针，头有病而脚上寻"。所以，用针不是单纯拘泥于某病取某穴、或某穴一定治某病上，旨在按照规律，配用有方。

第四节　论针刺得气与补泻手法

一、针刺候气

针刺候气的意义，《灵枢·九针十二原》篇说："刺之而气不至，无问其数。刺之而气至，乃去之，勿复针……气至而有效，效之信，若风之吹云，明乎若见苍天"。《标幽赋》引申其义说："气速至而速效，气迟至而不治。"并形象地解释说："轻滑慢而未来，沉涩紧而已至……气之至也，如鱼吞钩饵之沉浮；气未至也，如闲处幽堂之深邃"。凡此足以说明候气的重要性。所谓候气，就是进针后，通过针刺手技的操作，以求达到某一种针感。如觉针下虚滑，必须持针留捻，或留针片刻再捻，至觉针下沉至，是谓得气之候，然后可根据脉证的不同而施行补泻手法。总之，"经气已至，慎守勿失"，这是针刺能否取效的前提。

二、针刺补泻

针灸之要，首在配穴，配穴之要，尤重手法。古今研究手法者，其说不一，然掌握其重要关键，不外补泻两端。《灵枢·九针十二原》篇指出："凡用针者，虚则实之，满则泄之，宛陈则除之，邪胜则虚之。"意即虚证用补法来充实；实证用泻法来疏泄；有邪滞瘀的就当除去；邪气偏盛的就要削弱它。《金针赋》说："观夫针道，捷法最奇，须要明乎补泻，方可起于倾危。"这都充分说明了针刺补泻的重要。大凡补法针刺宜轻宜浅,泻法针刺宜重宜深,故《难经·七十六难》说:"当补之时,从卫取气;当泻之时,从荣置气"。在这里,荣卫就是指部位的深浅。补泻手法的种类繁多。然切于临床,我常用迎随补泻与呼吸补泻两法,扼要介绍如下。

(一)迎随补泻及其用法。用针之法,多本诸经络之顺逆起止。而迎随补泻,即顺其经络之去路随而济之是谓补;逆其经络之来路迎而夺之是谓泻。因十二经脉,手之三阴由胸走手,手之三阳由手走头,足之三阳由头走足,足之三阴由足走腹。这种走向也就是十二经气循行的起点至终点。按照此种气血环周情况,进针后,虚证是顺着该经气血的走向转针,即随而济之;实证是逆着该经气血的走向转针,即迎而夺之。同时迎随补泻,还需要视其病症的虚实来分别针刺的先后。《灵枢·终始》篇说:"阴盛而阳虚,先补其阳,后泻其阴而和之;阴虚而阳盛,先补其阴,后泻其阳而和之。"大意是:阴经太过则阳经不及,阳经太过则阴经不及。太过是实,宜泻;不及是虚,宜补。但补泻的先后应先补后泻。病症是属于阳虚,就当先补阳,而后泻阴以和之;若属阴虚,当先补阴,而后泻阳以和之。如,左手阳经,欲行补法,则医者以左手按穴,右手持针,消毒之后,随穴刺针,先入皮肤一层是曰天部,稍停,进入肌肉一层是曰人部,稍停,再入筋骨是曰地部。天部人部春夏为宜,人部地部秋冬为良。然后捻针,令患者先呼后吸,医者拇指向前,食指向后,以得气为度者补也,是为随其经络之往而追济之法。反之令患者先吸后呼,医者拇指后退,食指向前,是为迎其经络之来而夺回之泻法。

左手阳经如此,阴经反之,左手阴阳经补泻手法,与右足相同,右手阴阳经补泻手法与左足相同。盖人体之经络,上下一贯,周而复始,循环无端,左与右不同,胸与背有异,男女上下,凭腰分之,总以得气为主。《标幽赋》说:"动退空歇,迎夺右而泻凉;推内进搓,随济左而补暖"。所言应当很好体会。

(二)呼吸补泻及其用法。呼吸补泻,即呼气时进针,吸气时出针为补;吸气时进针,呼气时出针为泻。《标幽赋》云:"补泻之法,非呼吸而在手指"。其意当是,完善的补泻手法,不但要注重呼吸,而且要讲究手指的配合。是呼吸与手指并重,而呼吸尤在补泻之先也。然学者遂以为补泻之法,是专用手指,而不在呼吸。致此手法,得其妙用者盖寡。临床上,我常以补泻手指与呼吸一时并用,解决偏盛偏虚之疾甚多,今不揣谫陋,介绍于下:

当补之时,候气至病所,更用生成之息数,令病人鼻中吸气,口中呼气,病家自觉温热;当泻之时,令病人口中吸气,鼻中呼气,病家自觉清凉。余初以为语多夸诞,非敢信以为真,及运用在临床上,始知其法确切不移。又如少阳病寒热往来,头晕目眩,目赤耳聋,胸下痞满,郁郁微烦。此等症候,手法用补泻兼之呼吸,其人便蒸蒸而振,发热汗出而解。临床时呼吸出入与补泻手法必须同时并用,收效始大。其手法操作,比如左手阳经,针合谷穴而用泻法,令病人口中吸气,鼻中呼气,医者左手按穴,右手下针,食指向前,拇指后退,紧提慢按,徐进疾退,以得气为度。用补法,令病人鼻中吸气,口中呼气,医者左手按穴,右手下针,拇指向前,食指后退,慢提紧按,疾进徐退,以得气为度。

以上所言迎随、呼吸两法,用针在腹部时,宜用呼吸补泻;在四肢时,宜用迎随补泻。

总之,手法当与配穴相提并重,能熟练掌握、灵活运用,临床之际自能通权达变,取得满意疗效。

第二章 伤寒六经为病的意义与主治

《伤寒论》的六经分证，较《素问·热论》是大大丰富和发展了。《素问·热论》的六经分证，是以经络为中心，每一经中各有其不同的经络症候，进而据这些症候来随经治疗，原是比较简单的。《伤寒论》则是将脏腑、经络、气化学说等内容有机地融合，进而贯通于"辨证论治"的体系，所以，读《伤寒论》宜从脏腑、经络、气化三者间的联系入手，而对这种联系的深刻认识，又不能离开六经六气。

《伤寒论》以六经分篇，分六个阶段，辨六经气化特性，设六个提纲证，而应以主法主方，不是没有用意的。且别出手眼，全书以客观脉证一贯首尾，则于六经六气之旨，可证诸事实，证诸病人。

《伤寒论》已经历一千七八百年，对待历史的东西，要用历史的眼光，或者说要放到一定的历史范畴去看。张仲景是吸收当时的深邃学理与前代经验，进而在自己的医疗实践中实事求是地结合。他的辨证论治，是研究继承和发展创造而形成的体系，他将繁难幽渺的六气标本，主客加临，活化于辨脉证中，将气化原理运用于脉证，又于脉证经验证实气化。《伤寒论》以六经名篇，即昭显六气性质，而六气病变，则又构成六经为病的证型，故伤寒的六经，即是实在的六气。绝非名词代号一类可以概括。

《素问·天元纪大论》说："厥阴之上，风气主之；少阴之上，热气主之；太阴之上，湿气主之；少阳之上，相火主之；阳明之上，燥气主之；太阳之上，寒气主之；所谓本也，是谓六元。"张景岳释云："三阴三阳者,由六气之化为主,而风化厥阴,热化少阴,湿化太阴,火化少阳,燥化阳明,寒化太阳,故六气为本,三阴三阳为标也。然此六者,皆天元一气之所化,一分为六,故曰六元。"六气在天,本是个抽象概括之语,然六气作用于自然万物的反映,则是可以体察的。古人以三阴三阳来说明六元之气以虚化实,蕴藏无穷的变化。结合人体,则六经作用于六气之化,六气又本于脏腑功能。二者的关系是经脉为标,脏腑为本,故张景岳十分贴切地比喻道:"经脉者,脏腑之枝叶;脏腑者,经脉之根本。"那么,仲景何以六经分篇而不直言手足十二经脉?查《内经》,太阳为开,阳明为阖,少阳为枢;太阴为开,厥阴为阖,少阴为枢。显然,就生理上的开阖枢而言,开有阴阳,阖有阴阳,枢有阴阳,于是有三阴三阳的六个范畴,其各自的生理范畴,即所属脏腑的气化功能,通过经脉的循行连络来实现的。因而病理反映,便不会越出自身的生理范畴,须通过一定的病位来体现:或在表,或在里,或在半表半里,从而形成表有阴阳,里有阴阳,半表半里有阴阳的三阴三阳证型。三个病位,各有阴阳两大基本类型,于是有"六"。张仲景正是发现了这一规律,进而结合六经六气的奥义,由生理寻到病理,由病理探到病机,由病机摸出病情,由病情落到病位,创造性地提出六经辨证。以此立论,便从原理上把脏腑、经络、连及所产生的气化功能,有机地融为一体,通过千姿百态的辨脉证,作了生理病理上的高度概括。这一伟大创举,不仅仅是临床经验的积累,若非深得六经六气之旨,便不可能达到。所以,张仲景的《伤寒论》,是讲规律法则,是理论与实践的结合,人与自然的统一。

关于六经六气的精义,清末医家唐容川作了有见地的阐释,其云:"天有六气,人秉之而有六经,六经出于脏腑,脏腑各有一经脉,游行出入,以布其化。而经脉中所络之处,名为中见也。"这就是说,人体"六气"本生于脏腑,通过经脉的属络,始得阴阳二气沟通(中见之化),进而循经外达手足,表现出交合的结果(三阴三阳之标),由此形成脏腑经络的气化系统。

第一节　太阳为病及其主治概要

太阳包括手太阳小肠与足太阳膀胱,膀胱为水腑,小肠为火腑,水腑即寒水之腑,火腑即日光之腑,若无日光,则水纯为寒而不能化气。《素问·六微旨大论》说:"太阳之上,寒气治之,中见少阴。"太阳寒水,为六气中之一气。言"寒气"者,寒是体性,气是作用;而太阳寒水之化必赖热力,热力之由,一为肾阳之蒸,一为心火之煦。这是因为,手太阳小肠经循行络少阴心而后走手;足太阳膀胱经循行络少阴肾而后走足。通过经脉的络属而得中见少阴之化,方能成太阳之气。太阳为表阳,足太阳膀胱,其经脉与督脉并行于背,督脉统摄诸阳又维系元阳,为一身阳脉之海,故太阳主表,亦须借督脉之阳。盖人鼻吸入天阳,首先入肺,经心火历小肠下达于命门,蒸动膀胱之水化而为气,清阳上升,上膈入肺,化生津液,是为元气;浊阴下降,独出为溺,是为溺气;旁出于腠理毫毛,布护周身,卫外为固,是为卫气。卫气即太阳之气,以行使"温分肉,充皮肤,肥腠理,司开合"之职。

观以上所论,太阳的生理即是寒水化气的生理,以脏腑经络为体,以气化为用,体用兼备,本末一贯,故太阳为病,不病经即病腑,不病热即病水。仲景设麻黄汤、桂枝汤,是为风寒外袭而病在经、病在表者;设五苓散、桃核承气汤,是为表不解而病在腑、病在里者;设大青龙,是为表不解而阳郁化热者;设小青龙,是为表未解而动犯水气者等。而这些又统关乎表。故麻桂二方是太阳病之主方,解表发汗为太阳病之正法。因而与麻桂二方直接派生出的方剂,便构成太阳病治疗的主体,如麻黄汤类,包括麻黄汤、葛根汤、大青龙汤、小青龙汤、麻杏甘膏汤等;桂枝汤类,包括桂枝汤、桂枝加葛根汤、桂枝去芍药汤、桂枝加附子汤、桂枝去芍药加附子汤等,是纵横交错的。同时,风寒脉证有两两错杂者,又当于麻桂二方互用,如桂枝麻黄各半汤、桂枝二麻黄一汤等。

至于针灸治疗,则本伤寒之理,仲景之法。考前人用针治病,

23

是有规律体系的，不是单纯的穴位问题。诊治当须照顾全面，寻其来踪去路，有层次，有先后，以求掌握整体，始为合法。比如，诊得太阳病之提纲脉证，用针可由手足太阳经与督脉择其要穴，取大椎、风门、后溪、申脉相配，上下兼顾，比较完善。其兼症可选取手足太阳经之五俞穴，斟酌局部与远隔，施行治疗。即若兼见心下满，则取少泽而与至阴相应；见身热，则取前谷而与通谷相应；见体重节疼，则取后溪而与束骨相应；见喘咳寒热，则取阳谷而与昆仑相应；见逆气而泄，则取小海而与委中相应；又总刺腕骨与京骨，此为定法。又太阳与少阴经脉络属，气息相通，若证兼表里两经，刺宜取腕骨而与通里相配，或取京骨而与大钟相配，则脏腑有病悉拔之。此为太阳病加减配穴之大要。

试举例如下。

设病太阳伤寒，见发热恶寒，头项强痛，身痛腰疼，骨节疼痛，无汗而喘，脉浮紧等，证属表实。仲景用麻黄汤发表宣肺。若用针者，可选大杼、风门、肺俞、京骨相配，迎而夺之，令其发表散寒，一汗而愈。

设病太阳中风，见发热、汗出、恶风、脉浮缓等，证属表虚，仲景用桂枝汤和中解肌。若用针者，可选后溪、申脉、京骨、足三里相配，随而济之，或平补平泻，令其表里调畅，营卫和谐则愈。

设病太阳中风，脉浮紧，发热恶寒，身疼痛，不汗出而烦躁者；与伤寒脉浮缓，身不痛但重，乍有轻时，无少阴证者，仲景用大青龙发表清里。用针可取督脉穴大椎与足太阳穴金门，宣表发汗以解外；手阳明穴合谷与手少阳穴外关，开郁清里以除烦。兼表有水湿，可加膀胱俞。

设伤寒表不解，心下有水气，干呕、发热而咳，仲景用小青龙汤宣表蠲饮。用针可取足太阳经之风门、肺俞解表宣肺；取太白与丰隆是为原络相配，更能健中散饮涤痰。

又如太阳病汗后表邪未解，邪气循经入腑，膀胱气化失司，水蓄于下不能布化，见脉浮小便不利，微热消渴等证，是病太阳府之气分者，仲景用五苓散通阳利水。用针可取京骨、太溪，疏调脏腑

24

表里,助膀胱气化;配中渚、膀胱俞,通调水道、水腑,令津气四布,当可痊瘳。

更有太阳随经,瘀热在里,病太阳府之血分者,见发狂、身黄、脉沉结、少腹硬、小便自利等证,仲景用抵当汤攻下瘀血。用针当深刺关元、中极、四满、中注,加配太冲、合谷、后溪、三阴交等,确有活血逐瘀、泻热平狂之效。

以上仅言其概,学者若能于太阳之证,分清表里虚实、在经在腑、气分血分,则于用针配穴,随证补泻,方能以法中的。最忌虚实不明,表里不清,妄引邪气,坏乱真气,经所谓"损不足而益有余"者,当慎。(详见太阳篇各节)

第二节 阳明为病及其主治概要

阳明包括手阳明大肠与足阳明胃。胃与大肠主燥,惟其主燥方能纳谷腐熟,传导化物。胃为燥土,惟禀燥气是以水入则消之使出,不得留于胃中;若胃之燥气不足,则水停谷滞。大肠为燥金,小肠化物所剩之糟粕,乃移入大肠,糟粕得燥金之气,始能形成粪便;若大肠燥气不足则为溏泄。然阳明燥气太过则为结硬等证,又必赖太阴湿气以济之。《素问·六微旨大论》说:"阳明之上,燥气治之,中见太阴。"湿为水火相交之气。燥与湿相反,为水火不交之气,言"燥气"者,燥是体性,气是功用,燥湿必须相济,则无太过与不及。此因手阳明大肠经循行络太阴肺而后走手;足阳明胃经循行络太阴脾而后走足,通过经脉的络属始得脏腑气息相通,而表现出中见太阴之化。阳明者两阳合明,为多气多血之经。手阳明从手至头,继接足阳明由头至足,经脉一贯首尾,其气相通,以下行为顺。病则气血壅盛,热势蒸蒸,故阳明之为病,仲景言"胃家实",确是抓到了纲领。所谓实,惟燥乃实,而燥之化实,不外两端,一是阳明本身上下不调,传导不利,腑气不通,致使燥气过盛;一是阳明与太阴表里不和,湿不济燥,致使燥气过盛;而二者又是相互影响的。这种阳明腑与腑之间与阳明太阴脏腑之

25

间的病理变化,也只有通过经脉的上下衔接和表里络属才得以认识。且"胃家实",胃而称"家",即称手足阳明在内。故仲景于阳明之治,主设清、下二法,清是清热,下是通结,即有存津液之义。

至于针治,当从阳明病提纲证入手,掌握整体,始为合法。如诊得阳明经之盛热,见身热、汗自出、不恶寒、反恶热、大渴引饮、鼻干不得卧、脉洪大等,可择取手足阳明经之五俞穴,针泻曲池、内庭、合谷(可配复溜)等,清泻阳明,生津止汗。若见潮热、谵语、手足濈然汗出、转矢气、腹胀满、脉沉等,又属阳明腑实。可先点刺商阳、厉兑二井穴,通经泻热;继而泻天枢、大肠俞,为俞募相配,逐秽通肠,消导积滞等;只要配用有方,即为合法。其加减穴,在阳明病之主治配穴外,兼见心下满,则刺商阳而与厉兑相配;见身热,则刺二间而与内庭相配;见体重节痛,则刺三间而与陷谷相配;见喘咳寒热,则刺阳溪而与解溪相配;见逆气而泄,则刺曲池而与足三里相配;又总刺合谷与冲阳,始合规律。又手阳明大肠经与手太阴肺经相表里,刺合谷而与列缺相配;足阳明胃经与足太阴脾经相表里,刺冲阳而与公孙相配,可统治阳明与太阴表里相通之病。若阳明病兼见他经证候者,则宜于他经与本经所联系的穴求之,始能有条不紊,丝丝入扣。

试举几例配治:

设病阳明外证,见身热、汗自出、不恶寒反恶热,属阳明病独有的热型。针治可取内庭配曲池、内关配合谷,清泻蕴热,调气开郁。

设阳明病法多汗、反无汗、其身如虫行皮中状者,此以久虚故也,针治可取肺俞,清热宣肺,补足三里助正外达为宜。

设阳明病,但头眩不恶寒,故能食而咳,其人咽必痛,不咳者咽亦不痛。此阳明兼手太阴之证,可取合谷配列缺,或太渊配偏历,令其表里相通为宜。亦可取少商、商阳点刺,继而以列缺、照海相配,清泻肺胃之热,润咽生津为治。

设阳明病,汗出不恶寒,身重,短气,腹满而喘,进而潮热,是为里热入腑,化燥成实之象,审燥结之轻重缓急,而酌以大、小承气之治。针法则本通腑调肠，疏经泻热配穴。刺阳明手足两井穴厉兑、商阳，针泻天枢、上巨虚、大肠俞，甚者加泻支沟，补照海等。

设阳明病，见其人喜忘者，必有蓄血，特点是"本有久瘀血,"仲景用抵当汤。针治宜去瘀滞、调血脉、醒神识，取四满、中注、太渊、神门、百会;或宜刺支沟泻条口，再配关元、气海，令其化瘀生新为良。

设病伤寒六七日，目中不了了，睛不和，无表里证，大便难，身微热者，此为实也，宜大承气汤急下。此阳明燥热，下灼肝肾之阴，上走空窍，直入脑髓而冲目系，实有立即毁败之变。针治当急夺其井穴，再泻其原穴，缓则不及事矣。

设病实则谵语，虚则郑声，郑声者重语也，直视谵语，喘满者死，下利者亦死。此言心气实则神明烦乱而语言多妄，心气虚则神识恍惚而言语重复，谵语当攻，郑声不当攻;谵语多生，郑声多死。实者可取涌泉，少冲以清心降火;虚者可取神门大钟以益肾养心。其喘满下利又为阳脱阴竭之象，故医者审病，务须详审，不可孟浪从事。窦氏所谓"大患危疾，色脉不顺而莫针"者是也。(详见阳明篇各节)

第三节　少阳为病及其主治概要

少阳包括手少阳三焦与足少阳胆。少阳即阳之少者，乃一阳初生，由阴出阳。足少阳胆内寄相火，手少阳三焦为相火游行之地，则少阳气化即体现出相火特性。其所以于五行之外又有相火一气，除有辅相少阴君火义外，更有其自然之理。盖相火一气于天地间，一显一藏则为昼夜，一短一长则为寒暑。朝行于东而光热则照临于西，午行于南而光热则照临于北，暮行于西而光热则照临于东。且值春则与厥阴共启风木之机，值夏则与少阴共行君火之令，值长夏则与太阴共展湿土之能，值秋则与阳明共奏燥金之功，值冬则与太阳共成寒水之化。知天地间增此少阳一气，其功用无所不到，确是游行之火。此火冬令潜藏地下，至建寅月而始出,生阳之火资始充盈,合风气而鼓荡,生生然也。据少阳的本义,引申言医,则胆与三焦之生理病理,确有相通迹象。胆为中正之官,司决断,为十一脏所取决,胆气升则十一脏之气皆升;三焦发源于肾系,为原气之别使,主决渎,主枢机,内连脏腑,外通皮毛,一身上下内外皆为其所行,总领五脏六腑,主持诸经气化。三焦与胆,经脉上下衔接,协调并用,共同主持水火气机的升降。观仲景《伤寒论》,少阳病影响所及,六经皆有。其脉证治疗,太阳篇叙列甚详,阳明篇占一定比例,独少阳本篇叙述甚少,其间义理精奥,十分耐人寻味,所言"口苦、咽干、目眩",所言"目赤耳聋",已描述出少阳本经本气为病的征象,确是言简意赅。而少阳经脉网络周身,总领脏腑诸经,病则上下左右内外皆病。换言之,少阳病易犯诸经,诸经病又最易触发少阳。故仲景将少阳病大量变证置于少阳篇外,正是从联系处着眼,道出了少阳本经的网络与本气的游行。少阳言"火气",火是体性,气是作用,火化为气则成冲和之少阳。而这个转化需要中气,《素问·六微旨大论》说:"少阳之上,火气治之,中见厥阴"。少阳与厥阴,脏腑相连,气息相通。唐容川讲:"足少阳胆经由胆走足,中络厥阴肝脏;手少阳三焦经,由三焦走手,中络厥阴包络,故少阳经中见厥阴。手少阳三焦,足少阳胆,同司相火,是相火者,少阳之本气也……中见厥阴,是其中有风气居之也。而其标为少阳经,则又主阳气之初动也。"故少阳相火,须赖厥阴风木的条达,若木郁不条,则相火不宁,木火交郁,甚则炎炎,循经上走空窍,发为少阳病。

少阳之治,仲景设小柴胡为主方,取其枢达、和解之用。至于针治,即诊得少阳之为病,于手足少阳经择其主穴,如取足少阳之足临泣与手少阳之外关为主,进而随证配治,若兼心下满者,刺关冲与窍阴相配;兼身热者,刺液门与侠溪相配;兼体重节疼,刺中渚与足临泣相配,兼喘咳寒热,刺支沟与阳辅相配;兼逆气而泄,刺天井与阳陵泉相配;而又总刺阳池与丘墟,此为定法。又手少阳三焦经与手厥阴心包络相表里,刺宜先取阳池而与内关配用;足少阳胆经与足厥阴肝经相表里,宜先取丘墟而与蠡沟配用;以统治表里脏腑相通之病。窦氏所谓："经络滞，而求原别交会之道"是也。若见各经与本经合并证候，则求于各经与本经相联系之穴道，庶几如网在纲。

试举几例配治：

设病少阳中风，两耳无所闻、目赤、胸中满而烦者，针刺足临泣、外关、关冲、风池，清火祛风，疏经通络。

设病太阳不解，转入少阳，见胁下硬满、干呕不能食，往来寒热，尚未吐下，脉沉紧。仲景与小柴胡汤。若用针治，取风池、申脉、支沟、阳辅，清热利胆，枢解少阳。

设太阳与少阳合病，自下利者与黄芩汤；呕者用黄芩加半夏生姜汤。若用针治，取天枢、阳陵泉清热调肠，取至阳、委中降逆止呕。

设太阳病，过经十余日，误下后柴胡证仍在者，可与小柴胡汤；若呕不止，心下急、郁郁微烦者，仲景用大柴胡汤。针治可取窍阴、至阳、支沟、外丘，止呕开郁，清热导滞。

设伤寒八九日，下之，胸满烦惊，小便不利，谵语，一身尽重，不可转侧，仲景用柴胡加龙骨牡蛎汤。针治可取足临泣、大陵、外关，于枢解中清泻火郁，潜阳定惊。

凡此，皆为少阳与各经相通之变证，故针治当本"有柴胡证，但见一证便是，不必悉具"的原则，于少阳本经选穴，再于其相联系处循经按穴，寻穴施治，比较合法。（详见少阳等篇各节）

第四节　太阴为病及其主治概要

太阴即阴之极大者。太阴为病，即太阴湿土为病，究源本，这个"土"是有一定含义的。《尚书·洪范》讲："土爰稼穑"。可知稼穑者土之良能，宜稼宜穑者才谓土，不宜稼穑者，纵有土之貌，实无土之能。最早水火木金称"四象"，四象会合于中为土，故火金煅炼为土者，无生机；水木腐化为土者，有生机。无生机者不能成化，惟有生机者方能交感生成万物。引申言医，《内经》云："中央

29

生湿,湿生土,土生甘,甘生脾。"又云"太阴之上,湿气治之"。太阴湿土即"稼穑"之土,无湿气之化则不成太阴,其土自无化生之能。提纲证言"太阴之为病","为"字,将病的根源完全写出,始终不离湿的本气,言"腹满而吐,食不下,自利益甚,时腹自痛,"即明确土位中宫,指脾而关连胃肠,则太阴"中见阳明"又知。足太阴经脉属脾络胃,手太阴经脉属肺络大肠,脾与肺一升一降,脾气升则能为胃行津;肺气降方可助大肠传导。一为湿土,一为清金,同谓太阴者,是以无金之清,不能成土之润,化源关系在此。而提纲证的太阴为病,所以言足经不言手经者,不是手太阴不主气化,旨在究本寻源,脾土不能散精则肺金无所输布,二者是母子关系。同时又突出湿气为病。故提纲以实在的证候示人规矩准绳,其大法治要,则"当温之,宜服四逆辈"是也。

太阴为病义概如此。至于针灸,当以提纲证为主,取中脘、脾俞、足三里、阴陵泉,针灸并施。再配治取脾经之五俞穴,若见心下满,则取隐白;见身热则取大都;见体重节痛则取太白;见喘咳寒热则取商丘;见逆气而泄,则取阴陵泉,始合规律。这里是言规则,掌握了规律法则,实际运用便自可生出活法,而不是死板的公式。又手太阴肺经与手阳明大肠经相表里,取太渊则宜与偏历相配;足太阴脾经与足阳明胃经相表里,取太白则宜与丰隆相配,又统治太阴与阳明表里见证。

试举几例配治:

设太阴病,脉浮者,仲景用桂枝汤。若针治,可取大都、风府、商丘、列缺,驱风解肌。

设自利不渴者,以其脏有寒之故,仲景示"温之"一法。针灸可重灸足三里、内庭,补漏谷、地机,调中益气。

设太阳病误下见腹满时痛,仲景用桂枝加芍药汤;大实痛者,桂枝加大黄汤。针治可取脾俞、三阴交、后溪、委中,通脾络、调营卫;取公孙、上巨虚,理气调肠行滞。

设伤寒脉浮而缓,手足自温者,系在太阴,太阴当发身黄。针治,可主取公孙、腕骨以驱黄;若脾阳复振,至七八日见暴烦下利日十余行,是腐秽当去之故。可辅以中脘、天枢以助去秽。

观太阴篇后需注意胃气一节,强调脾胃为后天之本,安谷者昌,绝谷者亡。则用针须照顾全面,侧重脾胃调整。而其调整,又须按规则配穴。(详见太阴篇各节)

✦ 第五节　少阴为病及其主治概要 ✦

少阴包括手少阴心与足少阴肾。言少阴必合心肾,始能得其要领。心属火、肾属水,一为阳中之阳,一为阴中之阴,本是水火阴阳的上下两端。然二者是相辅相成,相制相约的关系。心为离火、居上,肾为坎水、居下,上下不交,未济之水火不能生化。惟水上滋以行阳,火下降以行阴,形成水火既济,则阴中有阳,阳中有阴,升降不息,生化无穷。称少阴者,因心为火脏,肾为水脏;心主血,肾藏精;二者皆具阴质,又皆不纯于阴。上滋之水乃水中之热所化,实际是气,以行阳用;下降之火,起亟藏阴,实际是血,以助阴为。故经云:"少阴之上,热气治之。"热是体性,气是作用,"热气"二字点出了先天根源,为少阴之真谛。所以,少阴心肾,肾为阴阳之根,病及少阴即病及阴阳之根。故仲景于少阴开篇,首揭"脉微细,但欲寐"六字,旨在强调少阴本热为病,这个奥义应当体会。微者肾阳虚,"热气"无力鼓荡;细者心血少,脉体不能充盈。言"微细"不言细微,这一前一后,大有分析,不能顺口滑过。且提纲从病情上强调一笔,曰"但欲寐",一个"欲"字,道出虚阳内困,入而不出的阴盛阳衰病理,属少阴自身气化为病的反映。少阴与太阳相表里,手少阴心经中络太阳小肠,足少阴肾经中络太阳膀胱,故中见太阳之气。少阴与太阳,一阴一阳、一里一表、一热一寒,这种在属性、部位、功能上的两两相对,正表明生理病理上是不可分割的整体。若少阴本热不充,必太阳寒水不化,因之表阳不固。观少阴全篇,言"脉微欲绝"、"脉微细沉"、"脉不至"、"脉不出",或"烦躁四逆"、"不烦而躁"、"自利,复烦躁不得卧寐"等,均是从提纲脉证里生出的险候,这是构成少阴为病的主体。同时,

31

还须注意,言少阴即讲水火,或病水、或病火、或水火同病。水无火济则泛,火无水滋则亢。若亢则心烦不眠,口燥咽痛,故少阴病治则有扶阳、育阴两方面,如通脉四逆、附子、真武为一类,黄连阿胶等为另一类。

至于针灸,则宜按少阴病提纲脉证配穴,即诊得脉微细,但欲寐与自利而渴,小便色白等证候,当于关元、气海二穴灸之,复于太溪、大陵二穴补之。若兼见心下满则取少冲而与涌泉相应;见身热则取少府而与然谷相应;见体重节痛则取神门而与太溪相应;见喘咳寒热则取灵道而与复溜相应;见逆气而泄则取少海而与阴谷相应,此乃前人留传之定法。若见本经与他经相联系之证候,则治以本经之穴道为主,而与他经之穴道配用。又手少阴心经与手太阳小肠经相表里,刺神门而与支正相配;足少阴肾经与足太阳膀胱经相表里,刺太溪而与飞扬相配,可统治少阴与太阳脏腑相通之病。

以下试举几例配治:

设少阴病见口中和,其背恶寒者,仲景言当灸之,并用附子汤主之。可灸大椎、膈俞、关元、气海,补元益火扶阳,输转脏腑精气。

设病少阴寒盛,反汗出亡阳,法当咽痛而复吐利。证属寒甚于下而火浮于上,当灸百会命门,益命火消阴翳;复针列缺照海导浮火润咽喉。亦可用原络配,取太溪、飞扬,令脏腑之气交贯,即由窦氏所谓"住疼移痛,取相交相贯之径"中取义。

设少阴病,始得反见发热,脉沉。仲景用麻黄附子细辛汤助阳解表。针治可取腕骨、通里,疏经解表;取太溪、飞扬,助阳和里为是。

设少阴病得之二三日以上,火无水制见心中烦,不得卧者,仲景用黄连阿胶汤滋阴降火。若用针,可取少冲、涌泉、照海、郄门为是。

设少阴病、咽痛者,可与甘草汤,痛甚者与桔梗汤。若用针,先点刺少冲、少商,复针照海、承浆,可泻火滋阴,利咽止痛。(详

见少阴篇各节）

第六节　厥阴为病及其主治概要

厥阴包括手厥阴心包与足厥阴肝。厥者尽也,厥阴即阴尽之谓。阴寒之气将尽,春阳之气始生,则有东风解冻、草木生发之象。故厥阴者阴尽阳生,阴中有阳,禀春木之性,借风气之流荡,反映了阴阳消长进退的转折。风气善行,木性本直,厥阴风木必赖冲和之阳的调节,方能舒畅、条达。借以说明人体生理病理,则肝与心包,最为贴切。肝膈下连于肾系,借肾水的涵养,是为水生木,而肝主疏泄,性喜条达,故肝为风木之脏;心包为臣使之官,代心行阳,而肝膈上连心包,二者合为一经,又为木生火。故肝与心包的生理,确是"阴中之阳",恰合厥阴本义。《素问·六微旨大论》说:"厥阴之上,风气治之,中见少阳"。厥阴与少阳为表里,手厥阴心包中络手少阳三焦,足厥阴肝经中络足少阳胆,通过经脉的属络,阴阳二气始得沟通,以成中见之化。胆附于肝,心包以三焦为通路,故肝与心包均内寓相火。相火冲和,风木不郁,则厥阴两脏方能敷布、条达,体阴而用阳,这个"阳"即是中见少阳之化,所谓"厥阴不从标本,从乎中也"。若厥阴为病,则风木失调,相火内郁,而为邪火,提纲证揭示的"消渴、气上撞心、心中疼热",反映出木火交郁,肝气横逆,挟相火上冲,亢而无制的一面;同时"不欲食,食则吐蛔,下之利不止",又反映出肝木挟水寒上逆,木克水侮,胃中虚寒的一面。这种上热下寒见证,正是厥阴生理特性在病理上的规律反映,故典型的厥阴病,既非纯寒,又非纯热,而是寒热混淆,阴阳错杂,则厥阴之治,当是阴阳兼顾,寒温并施。

观厥阴篇,厥证占有一定比重,或寒厥、或热厥、或厥与热往来交替等,虽不尽属于厥阴病理,但亦从不同侧面,反映了阴阳二气的消长进退,这对于认识厥阴病机是有辨证价值的。

至于针灸治疗,可先于厥阴两经针其要穴,如诊得厥阴病提纲证,取太冲、内关、大陵,平肝降逆,清火开郁;再取心募巨阙调水火之升降，胃合足三里和中益气、升清降浊等。随后取五俞穴，斟酌配治：即若见心下满，则刺大敦而与中冲相应；见身热，刺行间而与劳宫相应；见体重节痛，刺太冲而与大陵相应；见喘嗽寒热，刺中封而与间使相应；见逆气而泄，刺曲泉而与曲泽相应；此为定法。又少阳与厥阴相表里，若兼表里两经见证者，用针于刺井穴之外，又宜兼刺两经之穴，如太冲兼配光明，或大陵兼配外关，令其阴交阳别、表里相通为是。总之，以厥阴经为主，兼见他经之证而配以他经之穴，《标幽赋》所谓："明标与本，论刺深刺浅之经；住痛移疼，取相交相贯之迳"是也。

试举几例配治：

设病蛔厥者，仲景主用乌梅丸，又主久利。针治可取公孙、内关、中脘、期门，调和阴阳寒热。

设伤寒五六日，不结胸、腹濡、脉虚、复厥者，不可下。此为亡血，证属血虚致厥，针灸可取肝俞、章门、关元、巨阙，生血养血行阳。

设病手足厥寒，脉细欲绝者，仲景主用当归四逆汤；内有久寒宜当归四逆加吴茱萸生姜汤。若配穴可取关元、太冲重灸，温经养血散寒；取中脘、足三里针灸，温运中宫除饮。

设伤寒误经大下，寸脉沉而迟，厥逆，下部脉不至，咽喉不利，唾脓血，泄利不止者，主用麻黄升麻汤。此为误下致上热下寒重证，可灸涌泉、大敦；针泻内关、太渊；一是温下寒，一是清肺热。

设下利，寸脉反浮数，尺中自涩者，必清脓血。若配穴，可针大陵、外关、合谷、太冲，清心包之热，调三焦之滞。

设厥阴病热利下重者，仲景主用白头翁汤。若配穴可取合谷、上巨虚、曲泉、阴谷，清热利湿，和血调肠。

设厥阴病干呕、吐涎沫、头痛，仲景主用吴茱萸汤。若配穴可取大敦、百会、中脘、足三里，温胃化饮，暖肝降冲。（详见厥阴各节）

总之，针灸治疗若能于脏腑经络气化之间贯通起来，则配用有方，始合规律。以上略举几项，聊示端倪，详见六经各篇。

第三章 六经病辨证与针灸配穴

第一节 辨太阳病脉症并治上

〔原文〕 太阳之为病，脉浮，头项强痛而恶寒。（1）

浅析 此言太阳病提纲脉证。太阳为六经之首，主表而统营卫，外邪客表，太阳受病，脉必应之见浮。太阳为诸阳所系，而头为诸阳之会，同时，项为太阳专位，病则头项强痛。太阳之上，寒气治之，足太阳膀胱为寒水之府，水中化气上行外达以卫外，是为太阳经气，邪闭太阳经表，阳气不得敷畅，则表必恶寒。正邪交争于表，治当顺应病机，以汗为大法，使邪从表解，汗出则愈。

按 太阳病之针治，不能离开督脉。《素问·骨空论》说："督脉为病，脊强反折。督脉者……与太阳起于目内眦，上额交巅，上入络脑，还出别下项，循肩髆，内侠脊抵腰中，入循膂络肾"。若督脉之阳气不足，则易感受外邪，侵入太阳经即可现太阳经症变。同时，督脉为手足三阳之会，总督诸阳又统摄元气，为阳脉之海，故外则调整和振奋诸阳经气，内则沟通脏腑精气，本此义选太阳病穴，则大椎、大杼、风门、申脉、后溪为是。

大椎为手足三阳经与督脉之会，为督脉之要穴，手足三阳入脑必经之驿路，故一切外感病、阳经病均可针之；大杼为骨之会，善治骨病，属膀胱经穴，为督脉之别络，手足太阳少阳之会，主头痛项强、发热、恶寒、咳嗽等；风门乃风寒外邪侵入之门户，属膀胱经穴，为督脉与足太阳之会，主表病之头项腰背诸疾。与大杼相配，更能加强大椎疏散表邪之效。取通督脉的手太阳后溪穴，配通阳跷的足太阳申脉穴，又为八法主客相应，主治目内眦、耳后、

35

颊颈、肩疾患,又因二穴属太阳,通督脉,故可疏调督脉之阳气与太阳经气,令气血通畅,邪不可犯。

〔原文〕 太阳病,发热,汗出,恶风,脉缓者,名为中风。(2)

浅析 此言太阳中风脉证。风邪中肌所见之脉证,谓太阳中风。风卫皆阳,相搏则即见发热。风性疏泄,袭于表则卫不固外,中于肌则营不守内,故汗出。汗出营弱则恶风。营阴外渗,脉道松弛,则脉浮而缓。太阳中风脉证,反映出气血不充于外、表之抗病力不足、徒见汗出而表不解的病机。

〔原文〕 太阳病,或已发热,或未发热,必恶寒,体痛,呕逆,脉阴阳俱紧者,名为伤寒。(3)

浅析 此言太阳伤寒脉证。寒邪伤表所见之脉证,谓太阳伤寒。太阳本气为寒,太阳之阳为本寒所化。若寒邪束表,阳气外闭,则病于标而涉于本,故人必见恶寒。其热已发或者未发,是言发热的强弱。其实,太阳病的恶寒本身当具有发热含义。寒主收引,其性凝滞,寒客而卫闭营郁故体痛。正气抗邪外达,汗出不得而逆于上,故呕逆。寒邪外束,无汗而表气不宣,故脉应之三部俱现浮紧。总之,太阳伤寒脉证,反映出正邪交争于表互不相让的病机。

〔原文〕 伤寒一日,太阳受之,脉若静者,为不传;颇欲吐,若躁烦,脉数急者,为传也。(4)

〔原文〕 伤寒二三日,阳明、少阳症不见者,为不传也。(5)

浅析 此二节,前论阴阳表里相传,后论六经之气相传。陈修园讲:"人之言伤寒者……有正传,有邪传,有阴阳表里之气相传,有六经连贯之气相传。"所言不无道理。盖太阳与少阴相表里,"颇欲吐"即少阴病"欲吐不吐"之意。"躁烦者"以躁为主。躁者乱,烦者热,肾躁心烦,脉必不静而数急。属太阳病初传少阴的见症,是为表里相传。言循经相传者。二三日值阳明,少阳主气,太阳证犹在而不见阳明、少阳证者,则病气未传。

此大意是,察病当先从具体脉症入手,又当从经络、气化、脏腑表里及日数等多方面的相互关联上考虑。进而抓住病机,解决主要矛盾。

〔**原文**〕 太阳病,发热而渴,不恶寒者,为温病。若发汗已,身灼热者,名风温。风温为病,脉阴阳俱浮,自汗出,身重,多眠睡,鼻息必鼾,语言难出。若被下者,小便不利,直视失溲。若被火者,微发黄色,剧则如惊痫,时瘛疭。若火熏之,一逆尚引日,再逆促命期。(6)

浅析 此言太阳病与温病的鉴别及温病误治变证。太阳表证本当不渴,且恶寒与发热并见。而温病是热邪内蕴津液已被耗伤,此时一感表邪,便可直接诱发成病。其症候表现,尤以不恶寒而渴为有别于太阳表证。所以,温病治当忌汗,法宜清热生津。此节仲景不惜笔墨,详述温病误汗之变,意在告诫人们:太阳病与温病万不可混。

按 伤寒其病在表,里证即表证所侵入者,治当发表为主;温病其病在里,表证即里证所浮越者,法宜清里为主。温病基本治法是清热生津,针刺合谷,手阳明大肠经原穴,清里之蕴热,开闭宣窍;配外关手少阳三焦经络穴,调畅三焦气机;佐大椎,督脉与手足三阳之会,宣通诸阳经气;均用泻法可清泻里热、开郁祛邪。继取胃之合穴足三里,调运中土,益津血之源,属培土生金之义;配太溪肾经原穴,滋阴壮水使津液上输。若误汗致风温变证,见脉阴阳俱浮,自汗出,身重、多眠睡、鼻息必鼾、语言难出等温邪内炽、风火交煽者,取足临泣,足少阳胆经之俞穴,配外关手少阳三焦经之络穴,为八法主客相应,主清胆热、利三焦、熄风活络,通泻胸腹腔间火郁之邪;加肺俞、合谷清降肺热开郁解表。若逆传心包,可点刺心包经井穴中冲,继取大陵心包经原穴、通里心经之络穴,疏通心气泻热安神。若被下者,小便不利,直视失溲,又属津液内竭,肾水亏耗,以致无溲可失而成小便不利,则本壮水之主、以制阳光义,取肾俞膀胱经之背俞穴,配太溪肾经之原穴,补肾壮水滋阴;取复溜肾经之经穴,生津液润清金,配三阴交调补三阴。若被火者,微发黄色,剧如惊痫,时瘛疭,为火邪焚心,神明失主险候,可取十二井点刺出血,导火清心以救急。次取神门心经之原穴,与内关心包经之络穴,通脉活络以祛火邪,收敛心气以定惊痫。若火熏之,则为火助邪热,实上加实,必亡血亡阴而促命期。观此而知实证、热证万不可灸。

〔原文〕 病有发热恶寒者,发于阳也,无热恶寒者,发于阴也。发于阳,七日愈,发于阴,六日愈,以阳数七,阴数六故也。(7)

浅析 阴阳寒热标本纲要。《内经》说:"善诊者,察色按脉,先别阴阳"。阴阳之道,可见之于寒热。大言之,发热恶寒者,乃泛论三阳之阳性疾患;无热恶寒者,乃泛论三阴之阴性疾患。是为据寒热以辨阴阳来路的一大纲要。小言之,是指太阳、少阴。盖太阳与少阴脏腑经气相通,太阳膀胱寒水之化必赖少阴心火与肾阳蒸动,借太阳经脉而达于表,形成太阳之气以护外。若寒邪客表,太阳受病,表阳闭郁则见发热恶寒,是以太阳为其来路。少阴肾中元阳,为一身阳气之根,若肾阳虚微,气化不足,则太阳之表亦虚,如此表里之阳皆虚,虚则寒邪入里,必见无热恶寒,是以少阴为其来路。

观日数之阴阳,可预后病愈之期。因六经日行一经、三阳在前三阴在后,六日为经气周尽、阴尽阳生,是阴病得生阳之气助之,故曰"发于阴六日愈"。七日为经气再周之始,为阳经主气,阳病可值时而解,故曰"发于阳七日愈"。此乃示人眼目,非以日数相拘,故临症当依具体脉证为准。

〔原文〕 太阳病,头痛至七日以上自愈者,以行其经尽故也。若欲作再经者,针足阳明,使经不传则愈。(8)

浅析 此承上节,举太阳头痛为例,言发于阳者七日愈。"行其经"谓自行其本经。太阳主表而表莫高于头,头痛至七日以上自愈者,柯韵伯认为:"七日,乃太阳一经行尽之期,不是六经传变之日。岐伯曰:七日太阳病衰,头痛少愈,有明证也。故不曰传足阳明,而曰欲作再经,是太阳过经不解,复病阳明,而为并病也。针足阳明之交,截其传路,使邪气不得再入阳明之经,则太阳之余邪亦散。"其说当是。

38

按 胃乃水谷之海,后天之本,胃气充实则邪不内传,故欲做再经者,针足阳明,宜取足阳明胃经之合穴足三里,主消纳水谷,运化精微,补脏腑虚损,为健运中土之要穴,且该穴又是阳明之枢纽,可疏导阳明通运上下,主气机升降,内补气血而外调营卫。则外邪不复内侵。

〔原文〕 太阳病,欲解时,从巳至未上。(9)

浅析 太阳病欲解之时。太阳经气上借督阳下借肾阳,为诸阳所系,故太阳即阳之巨大者,阳中之太阳通于夏气。以昼夜言,巳至未即午时正中,"日中而阳气隆",值太阳气旺,则病可值时欲解。

注:昼夜周时,阳主昼,阴主夜:天之阳即卯至酉,天之阴即酉至卯。同时阴阳之中又各有阴阳:昼时卯至午为阳中之阳,午至酉为阳中之阴,夜时酉至子为阴中之阴,子至卯为阴中之阳。故子午卯酉作为相互联系又各自不同的阶段性标志,便构成十二时辰阴阳消长变化的周期。观六经病欲解时的规律:阳经病均在阳时欲解,阴经病均在阴时欲解,而阳时中的三阳与阴时中的三阴,则依阴阳消长的多少又各俱特点(详见六经病欲解时条析)。

〔原文〕 风家,表解而不了了者,十二日愈。(10)

浅析 此言表解后正复预测。易感风邪者谓之风家。此指太阳中风证解后,尚见不清爽状态者,乃是表病初愈,邪未净尽,正未全复,十二日为经气再周末日,病气怠尽而经气复始,故可痊愈。言表解之后而测痊愈之期,意在告诉病家无需再医,可自行调养,必恢复如前。

〔原文〕 病人身大热,反欲得近衣者,热在皮肤,寒在骨髓也;身大寒,反不欲近衣者,寒在皮肤,热在骨髓也。(11)

浅析 此据病情辨寒热真假。程郊倩说:"寒热之在皮肤者,属标属假;寒热之在骨髓者,属本属真。本真不可得而见,而标假易惑。故直从欲不欲处断之,情则无假也。不言表里,言皮肤骨髓者,极其浅深,分言之也"。这说明,体有强弱则病有阴阳、证有寒热。临床上既应掌握阴阳病证的一般规律,更需了解阴极似阳,阳极似阴的变化特点,做到心中有数。此从欲与不欲处着眼,辨真寒假热与真热假寒,确是言简意赅,功力之深可见一斑。

〔原文〕 太阳中风,阳浮而阴弱。阳浮者,热自发;阴弱者,汗自出。啬啬恶寒,淅淅恶风,翕翕发热,鼻鸣干呕者,桂枝汤主之。(12)

桂枝汤方

桂枝三两,去皮 芍药三两 甘草二两,炙 生姜三两,切 大枣十二枚,擘

上五味,㕮咀三味,以水七升,微火煮取三升,去滓,适寒温,服一升。服已,须臾,啜热稀粥一升余,以助药力。温覆令一时许,遍身漐漐微似有汗者益佳,不可令如水流漓,病必不除。若一服汗出病差,停后服,不必尽剂。若不汗,更服依前法,又不汗,后服小促其间,半日许,令三服尽。若病重者,一日一夜服,周时观之。服一剂尽,病症犹在者,更作服。若不汗出,乃服至二三剂,禁生冷、粘滑、肉面、五辛、酒酪、臭恶等物。

浅析 此言太阳中风证治。阳浮而阴弱,即举之见浮,按之又弱。浮为太阳本脉,卫被风袭,相搏则热自发;弱为气血不充于外,卫不固而荣不守,因汗自出。啬啬恶寒,言汗出遇寒则毛窍聚敛,而呈畏缩状。淅淅恶风,乃言恶风之甚。翕翕发热,是指热在肌表如火炙状。风为阳邪,若汗出徒耗其津而风邪不解,则邪壅肌腠,进而影响三焦气机的宣畅,迫于肺则鼻鸣,逆于胃则干呕。十分明显,由风中肌腠致生营弱卫强,是本证的基本病机,故治用桂枝汤解肌驱风,调和荣卫。

治则 健胃解肌而调卫和营。

配穴 风池、京骨、后溪、申脉、足三里。

释义 取京骨足太阳膀胱经之原,风池足少阳与阳维之会,因太阳主一身之表,阳维主阳主表,二穴针用泻法,主治太阳病头项强痛,功能散风解热。申脉属足太阳膀胱经穴,通阳跷脉,后溪为手太阳小肠经之俞,通督脉,督脉统摄一身阳气,二穴八法相配,针用平补平泻法,可疏调督脉的阳气与太阳经气,解肌驱风以达表。同时加足三里胃之合,健运后天之本,令谷气内充而达调

40

和营卫之用。

〔原文〕 太阳病,头痛,发热,汗出,恶风者,桂枝汤主之。(13)

浅析 此泛论桂枝汤之适应证。仲景设桂枝汤方,不止限于治太阳中风,凡病,若见头痛、发热、汗出恶风证者,均宜运用。柯韵伯讲:"此条是桂枝本证,辨证为主,合此证即用此汤,不必问其为伤寒中风杂病也……四证中头痛是太阳本证,头痛、发热、恶风与麻黄证同,本方重在汗出,汗不出者,便非桂枝证"。诚为熟读精思之言。

按 此承上推广桂枝汤之用,可着眼于表热兼汗出方面配穴,如太阳病头痛、发热,可择取大椎、肺俞、风府、风池,以泄经中之邪;汗出、恶风,可择取后溪、申脉、京骨、大杼、足三里等,手法平补平泻,扶正解肌以驱邪。

〔原文〕 太阳病,项背强几几,反汗出恶风者,桂枝加葛根汤主之。(14)

桂枝加葛根汤方

葛根四两　芍药三两　生姜三两,切　甘草二两,炙　大枣十二枚,擘　桂枝三两,去皮

上六味,以水一斗,先煮葛根减二升,去上沫,内诸药,煮取三升,去滓,温服一升,覆取微似汗,不须啜粥,余如桂枝法将息及禁忌。

浅析 此言太阳经输不利证治。几几即伸颈貌,项背强即项背之肌强急不舒。太阳经脉行于项背,风邪侵入,经气不利,进而津液不能上达濡养经脉,故呈此象。因现太阳中风证,故于桂枝汤方,加葛根走项背之经,取解肌生津之义。

治则 解肌生津。

配穴 后溪、申脉、大杼、天柱、筋缩。

释义 针后溪申脉为八法穴主客相应。太阳病见项背强急者,又当配以足太阳膀胱经背部俞穴大杼、天柱,与督脉穴筋缩。因膀胱经与督脉有着密切的联系,而足太阳膀胱经之背部俞穴均

在督脉两侧,其经气与督脉相通,故选此三穴以疏通气血,濡养肌肉,缓解强急,共奏安中解肌升津之效。

〔原文〕 太阳病,下之后,其气上冲者,可与桂枝汤,方用前法。若不上冲者,不得与之。(15)

浅析 言表证误下后桂枝汤的使用。下后其气上冲者,说明邪仍在外,未因误下而内陷,正气仍有表解之势,故与桂枝汤,服法如前。反之,若不上冲,是下后里虚,邪已内陷,自然桂枝汤不可服。此节教人临证要抓住病机,掌握病势,特别是经误治以后更要注意辨证。

〔原文〕 太阳病三日,已发汗,若吐、若下、若温针,仍不解者,此为坏病,桂枝不中与也。观其脉症,知犯何逆,随症治之。(16)

浅析 言误治而成坏病的证治原则。太阳病法当以汗,不解者仍宜汗解。医者乱施其治,致使病成他变,故桂枝汤已不宜运用。这里仲景提出了治疗大法:“观其脉症,知犯何逆,随症治之。”这十二字集中体现了伤寒论辨证论治的精神,是一贯全书的临证治疗原则。

〔原文〕 桂枝本为解肌,若其人脉浮紧,发热汗不出者,不可与也。常须识此,勿令误也。(17)

浅析 言表实证禁服桂枝汤。桂枝汤本为解肌,与专力发表的麻黄汤大相径庭。桂枝方义,是从脾胃入手,通过调养气血来调和荣卫,故病邪在肌用此,可使精气充于肌腠而驱邪,则邪与汗共并而出,即所谓“桂枝本为解肌”。麻黄汤证是邪实于皮表,欲汗不得,与桂枝证有虚实之分,故万不可于麻黄证投以桂枝汤,犯“实以虚治”之忌。针与药同理,用药法度严谨,用针亦当如之。

〔原文〕 若酒客病,不可与桂枝汤。得之则呕,以酒客不喜甘故也。(18)

浅析 言湿热证禁服桂枝汤。酒能酿湿酿热,若因酒生热,蒸于外而汗出者,属热在内也。与桂枝表虚证的汗出不同。此是以酒客作眼,推而论之,凡汗出者,需辨热在表里,属里热汗出者,不可用桂枝汤。

治则 清热降逆除湿。

配穴 至阳、通谷、二间。

释义 至阳属督脉穴,为督之脉气所发,点刺出血可疏经降逆以止呕,通谷为足太阳膀胱经所溜之荥、二间为手阳明大肠经之荥穴,荥主身热,故二穴相配可蠲湿热之壅。

〔原文〕 喘家作,桂枝汤加厚朴杏子佳。(19)

桂枝加厚朴杏子汤方

桂枝去皮,三两 甘草炙,二两 生姜切,三两 芍药三两 大枣擘,十二枚 厚朴炙,去皮,二两 杏仁五十枚,去皮尖

上七味,以水七升,微火煮取三升,去滓,温服一升,覆取微似汗。

浅析 此言喘家患太阳中风证治。喘家即素有喘病患者。桂枝证悉俱,唯又兼喘者,仲景于桂枝汤外,加厚朴输脾宽胸,杏仁宣降肺气。

治则 解肌降逆定喘。

配穴 鱼际、合谷、阳溪、丰隆。

释义 肺与大肠相表里,鱼际为手太阴肺经之荥,主治表证的发热、头痛、咳喘等,功能调理肺气,解表去热。配合谷手阳明大肠经之原穴,开闭宣窍,引热下行。阳溪为手阳明大肠经之经穴,功能宽胸降逆平喘,若挟痰者可配丰隆化痰降浊。四穴共奏疏风解表,降逆定喘之效。

〔原文〕 凡服桂枝汤吐者,其后必吐脓血也。(20)

浅析 误服桂枝汤变证。里有热者桂枝汤当禁用,里热盛者桂枝汤尤当禁用。里热盛,再助以甘温辛热剂,则实上加实,不仅伤津,且易伤及血脉而生痈脓之变。

治则 清热通络,宣泻壅滞。

配穴 尺泽、曲池、外关、足临泣。

释义 尺泽为肺经之合穴,合主逆气而泄,可宣导上焦气机以泄肺热之壅,配大肠经合穴曲池,走而不守,擅能宣气行血,凡

气血阻滞之证皆能舒畅而调和之。外关通于阳维脉,针之疏解表邪,同时与足少阳胆经俞穴足临泣相配,为八法主客相应,可清热凉血。

〔原文〕 太阳病,发汗,遂漏不止,其人恶风,小便难,四肢微急,难以屈伸者,桂枝加附子汤主之。(21)

桂枝加附子汤方

桂枝三两,去皮　芍药三两　甘草三两,炙　生姜三两,切　大枣十二枚,擘　附子一枚,炮,去皮,破八片

上六味,以水七升,煮取三升,去滓,温服一升。

浅析 此言过汗阳虚证治。太阳病法当发汗。但汗出是"遍身漐漐微似有汗者益佳,不可令如水流漓,病必不除"。今发汗致汗漏不止,不仅桂枝本证未除,且阳随汗泄,膀胱寒水无阳以化气,故在外恶风,在下小便难。阳气者,柔则养筋,阳虚不能柔养筋脉,故四肢微急,难以屈伸。方中取附子大力回阳以固少阴之本,阳回则汗止,汗止则津复。

治则 扶阳解肌。

配穴 百会、气海、委中、足三里。

释义 百会为督脉与手足三阳之会,灸能升举阳气、回阳固脱,气海为元气之海,灸之振扶元阳,固少阴之本,配足三里胃经之合,补益中阳,令阳回汗止而津复,则筋脉得养,四肢微急难以屈伸可解,小便难可愈。因病始于太阳,故加委中足太阳膀胱经之合穴,疏调太阳经气,是为标本兼顾之义。

〔原文〕 太阳病,下之后,脉促胸满者,桂枝去芍药汤主之。若微恶寒者,桂枝去芍药加附子汤主之。(22)

桂枝去芍药汤方

桂枝三两,去皮　甘草二两,炙　生姜三两,切　大枣十二枚,擘

上四味,以水七升,煮取三升,去滓,温服一升。

桂枝去芍药加附子汤方

桂枝三两,去皮　甘草二两,炙　生姜三两,切　大枣十二枚,擘　附子一枚,炮,去皮,破八片

上五味,以水七升,煮取三升,去滓,温服一升。

浅析 此言误下伤阳证治。太阳病不以汗解而反攻下,致使邪陷胸中,邪滞于胸,阳气拒邪欲出外达,故脉见急促,说明病有外解之势。治仍以桂枝汤作为主方,去芍药之酸收,恐敛邪不散,有碍胸满。若见微恶寒者,乃下后阳虚病陷少阴,必于前方加炮附子壮阳固表方能济事。

治则 开郁化滞,益气扶阳。

配穴 内关、公孙、足三里、气海。

释义 内关为手厥阴之络,通阴维脉,功能调气开郁,通脉活络,对邪滞而气机不畅者尤宜,公孙为脾经之络穴,别走胃经,功能健脾和胃,理中降逆,二穴八法相配,善调上中二焦疾患,功能宽胸和胃以消下后之胸满。若阳虚而微恶寒者,加取胃之合穴足三里,补益气血,调和营卫,灸气海壮阳固元而祛阴寒,则先后天之本兼顾。

〔原文〕 太阳病,得之八九日,如疟状,发热恶寒,热多寒少,其人不呕,清便欲自可,一日二三度发。脉微缓者,为欲愈也;脉微而恶寒者,此阴阳俱虚,不可更发汗更下更吐也;面色反有热色者,未欲解也,以其不能得小汗出,身必痒,宜桂枝麻黄各半汤。(23)

桂枝麻黄各半汤方

桂枝一两十六铢,去皮 芍药 生姜切 甘草炙 麻黄各一两,去节 大枣四枚,擘 杏仁二十四枚,汤浸去皮尖及两仁者

上七味,以水五升,先煮麻黄一二沸,去上沫,内诸药,煮取一升八合,去滓,温服六合。

浅析 此言太阳病日久邪衰的辨证治法。太阳病,正邪交争八九日之久,当见分晓。仲景提出三种转机,剖析入微:一是正邪交争见热多寒少,又无少阳、阳明证,且见脉微缓者,说明邪衰正复,故病可不治而愈;一是脉但微而证恶寒,说明病进邪胜,言"阴阳俱虚"即表里皆虚。陈修园说:"太阳以阳为主,今脉微即露出少阴之沉细象,恶寒即露出少阴之厥冷及背恶寒象,不独太阳虚,

45

即少阴亦虚也。阴阳指太少言最切。"是为表里相传,病入少阴脉证;一是正气尚有来复之机,呈面热身痒,属表邪怫郁之象,故当解表,因病久正气耗伤,治宜小汗作解。这里仲景用"反""欲"二字形容正气来之不易,助以桂枝麻黄各半汤,轻剂以和之。

治则 扶正和营卫。

配穴 京骨、大钟;后溪、申脉、合谷、复溜。

释义 病始于太阳,日久见脉微而恶寒,取京骨足太阳膀胱经之原,配大钟足少阴肾经之络,先针后灸疏调表里经气以和荣卫。温肾壮阳而固本,则太阳之阳气敷畅,脉微恶寒可愈。若日久表邪未尽,里面热身痒,治当小汗解表,可取通督脉的手太阳经之俞穴后溪,配通阳跷的足太阳经申脉穴,轻施振颤之术以解表,同时取合谷手阳明经之原穴,配复溜足少阴经之经穴,用平补平泻手法,则小发汗中亦有调补气血,和阳益阴之用。

〔原文〕 太阳病初服桂枝汤,反烦不解者,先刺风池、风府,却与桂枝汤则愈。(24)

浅析 言桂枝证兼经邪热甚治法。太阳病桂枝证,初服即反见其烦而表不解者,为邪甚凝滞经中不得疏通,以致药力外达受阻,反郁于心胸而生烦也。治先施以针刺,疏通经脉,以泻经邪,再发挥药力之用则表解烦除。

46

按 针刺选穴,仲师针风池、风府,实当明晓。查风府属督脉,为脑海。督脉为手足三阳之会,故称总督诸阳,此脉由尾骶上行入络脑,外则统摄诸阳,内则沟通脏腑精气,取之宣调气血,贯通诸阳,令阴平阳秘。《针灸资生经》说:"岐伯对黄帝之问曰,巨阳者,诸阳之属也,其脉连于风府,故为诸阳主气也。然则风府者,固伤寒所自起也。"风池为手足三阳、阳维、阳跷八脉之会,主偏正头痛,有清热散风之功,二穴为阳经必经驿路,泻之可驱经邪,治伤寒百病。

〔原文〕 服桂枝汤,大汗出,脉洪大者,与桂枝汤如前法。若形似疟,一日再发者,汗出必解,宜桂枝二麻黄一汤。(25)

桂枝二麻黄一汤方

桂枝一两十七铢,去皮　芍药一两六铢　麻黄十六铢,去节　生姜一两六铢,切　杏仁十六个,去皮尖　甘草一两二铢,炙　大枣五枚,擘

上七味,以水五升,先煮麻黄一二沸,去上沫,内诸药,煮取二升,去滓,温服一升,日再服。

浅析　此言于肌表之治探求太阳之用。桂枝本为解肌,麻黄专于发表,病有在肌在表的不同。然皆为太阳主之,其气相通。本桂枝证,服汤汗不如法,致大汗出,此时的"脉洪大",是医者拔苗助长,汗泄阳气,外盛一时的反映,与白虎证的热盛于内者迥然不同。故仍服桂枝汤如前法,啜粥以壮谷气,则精胜而邪却。然此大汗出后,津气愈虚,寒侵而毛窍欲闭,是为邪中于肌又复伤于表,肌表同病,形似疟状,则主治当太阳肌表兼顾,宜桂枝二麻黄一汤,于解肌中少少宣透表邪故愈。

治则　小汗解肌透表。

配穴　大椎、后溪。

释义　督脉为诸阳之海,大椎属督脉经穴,又为手足三阳与督脉之会,后溪通督脉,属手太阳小肠经所注为俞,二穴相配,用平补平泻法,小汗解肌达表,疏调督脉之脉气与太阳经气,治寒热似疟,可疏调表里而解肌。

〔**原文**〕　服桂枝汤,大汗出后,大烦渴不解,脉洪大者,白虎加人参汤主之。(26)

白虎加人参汤方

知母六两　石膏一斤,碎,绵裹　甘草炙,二两　粳米六合　人参三两

上五味,以水一斗,煮米熟,汤成去滓,温服一升,日三服。

浅析　言太阳病过汗转属阳明证治。桂枝汤服法,是取微似有汗者佳,今令大汗出后,津气两伤,表邪乘虚入里化热,形成阳明里热脉证,热盛则已伤之津愈加耗伤,见大烦渴不解,脉应之洪大。治宜白虎加人参汤清热益胃生津。

治则　清热益气生津。

配穴 少商、商阳、合谷、金门、胃俞、足三里。

释义 取肺井少商、大肠井商阳,点刺出血以清泻经中热邪。阳明为多气多血之经,取手阳明之原穴合谷疏经清热,宣导气血,疏泄热邪壅滞,配足太阳膀胱经之郄穴金门,清热散风。同时补胃俞滋养胃阴,足三里调胃益气,四穴相配,功能清热益气养阴令其津复,则邪热除而烦渴止。

〔原文〕 太阳病,发热恶寒,热多寒少,脉微弱者,此无阳也,不可发汗。宜桂枝二越婢一汤。(27)

桂枝二越婢一汤方

桂枝去皮 芍药 麻黄 甘草各十八铢,炙 大枣四枚,擘 生姜一两二铢,切 石膏二十四铢,碎,绵裹

上七味,以水五升,煮麻黄一二沸,去上沫,内诸药,煮取二升,去滓,温服一升。

浅析 言表邪内传轻证及治法。太阳病,发热恶寒属必见之症,此热多寒少,说明邪渐离表,若是正胜邪衰,则脉宜缓而不弱,今热多寒少,脉不缓,而微见其弱,是去表入里之象,属太阳向阳明内传的初期脉证。阳主表,无阳则不可用麻黄汤发汗。故对这种外症未净、里热渐长之证,惟宜用桂枝二越婢一汤,少少清肃表里,可以防微杜渐。

治则 清肃表里。

配穴 后溪、申脉、合谷、复溜。

释义 太阳病欲内传而见热多寒少,取手太阳小肠经之俞穴后溪与足太阳膀胱经申脉穴,八法相配,可调经气、和营卫以解表。复取大肠经原穴合谷,疏泄气血之郁热。配足少阴肾经的复溜穴固水之下源以生津。四穴同取,用平补平泻手法,轻刺久留,是为小汗兼清热之法。

〔原文〕 服桂枝汤,或下之,仍头项强痛,翕翕发热,无汗,心下满微痛,小便不利者,桂枝去桂加茯苓白术汤主之。(28)

桂枝去桂加茯苓白术汤方

芍药三两 甘草二两,炙 生姜切 白术 茯苓各三两 大枣

十二枚,擘

上六味,以水八升,煮取三升,去滓,温服一升,小便利则愈。

浅析　此言里水兼表证治。本条所举诸症,汗下后仍在,说明汗下之前就有,证非汗下所治。问题在于水饮内停,留中不得运化下行,故小便不利、心下满微痛。水阻三焦,气机不得畅达则无汗。此表里之气不和,全责之于水。故解表得先行水,水去则表里自然调畅。治用桂枝去桂,不犯无汗之禁,加白术、茯苓,温中健运利水。

治则　健中行气利水。

配穴　阴陵泉、足三里、气海、三阴交。

释义　阴陵泉为脾经之合穴,可运脾化湿而利小便,补胃之合穴足三里健运中气助后天生化之源,促升降气机调畅而水道行,气海为生气之海,能补元真不足,振扶阳气,为治气病要穴,气运则水行。同时补三阴交以调下焦气化。四穴合用,通经调气,助阳运中,则心下满、微痛、小便不利者可除。

〔原文〕伤寒脉浮,自汗出,小便数,心烦,微恶寒,脚挛急,反与桂枝欲攻其表,此误也。得之便厥。咽中干,烦躁,吐逆者,作甘草干姜汤与之,以复其阳;若厥愈足温者,更作芍药甘草汤与之,其脚即伸;若胃气不和谵语者,少与调胃承气汤;若重发汗,复加烧针者,四逆汤主之。(29)

甘草干姜汤方

甘草四两,炙　干姜二两

上二味,以水三升,煮取一升五合,去滓,分温再服。

芍药甘草汤方

芍药　甘草各四两,炙

上二味,以水三升,煮取一升五合,去滓,分温再服。

调胃承气汤方

大黄四两,去皮,清酒洗　甘草二两,炙　芒硝半升

上三味,以水三升,煮取一升,去滓,内芒硝,更上火,微煮令沸,少少温服之。

四逆汤方

甘草二两，炙　干姜一两半　附子一枚，生用，去皮，破八片

上三味，以水三升，煮取一升二合，去滓，分温再服。

浅析　误汗变证随证治之举例。太阳与少阴为表里。伤寒脉浮当无汗，然病本少阴阴阳两虚，阳虚不能固摄，则外见自汗出而微恶寒，下见小便数；汗出便数则阴虚于下而津泄于外，致心火之热炎上故心烦，进而邪从热化，循少阴经脉下行，至足灼筋，故脚挛急，医者不辨，误作太阳中风而反与桂枝欲攻其表，则少阴阳虚愈甚，致手足厥逆。同时，已虚之阴又被辛温之剂耗散，其热循经上扰，故咽中干，阴阳俱虚已甚，必水火不交，中土不和，见肾燥心烦而吐逆。若徒以大剂回阳，必有愈耗真阴之弊，然阳虚致厥又需先复，故惟宜甘草干姜汤甘辛以缓，令阳气渐复而不伤阴，则厥愈足温。继之更作芍药甘草汤，酸甘化阴，令阴复筋濡则其脚即伸，如此阴阳调和，其病可愈。又病本阴阳俱虚，治疗尤当切合病机，若辛温太过，则伤阴化热化燥，以致胃气不和而谵语，治可少与调胃承气汤调和胃气；若发汗太过，甚至误以烧针劫迫使大汗出，而造成亡阳者，又当用四逆汤回阳救逆。总之，言病要掌握病机，论治要强调辨证，做致知常达变，诚为重要。

治则　复阳温中，益阴濡筋。

配穴　百会、足三里、关元。京门、肾俞、三阴交、太溪。

释义　病本少阴阴阳两虚，误投桂枝汤后变证蜂起，虚实寒热错杂又皆系阴阳之根所变，于治实难措手。然阳虚致厥，阴虚致脚挛急，阴阳俱虚，水火不交致生烦躁吐逆者，又为主要病机，故扶阳益阴令水火既济是为取穴之大法，其寒热挟杂外观，又可按阴中隐阳，阳中隐阴手法调和治之。今本甘草干姜汤与芍药甘草汤方义，试言针治：复阳温中者，取胃经合穴足三里，调和胃气、益脾兴阳，培后天生化之本。百会为诸阳之会，功能升举阳气，疏调诸阳，调运气血，贯通经气，令阳气达于四末。加关元，任脉与足三阴之会，为三焦元气所发，联系命门真阳，功能补肾壮阳，和中益气，三穴同取，手法阴中隐阳，先泻后补，以治阳虚致厥。益

阴濡筋者:取京门肾之募穴、肾俞为肾本输,二穴为俞募配穴法,培益下元、滋补肾阴,助少阴主枢而上济肺金,肺肾气足,则上有主而下能纳。太溪为肾经之原穴,补肾阴而壮水。三阴交为肝、脾、肾三经之会,功能调补三阴以滋肾、益脾、养肝,和血脉濡筋骨。四穴同取,手法阳中隐阴、先补后泻,是为阴虚致脚挛急之治。

注:关于本节所举调胃承气汤及四逆汤方,一是调胃泻热,一是回阳救逆,是为应急治变而设。后有专论,故针治此不赘述。

〔原文〕 问曰:症象阳旦,按法治之而增剧,厥逆,咽中干,两胫拘急而谵语。师曰言夜半手足当温,两脚当伸。后如师言,何以知此?答曰:寸口脉浮而大,浮为风,大为虚,风则生微热,虚则两胫挛,病形象桂枝,因加附子参其间。增桂令汗出,附子温经,亡阳故也,厥逆,咽中干,烦躁,阳明内结,谵语烦乱,更饮甘草干姜汤。夜半阳气还,两足当热;胫尚微拘急,重与芍药甘草汤,尔乃胫伸;以承气汤微溏,则止其谵语,故知病可愈。(30)

注:此节解释上节,于误药之变申明其义,兹不赘述。

第二节 辨太阳病脉症并治中

〔原文〕 太阳病,项背强几几,无汗恶风,葛根汤主之。(31)

葛根汤方

葛根四两 麻黄三两,去节 桂枝二两,去皮 芍药二两 生姜三两,切 甘草二两,炙 大枣十二枚,擘

上七味,以水一斗,先煮麻黄、葛根,减二升,去白沫,内诸药,煮取三升,去滓,温服一升,覆取微似汗,余如桂枝法将息及禁忌。

浅析 言邪客太阳、经输不利证治。桂枝加葛根汤的项背强几几,是"反汗出恶风",属邪在肌腠而经输不利者;此是"无汗恶风",属邪实于表而经输不利者,故另立葛根汤解表而散经输之邪。

治则 疏经解热。

51

配穴 风门、风府、大杼、大椎。

释义 风门又称热府,为足太阳与督脉之会,是风寒侵入的门户,风府为督脉与足太阳和阳维脉之会,是治疗风邪侵犯脑府的要穴,二穴合用可疏调太阳与督脉经气,祛风散寒、宣肺发表。大椎为诸阳之会,主一身之阳,取之可宣通诸阳经气,配大杼手足太阳少阳之会,主治伤寒脉浮、头项强痛而尤以项背筋急酸痛不得屈伸为显者,有疏解项背强急之效。故表实证兼太阳经输不利者,用之可效。

〔**原文**〕 太阳与阳明合病者,必自下利,葛根汤主之。(32)

浅析 二阳合病自下利证治。太阳阳明二经同时发病,谓太阳与阳明合病。不过,这里的"阳明"是为自下利而设。寒为阴邪,寒邪外来,实于表而内合阳明,陷入大肠则自下利。下利属里,但在太阳表证中反映,说明病有外解之势,表解则里和,故治应解表邪,起阴气,升津液以止下利。

治则 疏表和里。

配穴 后溪、昆仑、阳溪、足三里。

释义 后溪为手太阳小肠经之俞穴,昆仑是足太阳膀胱经所行为经,二穴可宣和太阳之气以解表。足三里乃足阳明胃经合穴,配手阳明大肠之经穴阳溪,随而济之,可调和胃肠而下利止,四穴令表解里和则病可愈。

〔**原文**〕 太阳与阳明合病,不下利,但呕者,葛根加半夏汤主之。(33)

葛根加半夏汤方

葛根四两 麻黄三两,去节 甘草二两,炙 芍药二两 桂枝二两,去皮 生姜二两,切 半夏半升,洗 大枣十二枚,擘

上八味,以水一斗,先煮葛根、麻黄,减二升,去白沫,内诸药,煮取三升,去滓,温服一升,覆取微似汗。

浅析 言二阳合病见呕证治。此呕与上节下利属同一病机,总由邪实于表,表气闭郁而影响里气不和,即所谓太阳内合阳明,通于肠则利,逆于胃则呕,因里病为表病所起,故仍当解表,用葛

根加半夏汤解表降逆以和里。

治则 疏经解表,降逆止呕。

配穴 至阳、风门、合谷、上巨虚。

释义 至阳为督脉之脉气所发,配足太阳膀胱经之风门穴,点刺出血,功能通阳,降逆止呕。再取大肠经原穴合谷,配大肠经下合穴上巨虚,使胃肠气机调畅,并可引阳明经表之邪达外。

〔**原文**〕 太阳病,桂枝症,医反下之,利遂不止。脉促者,表未解也;喘而汗出者,葛根黄芩黄连汤主之。(34)

葛根黄芩黄连汤方

葛根半斤 甘草二两,炙 黄芩三两 黄连三两

上四味,以水八升,先煮葛根,减二升,内诸药,煮取二升,去滓,分温再服。

浅析 言误下里热挟表邪证治。桂枝证误下后表邪内陷,注于大肠,故利遂不止。观脉由浮缓变为急促,乃表邪尚存,属正气抗邪欲出不得之象。同时,已陷之邪化热,其势向上向外,迫于肺故喘,喘则皮毛开而汗出。如此证见表里,治用葛根黄芩黄连汤解表清里,表解热清则喘平利止。

治则 解表清热定喘。

配穴 合谷、复溜、肺俞、丰隆。

释义 取手阳明原穴合谷,针用泻法有开腠理,泄郁热之用;复溜足少阴肾经所行为经,是为水经金穴,补之使津液上济以润燥,二穴相配可解表清热生津。肺俞为肺气所输注处,热壅于肺见喘而汗出者,取之可清肃肺气;配足阳明络穴丰隆运中土而化痰浊,清热平喘止利。四穴合用则表里双解。

〔**原文**〕 太阳病,头痛发热,身疼腰痛,骨节疼痛,恶风无汗而喘者,麻黄汤主之。(35)

麻黄汤方

麻黄三两,去节 桂枝二两,去皮 甘草一两,炙 杏仁七十个,去皮尖

上四味,以水九升,先煮麻黄,减二升,去上沫,内诸药,煮取

53

二升半,去滓温服八合,覆取微似汗,不须啜粥,余如桂枝法将息。

浅析 此言太阳伤寒证治。太阳伤寒病理,总起来说是寒实于表而发病,寒为阴邪,其性凝滞,寒邪束表,毛窍闭塞,在外则无汗,肺主皮毛,表邪不得汗出,迫于肺故喘;太阳为诸阳主气,无汗而阳气不得旁达,卫闭营郁,则见一身尽痛。麻黄八症,言痛者有四,皆因太阳经表之气郁闭,汗欲出不得使然。故方用麻黄汤开表郁,散寒凝。

治则 发表宣肺散寒。

配穴 大杼、风门、肺俞、京骨。

释义 太阳主一身之表,太阳经表被寒邪闭郁,取足太阳膀胱经之大杼、风门,发表出汗,疏调筋骨而止痛。皮毛者肺之合,取足太阳膀胱经之背俞穴肺俞,疏通背部经气,宣肺发表而平喘。配足太阳经之原穴京骨,疏经络通血脉,开闭宣郁以散寒凝,则于病机吻合。

〔原文〕 太阳与阳明合病,喘而胸满者,不可下,宜麻黄汤。(36)

54

浅析 辨喘而胸满证治。太阳与阳明均可致喘,但病机各异。此用"而"字将喘与胸满连接,表明因喘而成胸满。总由表邪闭塞皮毛,肺气不得宣降,以致气逆邪壅使然。言"与阳明合病",意在把二者作鉴别,因阳明病的腹满而喘是邪实于胃肠之里,为腑气不通,浊气上逆所致,属先满而后生喘,自然有别于太阳表证。很显然,此是太阳病邪实于表的反映,故用麻黄汤发表宣肺,表解则喘满自平。

治则 发表降逆平喘。

配穴 肺俞、风门、内关、阳池。

释义 风门为督脉与足太阳之会,与肺俞相配可宣肺发表。此表实证以喘而胸满为显,说明表实之甚,以致气机不得畅达而逆于心胸,故加阳池手少阳三焦经之原穴,调理上、中、下三焦气机,宣肺解表,疏筋利节。内关手厥阴心包经之络穴,功擅调气开郁降逆。二穴原络相配,宽胸利气平喘以助表解。

〔原文〕 太阳病,十日以去,脉浮细而嗜卧者,外已解也;设胸满胁痛者,与小柴胡汤;脉但浮者,与麻黄汤。(37)

小柴胡汤方

柴胡半斤　黄芩　人参　甘草炙　生姜各三两,切　大枣十二枚,擘　半夏半升,洗

上七味,以水一斗二升,煮取六升,去滓,再煮取三升,温服一升,日三服。

浅析 言表证日久的辨证及治法。太阳病十日有余,正邪交争于表当见分晓。太阳本脉当浮,此脉浮细而嗜卧,说明表邪渐衰,病人身静体安,是为外证已解之象,待正气恢复即可痊愈。若见胸满胁痛者,是日久病传少阳,故与小柴胡汤和解表里;若脉但浮而不细者,是病仍在表,未见内传,故与麻黄汤仍从表解。

治则 和解少阳。

配穴 丘墟,会宗。

释义 病传少阳见胸满胁痛者,取足少阳胆经原穴丘墟,配手少阳三焦经郄穴会宗,主治颈项强痛、胸胁胀满,针用平补平泻手法,能疏通少阳经气而和解表里。

〔原文〕 太阳中风,脉浮紧,发热恶寒,身疼痛,不汗出而烦躁者,大青龙汤主之;若脉微弱,汗出恶风者,不可服之。服之则厥逆,筋惕肉瞤,此为逆也。(38)

大青龙汤方

麻黄六两,去节　桂枝二两,去皮　甘草二两,炙　杏仁四十枚,去皮尖　生姜三两,切　大枣十枚,擘　石膏如鸡子大,碎

上七味,以水九升,先煮麻黄,减二升,去上沫,内诸药,煮取三升,去滓,温服一升,取微似汗,汗出多者,温粉扑之,一服汗者,停后服。若复服,汗多亡阳,遂虚,恶风,烦躁不得眠也。

浅析 表实兼里热证治及禁忌。太阳病表实无汗,故脉浮紧,发热恶寒,身疼痛。言"不汗出而烦躁",知此烦躁是因邪实于表,表阳郁闭,热无宣泄之路而反扰于内所致。故治用大青龙汤发表清里,因属麻黄汤与越婢汤合方,去邪峻猛而力专,故当慎

用。若脉微见其弱而不紧,且见汗出恶风之太阳表虚证者,慎不可服,否则必阳随汗泄,胃阳虚衰,见厥逆、筋惕肉瞤等亡阳变证,后果严重,此条行文上首尾呼应,很有深义,当细思之。

治则 发表清热除烦。

配穴 金门、大椎、合谷、外关。

释义 太阳表实汗不得出,内郁而生烦躁者,取足太阳膀胱经郄穴金门清热疏达阳郁。配大椎诸阳之会,疏通诸阳经气,宣表发汗。复取手阳明经之原穴合谷清泻阳明,开闭宣窍。配手少阳经之络穴外关,清利三焦,疏经活络以除烦,四穴均用泻法,开腠理、泻郁热而止烦躁。

〔原文〕 伤寒脉浮缓,身不疼,但重,乍有轻时,无少阴症者,大青龙汤发之。(39)

浅析 承上补述大青龙汤之用。伤寒当脉浮紧身疼痛,若见脉浮缓,身不疼但重,说明表有水湿留滞;"乍有轻时"是言水湿在表,尚未到"一身悉肿"的程度,此节包含主治不汗出而烦躁之义,且角度又有侧重。云"发之",即发散体表水湿之气,这与少阴病的脉沉小便不利,四肢沉重疼痛等水邪在里者不同,表宜宣发,里宜温化,不可相混。

按:针治可于上条配穴中,加膀胱俞,助膀胱经气之化,发散体表之水湿。

〔原文〕 伤寒表不解,心下有水气,干呕发热而咳,或渴、或利、或噎、或小便不利,少腹满,或喘者,小青龙汤主之。(40)

小青龙汤方

麻黄去节 芍药 细辛 干姜 甘草炙 桂枝各三两,去皮 五味子半升 半夏半升,洗

上八味,以水一斗,先煮麻黄,减二升,去上沫,内诸药,煮取三升,去滓,温服一升。

浅析 表寒挟水饮证治。太阳病寒邪外束,解表而不得,反致水饮动犯,见干呕发热而咳等胃失和降、肺失宣降的表寒里水证。太阳本气为寒,其寒水所化之气运行于皮表,出入于心胸,今

表实而气不得运行出入,则寒水内合里饮从其水化而变动不居,水邪逆乱涉及三焦,可旁见些或然之症。言"水气"者,知病兼表里,未全化水,故用小青龙外宣内散,化气外达而作汗,内散行水以利小便,是为太阳标本兼顾之治。

治则 宣表邪,蠲痰水。

配穴 风门、肺俞、太白、丰隆。

释义 风门、肺俞均为足太阳膀胱经背腧穴,相配可疏风解表,宣降肺气。太白为足太阴脾经之原穴,功能健脾利湿,通调胃肠,加丰隆足阳明胃经之络穴,功能涤痰散饮,降逆止呕。二穴原络相配,奠土制水以疗咳喘。

〔原文〕 伤寒,心下有水气,咳而微喘,发热不渴,服汤已,渴者,此寒去欲解也,小青龙汤主之。(41)

浅析 承上言服汤后欲愈征象。伤寒则为病热,未见化热则不渴,心下有水气则咳而微喘。用小青龙标本同治,表去则热不发,里去则寒水散。若服汤后见渴者,正是水饮消散,表里之气调和的表现,故曰"此寒去欲解也"。

〔原文〕 太阳病,外证未解,脉浮弱者,当以汗解,宜桂枝汤。(42)

浅析 此言桂枝汤解外法。"未解"者,指曾服过发汗药而表仍未解,同时见阳浮而阴弱之中风脉,故宜桂枝汤,助肌腠之气血驱邪于外而解。

〔原文〕 太阳病,下之微喘者,表未解故也,桂枝加厚朴杏子汤主之。(43)

浅析 言误下表未解证治,太阳病应汗反下,最易引邪内陷而生变。下后微喘者,表明正气尚能与邪抗争,仍有外达之势,故宜桂枝汤解肌达表,加厚朴杏子以消胀定喘。

治则 解肌、宽胸、定喘。

配穴 合谷、复溜、肺俞、内关。

释义 合谷大肠经之原穴,功能清热、解表,与复溜相配,手法先泻后补,固为解肌之针,桂枝证本汗出而表未解,解表当防过汗。若泻合谷补复溜无汗则发;泻复溜补合谷有汗则止,当临证活变。肺俞宣肺善治喘咳,配内关,心包经之络穴,可于宣肺解表中更助宽胸理气之用。

〔原文〕 太阳病,外证未解,不可下也,下之为逆。欲解外者,宜桂枝汤。(44)

浅析 此言外证当解而不可下。太阳病法当以汗,下属逆治。即或有可下之里,也当先表后里,此其一;病在太阳,不论已汗或者已下,只要外证未解,尚有解外之机者,均宜桂枝汤解外,是其二。总之,基本汗法不外麻黄、桂枝两大类,而桂枝汤又为伤寒中风杂病解外之总方。《论》中汗下之法度森严,一有误施便有变证,用针之际,亦应严谨。

〔原文〕 太阳病,先发汗不解,而复下之,脉浮者不愈。浮为在外,而反下之,故令不愈。今脉浮,故知在外,当须解外则愈,宜桂枝汤。(45)

浅析 此承上伸明发汗定法。太阳病,先以麻黄汤发汗而表不解者,当宜桂枝汤解之。今反下之而仍见脉浮不愈者,仍再服桂枝汤解外则愈。关于汗法的桂枝汤之用,陈修园讲:"未汗而遂下之,既以桂枝汤为救误之法;先汗而复下之,亦藉桂枝汤为补救之资",所言确是。

〔原文〕 太阳病,脉浮紧,无汗,发热,身疼痛,八九日不解,表证仍在,此当发其汗。服药已,微除,其人发烦,目瞑,剧者必衄。衄乃解,所以然者,阳气重故也,麻黄汤主之。(46)

浅析 言伤寒日久不解证治。此突出了麻黄证见阳气重的病理,言阳气重,是指表郁日久化热过甚而尚未内传,进而热伤阳络则衄。衄乃解者,是言邪热随衄外泄而表解。可见,衄以代汗亦是表邪外解的一种途径,属自然疗能,邪去则衄止。治用麻黄汤,亦是助其表解。

治则 宣表泻热止衄。

配穴 养老、金门、孔最、筑宾。

释义 养老手太阳郄穴,金门足太阳之郄,又阳维别属,二六可疏通太阳经气,泄经中热邪而发表。孔最乃肺之郄,配筑宾阴维之郄,为金水相生,可清热开郁止衄。上四穴均为郄穴,郄者空隙义,为经气深聚之所,有输导经气,调整脏腑功能之用,对泻热止衄每有特殊功效。

〔原文〕 太阳病,脉浮紧,发热身无汗,自衄者愈。(47)

浅析 承上言衄以代汗。血之与汗,异名同类。皆以水谷为源,取汁变化而赤,入于脉中者是为血;水精四布,行于脉外,旁出于腠理毫毛者是为汗。故伤寒表实当汗不汗或阳郁日久,侵及脉络,可致衄而解。遇此情形,治疗时总以邪去表解为目的。

〔原文〕 二阳并病,太阳初得病时,发其汗,汗先出不彻,因转属阳明,续自微汗出,不恶寒。若太阳病证不罢者,不可下,下之为逆,如此可小发汗。设面色缘缘正赤者,阳气怫郁在表,当解之,熏之。若发汗不彻,不足言阳气怫郁不得越,当汗不汗,其人躁烦,不知痛处,乍在腹中,乍在四肢,按之不可得,其人短气,但坐,以汗出不彻故也,更发汗则愈。何以知汗出不彻,以脉涩故知也。(48)

浅析 辨二阳并病汗出不彻证治。一经证未罢,他经证又起且并于前者,谓之并病。此病本太阳,发汗属正治。然表邪较重,一汗未能尽除,而转属阳明,见"微汗出,不恶寒"等阳明外证,同时太阳表证未罢者,故治宜小汗,微微透表即可。若见面色缘缘正赤,为阳明经热怫郁在表,可酌用葛根汤清解。若表邪仍不见解,说明病已不单是"阳气郁怫不得越"的轻证。而是"当汗不汗",属太阳经表俱病,观其脉证,是为表阳郁闭,热不得越,营卫凝滞不通使然,故唯以"更发汗则愈"。

治则 表阳怫郁者,当小汗作解;阳郁过甚者当发汗解表。

配穴 合谷、昆仑、阳辅、支沟。

释义 一是阳气怫郁在表,取昆仑,足太阳膀胱经之经穴,主治头痛项强,配手阳明大肠经之原穴合谷,解表清热,并助太阳经气的疏通。二穴轻刺久留,令其得小汗则解;一是当汗不汗,阳郁过甚,除取前二穴针用泻法,清热开闭宣窍外,加配阳辅胆经火

59

穴,可开泄火郁之邪,且阳辅与支沟皆为手足少阳经之经穴,二穴取自少阳,旨在调气开郁、清利三焦,令上下交贯、通达气机而达表汗出,是为更发汗则愈。

〔原文〕 脉浮数者,法当汗出而愈,若下之,身重心悸者,不可发汗,当自汗出乃解。所以然者,尺中脉微,此里虚,须表里实,津液自和,便自汗出愈。(49)

浅析 言表证误下见阳虚者禁汗。脉浮数为邪在表,当以汗解。今误下损伤胃阳,里水不化,聚而为湿则身重,水气凌心则心悸,言"尺中脉微"是指下后里阳已虚,故不可发汗再虚其阳。待谷气内充,胃阳复振则津液调和而作汗自解。

治则 通阳益气,建中除湿。

配穴 大陵、太溪、太白、丰隆。

释义 大陵为心包经以俞代原穴,配太溪肾经以俞代原穴,同取施随济之术,可补心肾之阳。同时,里有水湿,中阳亦当健运,取太白与丰隆原络相配,补可健脾和胃益气。又丰隆别走太阴脾经,太白为脾经俞穴,俞属土,主体重节痛,故可运中除湿。四穴合用,交贯上下,益气通阳,又调运升降,固能祛身重心悸,是为实表里和津液之治。

〔原文〕 脉浮紧者,法当身疼痛,宜以汗解之。假令尺中迟者,不可发汗,何以知然,以荣气不足,血少故也。(50)

浅析 言表证兼血虚者禁汗。伤寒表证本当发汗,今尺中脉迟,原因是里虚,营气不足,血少之故。营者水谷之精气,脾虚胃弱,精气不足而脉见迟涩。营虚血少,汗之最易亡血亡精,故当为禁。

治则 滋补心肾,培土生血。

配穴 列缺、照海、神门、大钟、足三里。

释义 列缺手太阴之络,别走阳明,宣通太阴经气,助肺气行清肃之功,以治阴虚。照海肾经穴,滋补肾阴以壮生血之根。神门为心经之俞穴,功能疏调血脉以宁心;配大钟足少阴肾经之络,滋阴养血。足三里为胃经合穴,培后天之本,运化精微而益营阴。

〔原文〕 脉浮者,病在表,可发汗,宜麻黄汤。(51)

〔原文〕 脉浮而数者,可发汗,宜麻黄汤。(52)

浅析 此二节强调表证辨脉的重要,即凡见可汗之表证,脉一定浮或浮而数。

〔原文〕 病常自汗出者,此为荣气和,荣气和者,外不谐,以卫气不共荣气谐和故尔。以荣行脉中,卫行脉外,复发其汗,荣卫和则愈,宜桂枝汤。(53)

浅析 此言常自汗出病理及证治。徐灵胎说:"自汗与发汗迥别,自汗乃营卫相离,发汗使营卫相合。自汗伤正,发汗驱邪"。生理上的荣卫本是相辅相成的,二者是以水谷为源,气血为体,而行使荣卫之用的。荣卫行于肌表,荣居脉中而守,卫居脉外而固,二者谐调方能内外通透,表里条畅。若卫外失固,邪遂入里,营失卫固则不守,见常自汗出。所以自汗出者是原发于卫而影响到荣,故曰"以卫气不共荣气谐和",桂枝汤便是善调荣卫使其谐和之主方。

治则 调和荣卫。

配穴 腕骨、通里、京骨、大钟。

释义 心主血而小肠主液,津液入于脉则为血,出于肌肤则为汗。取小肠经原穴腕骨,配心经络穴通里,二者经脉络属,其气相通,取之以调和荣卫,固表止汗。再取膀胱经原穴京骨与肾经络穴大钟,为原络相配,又是太阳与少阴表里兼顾之法,表里相合,荣卫谐调,则常自汗出可止。

〔原文〕 病人脏无他病,时发热,自汗出而不愈者,此卫气不和也,先其时发汗则愈,宜桂枝汤。(54)

浅析 此言时发热自汗出证治。荣卫不和故使汗出,此"卫气不和"即上节"卫气不共荣气谐和"的简文。"时发热自汗出",说明抗邪力不足,时作时休,自汗只是徒耗津气而邪不解,故治宜桂枝汤先发热之时与药,使邪与汗同出,则荣卫调而愈。

治则 调和荣卫。

配穴 太溪、飞扬、后溪、申脉。

61

释义 取肾经以俞代原穴太溪,配膀胱经之络穴飞扬,可疏调太阳与少阴表里经气,调整脏腑功能,助正外达以谐调营卫。继开八法,取后溪手太阳小肠经之俞,配申脉足太阳膀胱经穴,针用旋捻之术以固表止汗。如此荣卫谐和,则时发热自汗出可愈。

〔原文〕 伤寒脉浮紧,不发汗,因致衄者,麻黄汤主之。(55)

浅析 言伤寒衄而未解证治。伤寒当汗不汗,阳郁致衄者,当邪随衄解,不尽解者,宜麻黄汤助之。

〔原文〕 伤寒不大便六七日,头痛有热者,与承气汤。其小便清者,知不在里,仍在表也,当须发汗。若头痛者,必衄,宜桂枝汤。(56)

浅析 辨表里证治。头痛有热,属太阳阳明表里共有之症,若伴见六七日不大便,一般当考虑是否病在阳明而选用承气之治。然病起于伤寒,下法尤当慎重。今见小便清者,说明热不在里,头痛有热仍为太阳表邪见症。进而推之此不大便症,既非表邪入里,更非化热成实,故当用麻黄汤发汗蠲其表邪。若汗后诸症已除,唯头痛不罢者,是表解而太阳经邪未解,盖头为诸阳之会,热邪盛此则"必衄",宜桂枝汤解之。

治则 疏经解表清热。

配穴 支正、飞扬、大椎、风府。

释义 支正为手太阳小肠经之络,飞扬为足太阳膀胱经之络,二穴针用泻法,宣通太阳经气,主治热病汗不出,可泻经中热邪。督脉总督诸阳,督脉与太阳经同起于目内眦,故取督脉与手足三阳之会穴大椎,宣通诸阳经之经气,疏散表邪。配督脉与足太阳和阳维脉之会穴风府,为治疗邪热循经上犯脑府之要穴,功能清热散风开窍。二穴针刺,可解太阳头痛必衄之证。

〔原文〕 伤寒发汗已解,半日许复烦,脉浮数者,可更发汗,宜桂枝汤。(57)

浅析 言汗后复烦证治。太阳伤寒,服麻黄汤发汗,见脉静身和者为欲愈,今半日许复烦,且脉见浮数,说明表邪未尽,转而内郁生烦,故仍从表解。因属汗后表不解,故宜桂枝汤解表,不可再施峻汗。

治则 清解表里,开郁除烦。

配穴 大陵、外关。

释义 大陵心包络脉所注为俞,泻之可除烦热。外关为三焦经络穴,通阳维脉。阳维主阳主表,故外关通经活络、清利三焦而解表。二穴原络相配,内可开郁除烦,外则疏解表邪。

〔原文〕 凡病,若发汗,若吐,若下,若亡血,亡津液,阴阳自和者,必自愈。(58)

浅析 使用汗吐下法的原则与目的。汗吐下三法,均为攻实而设。用之得当,药到病除。用之不当,则亡血亡津,甚至变证蜂起;最后是否病愈,要取决人体正气强弱。治疗目的在于调动机体本身的抗病能力去抵御病邪,达到"阴阳自和"。故治应以邪去而正不伤为原则。

〔原文〕 大下之后,复发汗,小便不利者,亡津液故也,勿治之,得小便利,必自愈。(59)

浅析 此言误治津伤辨证。下后复汗,属汗下倒置,必重伤津液见小便不利,"勿治之"指勿施利水之法。医者当审证求因,慎勿见小便不利而强利之。待阴阳自和,津液复还,小便自调而愈。所谓津伤而阳不亡,其津自可再生。

〔原文〕 下之后,复发汗,必振寒,脉微细,所以然者,以内外俱虚故也。(60)

浅析 言误治表里俱虚脉证。先下复汗不仅失序,且下后伤阴,汗后伤阳,在表则阳虚于外,不能温分肉,故必振寒;在里则气血俱虚,故见脉微细,此较上节证为严重,不仅津伤,更见阳气外亡,阳不化津则津液无由后继。脉证见此,要防阳脱阴竭之变。

治则 扶阳益阴,调补气血。

配穴 关元、足三里、脾俞、章门。

释义 关元为足三阴经与任脉之会,凡阳虚脉微,血虚脉细者,有补元益阴之效。胃乃后天之本,五脏六腑之海,取足三里胃经合穴,为胃之枢纽,可助气血生化之源。二穴均灸,主治诸虚百损,是为壮阳固脱之治。下后复汗,津血耗伤,再补脾俞以运土,章门为脾之募,五脏之会,可助之运化精微而统血。此方重在扶阳,又兼顾阴,能启气血复生之力。

〔原文〕 下之后,复发汗,昼日烦躁,不得眠,夜而安静,不呕,不渴,无表证,脉沉微,身无大热者,干姜附子汤主之。(61)

干姜附子汤方

干姜一两 附子一枚,生用,去皮,切八片

上二味,以水三升,煮取一升,去滓,顿服。

浅析 言下后复汗真阳欲亡证治。太阳与少阴为表里,太阳病误下则少阴肾阳既虚,复汗则表阳之气又虚,故下后复汗则重伤其阳而病转阴寒。阳主昼,虚阳得同气之助,欲与阴争,故昼日烦躁不得眠;阴主夜,虚阳无力抗争故夜而安静。病入阴寒,故无三阳见证,脉应之沉微。脉证如此,当见形寒肢冷。今见"身无大热",即呈不明显的身热,属少阴本气外浮,真阳欲脱险候,宜急用干姜附子汤固本回阳。

治则 回阳、温中、固表。

配穴 大陵、太溪、太白、丰隆。

释义 大陵为心包经之俞,亦即原穴,功能疏通心络,调心阳以宁心安神,太溪为肾经之俞,亦即原穴,功能泄阴补肾,调治三焦。二穴针灸并施,可交通心肾以治烦躁不眠,温经散寒而补元益气,为回阳固表之术。太白为脾经之俞,亦即原穴,丰隆为胃经之络穴,二穴原络相配,疏经活络,统治脾胃脏腑相通之病,灸又能健脾益气,温胃散寒。四穴配合,属回阳、固脱、温中之剂。

〔原文〕 发汗后,身疼痛,脉沉迟者,桂枝加芍药生姜各一两,人参三两新加汤主之。(62)

桂枝加芍药生姜各一两人参三两新加汤方

桂枝三两,去皮 芍药四两 甘草二两,炙 人参三两 大枣十二枚,擘 生姜四两

上六味,以水一斗二升,煮取三升,去滓,温服一升。

浅析 此言汗后津伤血虚证治。脉浮紧者,法当身疼痛,宜

以汗解。今汗后犹痛,脉见沉迟,非表不解,乃是汗后津伤血虚无以荣身之痛。夺汗者亡血,血少则脉迟。治用桂枝汤以和营阴,加芍、姜益血脉通阳气。人参益胃,助化津生血之源,令血脉充则愈。

治则 益血和营。

配穴 筑宾、内关、小肠俞、关元。

释义 筑宾足少阴肾经穴、阴维脉之郄,内关手厥阴之络、通阴维脉,二穴针用补法可滋阴养血,关元为足三阴与任脉之会,小肠之募,与小肠俞相配,可主治汗后血虚津伤,脉不濡而身不荣,因"小肠者,受盛之官,化物出焉"。津血精微物质的产生,须依赖命门真火的充盛,以助小肠的"化物"而分别清浊,使精华归于五脏,则津血物质增多,自可令血脉充盈以荣身。故灸关元配小肠俞,是为阳生阴长之治,四穴合用,可助气养血,滋阴生津而外和荣卫。

〔原文〕 发汗后,不可更行桂枝汤,汗出而喘,无大热者,可与麻黄杏仁甘草石膏汤。(63)

麻黄杏仁甘草石膏汤方

麻黄四两,去节 杏仁五十个,去皮尖 甘草二两,炙 石膏半斤,碎,绵裹

上四味,以水七升,煮麻黄,减二升,去上沫,内诸药,煮取二升,去滓,温服一升。

浅析 言汗后邪热乘肺证治。一般汗后表不解,仍可用桂枝汤解表,但要观其脉症,今汗后表无大热,却见汗出而喘,说明里热渐盛上壅于肺,里热不能用桂枝汤。故宜麻杏甘膏汤,清宣肺热以定喘。

治则 清热、利肺、定喘。

配穴 少商、尺泽,合谷、列缺。

释义 取肺井少商,点刺出血以清泻肺热。尺泽为肺经之合穴,合主逆气而泄,取之可降逆利肺平喘。同时泻手阳明大肠经之原穴合谷,开关通窍疏泄阳明经热,与肺经络穴列缺为原络相

配，可内清外散，表里双解。

〔原文〕 发汗过多，其人叉手自冒心，心下悸，欲得按者，桂枝甘草汤主之。（64）

桂枝甘草汤方

桂枝四两，去皮　甘草二两，炙

上二味，以水三升，煮取一升，去滓，顿服。

浅析　言过汗伤心阳证治。汗为心液，过汗最易损伤心阳，见叉手自冒心，心下悸欲得按。"欲得按"者，言外表明上虚不能制下，在下之水寒有逆动之机，故要防患于未然，用桂枝甘草汤补心通阳，培土固中，令君火复明则寒水自宁。

治则　补心阳培中土。

配穴　神门、通里、中脘、三阴交。

释义　神门为手少阴心之俞，亦即原穴，通里为手少阴心之络，又别走手太阳小肠，二穴针用补法可补心通阳，宁心安神。复取胃募中脘穴，益胃和中，配三阴交健脾益气，调补肝肾，为气血双补之用，故四穴尤为补心通阳，培土制水之治。

〔原文〕 发汗后，其人脐下悸者，欲作奔豚，茯苓桂枝甘草大枣汤主之。（65）

茯苓桂枝甘草大枣汤方

茯苓半斤　桂枝四两，去皮　甘草二两，炙　大枣十五枚，擘

上四味，以甘澜水一斗，先煮茯苓，减二升，内诸药，煮取三升，去滓，温服一升，日三服。

浅析　言汗后欲作奔豚证治。唐容川讲："心火下交于肾，从丹田气海之中，蒸动膀胱之水合化为气，以充达于外，是为营卫，营出于心，属火属血，卫出于肾，属水属气，汗多则泄其卫阳而伤肾气，是以脐下气海虚怯而作悸，气海中之阳不能蒸化膀胱之水，则水欲泛上而作奔豚"，如此看来，用苓桂甘枣主治，在于伐水安肾，通阳保心，固中以制奔豚。

治则　益火温中，交通心肾。

配穴　大陵、太溪、关元、中极。

释义 取大陵心包络之以俞代原穴,配太溪肾经以俞代原穴,二穴针之疏经通络,调理三焦,伐水邪之泛滥,继而灸之,温肾益火,补心通阳,使心肾交通,水火既济。复灸关元为小肠之募,正在胞中,功能补元固本;中极为膀胱之募,可助膀胱气化以利水。因奔豚欲发未发,故二穴轻灸即可益火温中,助阳化气,如此则水不泛上,欲作奔豚可平。

〔**原文**〕 发汗后,腹胀满者,厚朴生姜半夏甘草人参汤主之。(66)

厚朴生姜半夏甘草人参汤方

厚朴半斤,炙,去皮　生姜半斤,切　半夏半升,洗　甘草二两

人参一两

上五味,以水一斗,煮取三升,去滓,温服一升,日三服。

浅析 言汗后腹胀满证治。汗禀中焦水谷之气所化,发汗后中虚,运化升降失司,尤以脾湿气滞为显,故腹胀满,属虚中挟实,治宜厚朴生姜半夏甘草人参汤补行并施。

治则 健脾理气消胀。

配穴 上脘、气海、公孙、肓俞。

释义 上脘任脉穴为足阳明、手太阳、任脉之会,功能健脾和胃,对食谷不化之胃脘嘈杂、肠鸣腹胀等针之有效。气海任脉穴,为生气之海,凡气病俱可针之,可调气分闭滞。公孙为足太阴脾之络,别走胃经,可健脾,调和升降。配肓俞足少阴肾经,冲脉之会,可顺降冲逆,理气消胀。

按 任脉为手足三阴之会,统摄一身之阴,为阴脉之海,任脉募穴与胃经诸穴相配,能助脾胃化生气血,润养宗筋。

〔**原文**〕 伤寒,若吐若下后,心下逆满,气上冲胸,起则头眩,脉沉紧,发汗则动经,身为振振摇者,茯苓桂枝白术甘草汤主之。(67)

茯苓桂枝白术甘草汤方

茯苓四两　桂枝三两,去皮　白术二两　甘草二两,炙

上四味,以水六升,煮取三升,去滓,分温三服。

浅析　言误治伤中饮邪上冲证治。伤寒当汗，误施吐下必重伤脾胃之阳，饮邪乘虚入胃，表邪内陷，故见心下逆满。中虚坐镇无权，肝木克之，挟浊阴之气上冲，蒙蔽清阳，故气上冲胸，起则头眩。"脉沉紧"表明下焦寒水亦动。若再误发其汗，经表之阳复虚，遂见木气横犯，故身为之振振摇动，治宜苓桂术甘汤伐水通阳，固中降冲。中阳复振，阴寒自无上凌克犯之患。

治则　健中行水，理气降冲。

配穴　脾俞，阴陵泉，太冲，期门。

释义　脾俞乃脾之精气聚会之所，功能健脾益气利湿，消纳水谷，调运升降气机，凡中阳不振，水湿内停者，用之尤宜。配阴陵泉脾经之合穴，降逆利水以健脾。太冲为足厥阴肝经之俞，亦即原穴，功能舒肝、解郁、降冲，取之泻肝气之横犯，期门为足厥阴肝经与足太阴脾经之会，又肝之募、与太冲相配，主治气逆胸满胁痛，功能疏调肝脾，泄浊阴之气。

〔**原文**〕　发汗，病不解，反恶寒者，虚故也，芍药甘草附子汤主之。（68）

芍药甘草附子汤方

芍药　甘草各三两，炙　附子一枚，炮，去皮，破八片

上三味，以水五升，煮取一升五合，去滓，分温三服。

浅析　言误发虚人之汗证治。本少阴阳虚之体，复感太阳表证，徒发汗解表，表不但不解，且因汗而外虚营卫，内则少阴本气愈伤，表里皆虚，故恶寒有增无减，治用芍药甘草附子汤标本兼顾，助阳固本，益阴和营，共取扶阳敛阴之妙。

治则　内调阴阳，外和荣卫。

配穴　足三里、三阴交、关元、气海。

释义　足三里胃之合穴，可中兴脾胃，调运气血以补表里之虚，配三阴交滋补三阴，独有气血双补之妙。二穴旨在健运中土以固荣卫之虚。关元主治诸虚百损，灸能扶阳益气，温肾固表，气海乃生气之海，能调补周身之阳而祛阴寒。四穴合用确有扶阳、益阴、固表之效。

〔原文〕 发汗若下之,病仍不解,烦躁者,茯苓四逆汤主之。(69)

茯苓四逆汤方

茯苓四两 人参一两 附子一枚,生用,去皮,破八片 甘草二两,炙 干姜一两半

上五味,以水五升,煮取三升,去滓,温服七合,日二服。

浅析 此言汗下后呈烦躁辨治。少阴为水火之脏、阴阳之属,今少阴本虚,又患太阳之表,治当表里兼顾,医反而妄汗误下,汗伤心阳,下伤肾阴,阴虚阳无所恋则烦、阳虚阴无所化则躁。如此肾躁心烦,水火不交,阴阳两虚变证,仲师用茯苓四逆一方,旨在回阳益阴,尚可补救。

治则 调和升降,除烦解躁。

配穴 照海、列缺、太渊、神门。

释义 照海肾经穴,通阴跷脉,补肾壮水而益阴,列缺为肺经络穴,通任脉,任脉为阴脉之海,肺为水之上源,肾又为水脏,故取之生津,清肃肺气以济肾躁。同时,心主血脉,肺朝百脉,取太渊手太阴肺经之俞,亦即原穴,为脉之会,配神门手少阴心经之俞,亦即原穴,补心通阳,养血脉宁神志。四穴配伍,则水升火降,扶阳益阴,故烦躁可除。

〔原文〕 发汗后,恶寒者,虚故也;不恶寒,但热者,实也,当和胃气,与调胃承气汤。(70)

浅析 汗后虚实辨证。虚证实证的产生,均以病者体质状况为据,比如一般表证汗后当解,但对于肾阳素虚者,徒发汗后,往往表里俱虚而恶寒更甚,如芍药甘草附子汤即是。但对于胃热素盛者,汗后则易伤津化热化燥,呈阳明里热见证。又当考虑调胃承气汤来泄热和胃。总之,治病既需讲究原则和法度,又要结合具体病情灵活掌握,方较少误治。

治则 泻热滋阴。

配穴 支沟、阳陵泉、照海。

释义 虚寒者多宜温和之灸,此实热者又当考虑泻热之针。

支沟配阳陵泉,针用泻法可治阳明胃热之不大便,同时支沟为三焦脉所行为经,阳陵泉为胆经所入为合,可泻三焦与胆的郁火而防化燥。补肾经照海,滋阴壮水以泻火,又为益水行舟之法。合用可治烦热初结之症。

〔原文〕 太阳病,发汗后,大汗出,胃中干,烦躁不得眠,欲得饮水者,少少与饮之,令胃气和则愈;若脉浮,小便不利,微热消渴者,五苓散主之。(71)

五苓散方

猪苓十八铢,去皮　泽泻一两六铢　白术十八铢　茯苓十八铢

桂枝半两,去皮

上五味,捣为散,以白饮和服方寸匕,日三服,多饮暖水,汗出愈,如法将息。

浅析 辨汗后胃燥与蓄水证治。太阳病以法当汗,大汗出属汗之太过,津伤胃燥,人呈烦躁不得安卧之形,说明土燥于中,影响上下水火之气的交通。渴因失水,惟过汗虚其胃气,饮易留聚于中,故宜少少与饮,令燥得滋润,胃气调和则愈。另有一种蓄水证,乃汗后表邪未尽,邪气随经入太阳之腑,致使太阳本气受病,下见小便不利,上见微热消渴等水腑水道气化不利,津液不布症候,治宜五苓散通阳利水,水腑通而水道行,则小便利而津气布,诸症可愈。

治则 解表、化气、行水。

配穴 京骨、太溪、中渚、膀胱俞。

释义 京骨为足太阳膀胱经之原,可疏通太阳经气而清热解表,配足少阴肾经原穴太溪,调和脏腑表里以助太阳本气之化。中渚为手少阳三焦经所注为俞,可调畅三焦气机以通利水道,且与京骨相配又解太阳表邪。因见证以小便不利为主,故再加足太阳之背俞穴膀胱俞,疏调膀胱,助气化之行而专利小便。则水腑水道通利,津气四布,证可获愈。

〔原文〕 发汗已,脉浮数,烦渴者,五苓散主之。(72)

浅析 此承上补述太阳蓄水脉证,同时强调表邪未解,水蓄

内停,气不化津的"脉浮数,烦渴"症,与单纯的热入阳明之胃燥烦渴不同。当结合小便利与不利鉴别。

按 针治同上节。

〔**原文**〕 伤寒,汗出而渴者,五苓散主之;不渴者,茯苓甘草汤主之。(73)

茯苓甘草汤方

茯苓二两 桂枝二两,去皮 甘草一两,炙 生姜三两,切

上四味,以水四升,煮取二升,去滓,分温三服。

浅析 言渴与不渴辨证治法。五苓散病理已述在前,此单就渴与不渴一点,谈与茯苓甘草汤的辨证。同是伤寒汗后表邪未尽,五苓散是表邪循经入腑致水腑不通,津气无以布化上承,见口渴,小便不利等症;茯苓甘草汤属汗后虚其胃阳,水气乘虚入胃,故见口不渴而小便不利,或心下动悸等症。治当降逆利水,温中去饮。

治则 温中利水,卫外固表。

配穴 足三里、阴陵泉、后溪、昆仑。

释义 胃虚停饮,见口不渴而小便不利者,取足三里胃经之合穴,亦为胃之枢纽,针灸并用,功能调运升降,通达经脉,中兴肠胃,温中益气而散饮。配阴陵泉、脾经之合穴,健脾利湿,温运中焦而专利小便,二穴固为温阳健中,利水化气之法。其伤寒汗出者,是太阳经气不和卫阳不固,阳随汗泄而邪反不得去,故取手太阳小肠经之俞穴后溪,配足太阳膀胱经之经穴昆仑,疏调太阳经气以散风解表,且二穴针用补法又可卫外固表而止汗。

〔**原文**〕 中风发热,六七日不解而烦,有表里证,渴欲饮水,水入则吐者,名曰水逆,五苓散主之。(74)

浅析 言蓄水致水逆证治。五苓散本有脉浮,汗出,烦渴,小便不利等表里证。因属水蓄下焦,津气不布之渴,故徒欲饮水而渴不解。饮入于中,留而不行,聚而不散,强饮则胃不容纳故吐,此证虽表现于中,实则病机在下,唯有五苓散通阳化气利水一法以治本。

71

治则 解表除烦,降逆利水。

配穴 京骨、中渚、足三里、中极。

释义 太阳表证不解又里兼水逆证者,取足太阳经之原穴京骨,疏经通络,主治太阳。配中渚手少阳三焦经之俞穴,宣畅三焦气机,以助水蓄之行,亦可助京骨疏通经气,解表除烦。足三里为胃经合穴,重在健运胃气,主气机之升降,散饮和胃降逆,使水谷精微上归于肺而布津化气,令水下行。配中极膀胱之募穴,助膀胱气化以利小便。

〔原文〕 未持脉时,病人叉手自冒心,师因教试令咳,而不咳者,此必两耳聋无闻也,所以然者,以重发汗,虚故如此。(75)

浅析 重发汗心肾俱伤见证。观病人叉手自冒心,知此乃过汗心阳已虚,肾开窍于耳,又病人两耳聋无闻。说明重汗伤肾,精气不能灌注,此心肾俱伤,皆因汗之太过,虚其心阳肾精使然,当考虑益气填精之治。

治则 补肾益精,疏经通窍。

配穴 列缺、照海、听会、阳池。

释义 照海足少阴肾经穴,通阴跷脉,功能滋阴补肾。列缺为手太阴肺经之络穴,通任脉,任脉为阴脉之海,二穴相配可疏通经络,起阴气上荣。盖少阳属肾,三焦为原气之别使。少阳之脉行身之侧上贯入耳,故取足少阳胆经听会,与手少阳三焦经原穴阳池治疗耳聋。四穴针用补法,对于肾虚精气不足以上荣,见两耳聋无闻者,确有一定疗效。

〔原文〕 发汗后,饮水多,必喘,以水灌之,亦喘。(76)

浅析 此言汗后水寒侵肺辨证。汗后伤津,人欲引水自救,当少少与饮之,润其胃燥即可。因汗后胃气尚弱,肆意妄饮,水停中焦而上侵于肺,必生咳喘;同样,汗后以水浇身,毛窍闭敛而肺气不得宣降,亦能令人作喘。所谓"形寒饮冷则伤肺"是也。

治则 散饮、宣表、定喘。

配穴 足三里、膻中、肺俞、丰隆。

释义 《针经》云:"虚喘须寻三里中"。足三里为胃之合,善能调补中气,针用补法继而灸之,可温中散饮以治本。膻中属任脉穴,为上气海,气之会,针用补法可调达上焦气机,主治虚喘短气。丰隆胃经之络穴,功能化痰利膈,调和脾胃。皮毛者肺之合,泻膀胱经之背俞穴肺俞,开皮毛,宣降肺气。四穴内外兼顾,补泻并用,是为调中散饮,宣肺平喘之治。

〔**原文**〕 发汗后,水药不得入口为逆,若更发汗,必吐下不止。(77)

浅析 过汗误汗中气不守变证。病者胃阳不足,医徒解表邪而发汗,表不但不除,反致胃气大虚,已不能受纳,致水药不得入口。医者见此,又误认作里气上冲,病欲外解而更发其汗,于是中气不守而吐下不止。病呈败脱之形,已无良策。试施温中复阳一法验后。

治则 温中复阳,调和升降。

配穴 足三里、三脘。

释义 足三里胃经合穴,合主逆气而泄,用补法能温运脾阳,调运升降、以止吐泄,任脉为诸阴经之海,统摄诸阴,与督脉阴阳贯通。三脘(即上、中、下脘)为任脉穴,中脘六腑之会,胃之募,主运化精微,调养气血;上脘、下脘功能补脾健胃,充盈四肢。三脘同灸,配胃合足三里,可大助脾胃化生气血之力。

〔**原文**〕 发汗吐下后,虚烦不得眠,若剧者,必反复颠倒,心中懊憹,栀子豉汤主之。若少气者,栀子甘草豉汤主之;若呕者,栀子生姜豉汤主之。(78)

栀子豉汤方

栀子十四个,擘　香豉四合,绵裹

上二味,以水四升,先煮栀子,得二升半,内豉,煮取一升半,去滓,分为二服,温进一服(得吐者,止后服)。

栀子甘草豉汤方

栀子十四个,擘　甘草二两,炙　香豉四合,绵裹

上三味,以水四升,先煮栀子、甘草,取二升半,纳豉,煮取一升半,去滓,分二服,温进一服(得吐者,止后服)。

73

栀子生姜豉汤方

栀子十四个,擘　生姜五两　香豉四合,绵裹

上三味,以水四升,先煮栀子、生姜,取二升半,内豉,煮取一升半,去滓,分二服,温进一服(得吐者,止后服)。

浅析　此言汗吐下后虚烦证治。汗以解外,下以攻内,吐以越上,凡俱可汗、可吐、可下之证,用之则邪除。然汗吐下三法毕竟为攻实而设,今经此连续使用,虽不属误治,正气亦见耗伤,水火阴阳一时不济,心火炎上,逆乱胸中,证见烦不得眠;火郁烦甚,故反复颠倒,情志懊憹不爽。治宜栀子豉汤,取栀子之苦寒,清泻火郁,导热下行;香豉轻凉甘平,引水液上升。如此则阴阳调、水火济,懊憹诸症可除。若兼中气不足者,可于本方加甘草和中;兼胃逆作呕者,于本方加生姜调胃,取所谓交阴阳者必和其中之义。

治则　清热、开郁、除烦。

配穴　大椎、至阳、内关、筑宾。

释义　督脉为诸阳之海,大椎为手足三阳与督脉之会,此汗吐下后虚烦懊憹,用毫针点刺大椎,再拔罐以泻热除烦。至阳为督脉穴,点刺出血,功能清热降逆。内关为心包络穴,别走三焦,阴维交会之一,取之可调气开郁,通脉活络,宽胸利膈;配肾经筑宾穴,为阴维脉之郄,善能行气活血,清血分之热以除烦。

〔**原文**〕　发汗、若下之而烦热,胸中窒者,栀子豉汤主之。(79)

浅析　承上言火郁更见胸中窒者。胸中为大气所居,属上气海处。汗下后余邪未尽,随上炎之火动扰胸膈,郁遏热成,胸阳气机闭阴,气火交郁,窒塞不通,较颠倒懊憹者更甚,治仍用栀子豉汤和其上下,使水火既济,阴阳交合,气机宣畅。

治则　通经活络,清泻火郁。

配穴　膈俞、阳溪、水泉、郄门。

释义　胸中烦热,气火交郁而窒,泻膀胱经之背俞穴膈俞,疏膈理气,其为血之会,兼可凉血除烦热;阳溪为手阳明大肠经之络穴,功能清泻上焦气分之热。复取水泉足少阴肾经之郄,郄门手

厥阴心包经之郄,二穴针用平补平泻手法,调补肝肾,开郁泻火,通经活络,使水火相济,则心胸烦窒可除。

〔原文〕 伤寒五六日,大下之后,身热不去,心中结痛者,未欲解也,栀子豉汤主之。(80)

浅析 言误下心中结痛辨治。伤寒五六日,六经周尽,欲作变机。大下后身热不去,知未下前原有身热外证。下而大下,内陷之邪与正气搏结心中而作痛,同时身热之表证尚在,病偏于半表半里之胸中热郁者,又行栀子豉汤内而兼外之用、开结清里宣热。

按 针治同上加上脘,巨阙。上脘任脉穴,《玉龙歌》即有:"九种心痛及脾疼,上脘穴内用金针"之语。巨阙为任脉之脉气所发,主治"心痛气满不得息",可开胸利膈除烦。且又心之募,能引心火下降以济肾,使水火既济。

〔原文〕 伤寒下后,心烦腹满,卧起不安者,栀子厚朴汤主之。(81)

栀子厚朴汤方

栀子十四个,擘 厚朴四两,炙,去皮 枳实四枚,水浸,炙令黄

上三味,以水三升半,煮取一升半,去滓,分二服,温进一服(得吐者,止后服)。

浅析 言误下心烦腹满证治。伤寒不汗反下,表热内陷,扰于上则心烦,聚于下则腹满。胸腹热壅气滞,其人卧起不安。故用栀子厚朴汤,开郁除烦中再行胸腹气滞为宜。

治则 除烦开郁,理气消胀。

配穴 中冲、隐白、间使、交信。

释义 取心包井穴中冲,配脾经井穴隐白,二穴点刺出血,可疗热病烦心、气滞腹满。间使为手厥阴心包络之经穴,功能疏调心及心包经气,定志利膈疏气,主治心烦,"胸中澹澹善动而热"等症,配肾经交信,为阴跷脉之郄,调补肝肾,兼清血热,二穴置针可交通心肾水火。

〔原文〕 伤寒,医以丸药大下之,身热不去,微烦者,栀子干

75

姜汤主之。(82)

栀子干姜汤方

栀子十四个,擘　干姜二两

上二味,以水三升半,煮取一升半,去滓,分二服,温进一服(得吐者,止后服)。

浅析　误下上热中寒证治。伤寒本当汗解,医反重施丸剂泻下药,下后药力缓留,致伤脾胃生寒,且原有之身热不去,内扰而呈微烦,此中寒虽未明言,但加个"微"字,已暗示证亦有寒,治当除烦与温中并用。故栀子干姜汤,义在相反所以相成,使中土和、水火济、内外调则愈。

治则　调畅气机,除烦解热。

配穴　大陵、神门、外关、建里。

释义　按照母子配穴法,"实则泻其子",火能生土,心与心包属火,据阳井金、阴井木的规则,取心经俞土穴神门,与心包经俞土穴大陵,均施泻法,以除上热之烦。阳维脉主阳主表,外关为手少阳三焦络穴,通于阳维脉,取之枢解半表半里之邪以治身热不去,建里先针后灸,可建胃和中而祛寒。

〔原文〕　凡用栀子汤,病人旧微溏者,不可与服之。(83)

浅析　此言栀子汤禁忌证。栀子泻火开郁除烦,其性苦寒,适用于热郁胸膈者。若阳虚下寒,平素大便微溏者,非栀子本证,服之必阴寒益甚,故当禁用。

〔原文〕　太阳病,发汗,汗出不解,其人仍发热,心下悸,头眩,身𥆧动,振振欲擗地者,真武汤主之。(84)

真武汤方

茯苓　芍药　生姜各三两,切　白术二两　附子一枚,炮去皮,破八片

上五味,以水八升,煮取三升,去滓,温服七合,日三服。

浅析　言误汗阳虚水泛证治。一般太阳病发汗则表解。然肾阳虚者徒发其汗,表不但不解,且卫阳外泄,少阴本气遂露于外而发热。进而寒水动犯上凌心下,则心下悸动不安,蒙蔽清阳则

头眩。"阳气者,精则养神,柔则养筋",阳虚筋肉失养,加之水寒侵渍,故眴动,振振欲擗地。总之均由少阴本热外浮,寒水泛逆使然,治宜真武汤温肾回阳培土利水。

治则 扶阳散寒利水。

配穴 关元,中极、太溪、足三里。

释义 关元为足三阴与任脉之会,小肠之募,灸之功能壮阳益气,助命门真火而散阴寒;配灸中极膀胱之募穴,主气化而利小便,募穴为脏腑之气汇聚之所,取此二穴主治诸虚百损,令真阳复起。太溪为肾经原穴,功能补肾益精,调治三焦;足三里胃之合穴,暖中宫而降冲逆。二穴相配针用补法,又是培补先天、后天之治。

〔原文〕 咽喉干燥者,不可发汗。(85)

浅析 此言阴虚咽燥者禁汗。咽喉为三阴并行之处,尤以少阴经脉为重要,《素问·热论篇》说:"少阴脉贯肾,络于肺,系舌本,故口燥舌干而渴"。于此可见,咽喉干燥形似津虚有热,但往往实属少阴精血不足以上滋的反映。若发其汗,必致精血枯涩而内热燔炽,易生坏证。

治则 养阴、清热、润咽。

配穴 少商、商阳,列缺、照海。

释义 少商肺经井穴,商阳大肠经井穴,用三棱针点刺两商,可泻火清咽润燥。复取列缺手太阴肺经之络穴,通任脉、调肺气、通经络而治咽痛;加肾经照海穴,通阴跷脉,功能补肾壮水,养阴生津而清利咽喉。二穴八法相配,主治少阴精血不足之咽喉疾患。

〔原文〕 淋家,不可发汗,汗出必便血。(86)

浅析 此言淋病者禁汗。大凡淋病之人,多为下焦之阴久伤而蕴热。血汗同源,误发阴虚之汗,必热动阴络而下见尿血,故当为禁。凡见淋证,可试以下列法治之。

治则 益阴泻火通淋。

配穴 关元、气海、肾俞、涌泉。

释义 关元足三阴任脉之会,正在胞中,又为血海,针用泻法令三阴经气调畅,益阴清热利湿,且又为小肠之募,功能清泻小肠浊热而通利小便。气海为生气之海,针用泻法,功能行气调滞,与关元相配,行下焦阴络之瘀,且祛膀胱之热。肾俞为足太阳膀胱经背之穴,针用平补平泻手法,滋肾壮水,疏通膀胱经气而调和表里。配肾经井穴涌泉,一名地冲,可以清热泻火,滋阴壮水。且阴阳二气之根皆从下而上,是为起癃驱淋活血的要穴。

〔原文〕 疮家虽身疼痛,不可发汗,发汗则痉。(87)

浅析 此言疮疡者禁汗。久患疮疡之人,流失脓血致使肌肉筋脉气血皆虚,即或有身疼痛之表,亦不能发汗,发汗更伤津血,筋脉失其濡润则强急而为痉病。

按 凡疮疡者,可针大椎、灵台、肺俞,得气后拔火罐五分钟,轻证出血,重证出黄水,再刺曲池、三阴交可效。若循经取穴,生于面部取合谷;背部委中;或取患部所属经脉之合穴,按照腧穴起止点针之,亦有效。如生于迎香处,取手阳明合穴曲池,或刺其终点迎香。他处准此类推。

疮疡后期,多属病久而气血俱虚,宜针灸足三里、三阴交、关元、中脘等,补气养血以外调荣卫。

〔原文〕 衄家,不可发汗,汗出必额上陷脉急紧,直视不能眴,不得眠。(88)

浅析 此言衄家禁汗。平素鼻衄之人,必上虚阴血不足,即使有表证也不可发汗。这是因为,三阳交相贯通于额上鼻目之间,衄家在上之阴血本虚,若发汗重伤,则三阳经之血脉不能上荣,失其所濡故见额上塌陷,脉急紧,目不合睛不转等证,血虚不足以潜阳,则人欲眠不得。

治则 疏经调气、益阴养血。

配穴 人中、百会、足三里、大椎。

释义 百会为头气之街,三阳五会穴(即督脉,手、足少阳、足太阳、足厥阴之会),人中为督脉与手足阳明之会,相配针用补法,功能助阳益阴,且人中前后呼应更助百会之力。大椎为手足三阳与督脉之会,针用补法,可升阳益气,疏调诸阳经气。同时三穴均属督脉,督为阳脉之海,由尾骶上行背里入络脑,外则统摄诸阳,内则沟通脏腑精气,于督脉选此三穴,令阴平阳秘,经气贯通,血脉充和。再配取足三里胃之合穴,壮水谷之海,益津血之源,是为行气养血之正法。

〔原文〕 亡血家,不可发汗,发汗则寒慄而振。(89)

浅析 此言失血者禁汗。气为血帅,血为气母,久失阴血之人,则气血阴阳俱虚,汗法在所必禁。若再发汗,津血枯涩,阳随汗泄,阴阳气血衰弱,温煦濡养失职,则见寒慄而振。

治则 固本培源,化生精血。

配穴 太溪、关元、足三里、中脘。

释义 取太溪肾经原穴,滋阴补肾壮水,关元小肠募穴、三焦元气所发,系于命门真阳,且位居胞中,又为血海,足三阴与任脉之会,故既能补元益气,又可养血益阴,有气血双补之功。胃乃后天生化之本,水谷之海,取胃之合穴足三里培土运中,配胃之募穴中脘消纳水谷,运化精微,补气血化生之源。四穴配合,内则阴阳之根固,气血之本充;外则荣卫调和,以复温煦,濡养之职。

〔原文〕 汗家重发汗,必恍惚心乱,小便已,阴疼,与禹余粮丸(方本缺)。(90)

浅析 言平素多汗者禁汗。平素多汗之人,由于卫阳不固,气虚津伤,易感表邪成病。汗为心液,过汗则伤心,若再人为发汗,心之气液两伤,必恍惚心乱神不能主。且在下肾阴亦亏,小便后有涩痛不爽之感。

治则 滋肾养心。

配穴 神门、支正、照海、承浆。

释义 心与小肠相表里,心主血,小肠主液,按《素问·灵兰秘典论》说:"小肠者,受盛之官,化物出焉"。小肠的消化吸收物质营养,上可奉心化赤而为血,旁可出于肌肤而为汗,余者渗入膀胱而为尿,故三者同源异流,过汗则伤心液,心失所养,必恍惚心乱。故取心经原穴神门补心安神,配小肠经络穴支正助其消化吸

79

收之力以奉心。同时,过汗而小肠津液涸竭,致尿少而阴痛,取肾经照海穴,通阴跷脉,滋肾壮水而益真阴,配任脉承浆穴,调任脉之脉气以行津,且承浆又为足阳明胃经与任脉之会,亦可培补后天津血之源。

〔原文〕 病人有寒,复发汗,胃中冷,必吐蛔。(91)

浅析 此言胃虚有寒者禁汗。病人胃虚有寒,化谷生津之力不足,于汗尤当禁发。若复发其汗,必虚阳外泄,中宫一派寒冷。胃无阳热之化,有蛔者则蛔被寒迫而上窜作吐,于此当知,胃为水谷之海,属后天气血化生之源。治伤寒者慎勿损伤胃气。

治则 温中散寒,益气生阳。

配穴 中脘、足三里。

释义 中脘为手太阳、手少阳、足阳明、任脉之会,胃之募穴,主消纳水谷,运化精微,灸能温中散寒。《肘后歌》说:"伤寒腹痛虫寻食,吐蛔乌梅可难攻,十日九日必定死,中脘回还胃气通"。足三里胃之合,合主逆气而泄,功能和中益气,升清降浊。与中脘同灸,可温中补虚,益气生阳而治疗本证。

〔原文〕 本发汗,而复下之,此为逆也,若先发汗,治不为逆;本先下之,而反汗之为逆;若先下之,治不为逆。(92)

浅析 此言汗下法则。表病者宜汗,里实者宜下,是表、里之治的两大法则。若当汗反下或当下反汗,于病机大逆,最易生他变甚至恶候。固然,单纯的可汗或可下证本易辨识,但于临证,往往表里错见,故当强调轻重缓急之治,做到知常达变。如证兼表里而偏于表者,治当先表后里,先汗后下;若尤以里实为重者,又当以攻里为先;若表里同病而又程度相当者,则需表里兼顾。总之,详细辨证,准确拿出切合病机的治法,汗下得宜,则不为逆治。

〔原文〕 伤寒,医下之,续得下利,清谷不止,身疼痛者,急当救里;后身疼痛,清便自调者,急当救表。救里宜四逆汤,救表宜桂枝汤。(93)

浅析 表里俱见论治举例。细审是证,当在未下之前,病属里虚兼表者,是为太阳少阴表里同病。误下之后,邪从寒化,遂见少阴阳衰的下利清谷不止,说明阴寒独盛,真阳下脱。纵有身疼痛之表,亦急当救里,用四逆汤回阳。待阳回利止,清便自调后,再宜桂枝汤,取微似汗以解表,防其内传之变。此节言简义赅,治法原则归纳有三:一是表证宜汗;一是表兼里虚寒者应禁汗,治当舍表救里;一是误治后表未解而仍欲表解者,宜桂枝汤解表,不宜用麻黄汤峻汗。

治则 扶正解表。

配穴 气海、神阙、后溪、申脉。

释义 伤寒误下,见下利清谷不止者,急当救里。灸任脉穴气海,为生气之海,温肾纳气以固真阳;配神阙(隔盐灸),能固本培元,起陷下之阳,为回阳救逆之要穴。二穴重灸,待清便自调后,再取后溪手太阳小肠经之俞,通督脉;申脉足太阳膀胱经穴,通阳跷脉,属八法相配,可疏通太阳经气,以解身疼痛之表,针宜轻刺久留,防其过汗。

〔原文〕 病发热头痛,脉反沉,若不差,身体疼痛,当救其里,宜四逆汤。(94)

浅析 言表里脉证辨治。发热头痛属太阳表证;脉不浮而反沉,乃是阳证见阴脉。宜服麻黄附子细辛汤,解表温经。若服汤后病不见愈,为少阴虚寒较甚,当舍表救里,宜四逆汤温经回阳。程应旄讲:"此条乃太阳中之少阴,麻黄附子细辛汤条乃少阴中之太阳。究竟二证,皆是发于阳而病在阴,故皆阳病见阴脉"。所言思路可取,唯一点未尽畅达,观此与彼二节,脉证颇似而治法则殊,究原因,皆在于阴阳的转机上。此是阳病入阴,故宜四逆汤回阳;彼是阴病转阳,故宜麻黄附子细辛汤达表。仲师语意含蓄,当从"反"字领会。

治则 回阳益气。

配穴 神阙、关元、足三里、内庭。

释义 神阙任脉穴,为真气所系,能益气固脱;关元小肠募穴,三焦之根,呼吸之门,联系命门真阳,可温肾纳气回阳,二穴多施灸法,可治病入少阴之阴寒证。足三里胃之合穴,功能调补中

81

气,扶正培元;配内庭足阳明之荥穴,补中有行,可理气健中而助消纳之力。

〔原文〕 太阳病,先下而不愈,因复发汗,以此表里俱虚,其人因致冒,冒家汗出自愈,所以然者,汗出表和故也;里未和,然后复下之。(95)

浅析 言汗下失序致冒辨证。太阳病先下属误治,下后表证仍在,本当用桂枝汤解之,医反以麻黄汤发汗,又一误再误,致使表里俱虚,阴阳一时不相交接,阳气怫郁在上无阴以和,而昏蔽眩冒发作。这种情况,若正虚不甚,尚可自然调整。按《素问·阴阳别论》:"阳加于阴谓之汗"。说明汗出是阳气作用于阴液的结果,属阴阳交接,表里津气调和的反映,故曰"冒家汗出自愈"。

〔原文〕 太阳病未解,脉阴阳俱停,必先振慄,汗出而解;但阳脉微者,先汗出而解;但阴脉微者,下之而解。若欲下之,宜调胃承气汤。(96)

浅析 辨战汗及汗下自解脉象。有时太阳病汗之未解,自解前突见脉无体象,三部俱停,属于战汗前正邪并争,两两相搏的情形。继而战汗,正伸邪去,脉停复回,可霍然病愈。不过,若战而未尽,又当于指下详察病机,判断或下或汗,助以治疗。如:若脉停继而始见寸脉微动者,是病欲从表解,可助以桂枝汤;若始见尺脉微动者,是邪在里欲从下出,又可助以调胃承气汤下之而解。总之,治当顺应病机的自汗自下,在解而未尽之时,可助之令邪尽解。

〔原文〕 太阳病,发热汗出者,此为荣弱卫强,故使汗出,欲救邪风者,宜桂枝汤。(97)

浅析 补述太阳中风病理。发热汗出为太阳中风固有之症,基本病机是荣弱卫强,即阳浮而阴弱。原因是风邪中于肌腠,当宜桂枝汤解肌驱风,调和荣卫。陈修园对此阐述甚精,特录于下:"盖人身之汗,主之者脉中之营,固之者脉外之卫。此为营气被卫气所并而弱,卫气受风邪所客而强。弱则汗不能主,强则汗不能固,邪风为害,故使汗出。"

〔原文〕 伤寒五六日,中风,往来寒热,胸胁苦满,嘿嘿不欲饮食,心烦喜呕,或胸中烦而不呕,或渴,或腹中痛,或胁下痞硬,或心下悸,小便不利,或不渴,身有微热,或咳者,小柴胡汤主之。(98)

小柴胡汤方

柴胡半斤　黄芩三两　人参三两　半夏半升,洗　甘草三两,炙　生姜三两,切　大枣十二枚,擘

上七味,以水一斗二升,煮取六升,去滓,再煎取三升,温服一升,日三服。若胸中烦而不呕,去半夏、人参,加栝蒌实一枚;若渴,去半夏,加人参合前成四两半,栝蒌根四两;若腹中痛者,去黄芩,加芍药三两;若胁下痞硬,去大枣,加牡蛎四两;若心下悸,小便不利者,去黄芩,加茯苓四两;若不渴,外有微热者,去人参,加桂枝三两,温覆微汗愈;若咳者,去人参、大枣、生姜,加五味子半升,干姜二两。

浅析　此言太阳病传少阳证治。太阳病,不论中风或伤寒,至五六日不解,一般要传入半表半里而成少阳病。往来寒热,即恶寒与发热交替出现,为少阳病独有的一种热型。是正邪交争于半表半里间,欲出不得,欲入不能的反映。胸为表之入里,里之出表的门户,胁又为胆经循行的要地,故胸胁苦满是少阳热邪挟胆火气郁的反映。胆热犯胃,火郁于中,人则默默然不欲饮食;热邪压胸则心烦;饮伏于内,胃失和降,木火交亢则喜呕。故往来寒热,胸胁苦满,嘿嘿不欲饮食,心烦喜呕,为少阳经腑气郁的主要表现。邪居半表半里,既不可汗,也不可下。同时胆腑为病,为无形之气郁,不象胃肠的有形之实聚,故小柴胡之用,在于疏泄肝胆之气郁,清透疏通半表半里之热邪,同时内调脾胃,外合肌表,符合少阳主枢的特点,确是主治少阳病的理想方剂。其所列七种或然见症,均为少阳热邪循三焦之路游行于胸腹之间,影响其他脏器而成,可予小柴胡方随证加减变化。

按　少阳病见半表半里,针治当取足临泣、外关为主,八法相配。足临泣为足少阳胆经之俞,通于带脉,《奇经八脉考》:“带脉者起于季胁足厥阴之章门穴,同足少阳循带脉穴,围身一周,如束

83

带,然又与足少阳会于五枢、维道,凡八穴"。可见胆经与带脉有直接关联,"临泣胆经连带脉",带脉又约束诸脉,故足临泣的运用范围较广,在少阳病中,主治胆火气郁的目赤头眩、耳聋咽痛、颊颈肿痛、胸胁苦满等。外关手少阳三焦经之络穴,别走心包,通阳维脉,《奇经八脉考》:"阳维之脉与手足三阳相维,而足太阳、少阳则始终相联附者,寒热之症,唯二经有之,故阳维为病,亦苦寒热"。可知阳维脉与膀胱经、三焦经有直接关联,"阳维目锐外关逢",少阳主枢,太阳主开,阳维脉起于诸阳之会,亦主阳主表。故取外关,助少阳之枢以外达于太阳,主治寒热往来,并疏通三焦气机,调解心包之热以治心烦喜呕。且足临泣、外关相配,可治目锐眦、耳后、颊颈、肩、肋胁之疾。是为少阳之半表半里见症的基本配穴,其兼见症可加减变化:……若胸中烦而不呕,宜加心包经俞穴大陵;若渴者泻肺经井穴少商;若腹中痛者,宜补心包经之络穴内关;若胁下痞硬者,刺三焦井穴关冲;若心下悸小便不利者,宜补腑之会、胃之募穴中脘,泻小肠募穴关元;若不渴身有微热者,取小肠经之俞穴后溪,配膀胱经原穴京骨;若咳者刺膀胱经背俞之肺俞穴与大肠经之络穴阳溪,无不应矣。

〔原文〕 血弱气尽,腠理开,邪气因入,与正气相搏,结于胁下。正邪分争,往来寒热,休作有时,嘿嘿不欲饮食,脏腑相连,其痛必下,邪高痛下,故使呕也,小柴胡汤主之。服柴胡汤已,渴者属阳明,以法治之。(99)

浅析 此言少阳病及转属阳明辨证。少阳者小阳也。少阳为病,尽管其热不及太阳和阳明那样盛实,但作为三阳见证之一,抗邪能力仍是积极的、亢奋的。故其所云"血弱气尽",是针对太阳病内传少阳而言。病在太阳,正邪交争于表五六日未解,在表之气血均被耗伤,已无力抗邪从表而出,故不得不退居少阳继续与邪交战,即所谓"血弱气尽,腠理开,邪气因入,与正气相搏,结于胁下"。这时的证候反映便是往来寒热、休作有时、嘿嘿不欲饮食等。正邪分争,结于胁下肝胆部位,且肝胆脏腑相连,脾胃脏腑相通。肝木乘脾土,在下则为腹痛,邪居胸胁高位,其下是胃肠因少阳经热影响胃肠失和而作痛，故曰"邪高痛下"。胆火犯胃，胃失和降，故使呕也。治用小柴胡清解少阳热邪，疏泄肝胆气郁，调和脾胃升降。若服药后又渴者，是津伤胃热，以法当从阳明论治。

治则　疏泄肝胆，清解表里。

配穴　阳辅、支沟、合谷、太冲。

释义　病肝胆气郁且津伤胃热者，取阳辅足少阳胆经之经穴，配支沟手少阳三焦经之经穴，二穴针用泻法，清胆热通阳络之脉。合谷为手阳明原穴，功能清阳明热，且开闭宣窍，助少阳之枢以解外；配太冲足厥阴肝经之俞，亦即原穴，疏泄经气的壅滞，宣导气血，调肝利胆。二穴相配谓之"开四关"，使阴平阳秘，于驱少阳邪中兼清阳明、厥阴之风燥。

〔**原文**〕　得病六七日，脉迟浮弱，恶风寒，手足温，医二三下之，不能食，而胁下满痛，面目及身黄，颈项强，小便难者，与柴胡汤，后必下重，本渴饮水而呕者，柴胡汤不中与也。食谷者哕。（100）

浅析　言表证误下见太阴虚寒辨证。六七日为六经周而复始之期，"脉迟浮弱"即脉浮而迟弱，属气血不足御外，病欲传少阳之象。"恶风寒"为表证仍在。仅手足温无其他内热症者，是为系在太阴。说明寒湿在脾兼表不解。医者不识，反二三下之，遂成中寒水湿内停变证，少阳热邪与水湿相因为患，则人见不能食，胁下满痛。木郁土虚，胆汁不循常道而溢散于外，故面目及身黄。"颈项强"属邪传少阳而太阳不解。"小便难"属下后脾虚运化无力见症。此证见少阳，兼太阴中寒脾虚水困者，与柴胡汤解热，则太阴虚寒益甚，必见泻利下重。中湿有寒，水不化津，则渴欲饮水，饮逆于胃则呕。自与柴胡证之呕渴截然不同，故柴胡不中与。否则易致中气虚败。

治则　健脾除湿，疏经利胆。

配穴　公孙、阴陵泉、腕骨、陷谷。

释义　公孙足太阴脾之络穴，别走胃经，主健运中气；配阴陵

85

泉脾经合穴,功能健脾燥湿利水,以治太阴中寒、脾虚水困之不能食、小便难等。腕骨为手太阳小肠经原穴,治太少并见的头痛颈项强及胁下满痛;陷谷胃经之俞穴,主治颜面浮肿,目痛。《甲乙经》治"水中留饮,胸胁支满"之症,即二穴合用,亦可化湿利胆而驱身黄。

〔原文〕 伤寒四五日,身热,恶风,颈项强,胁下满,手足温而渴者,小柴胡汤主之。(101)

浅析 此言太阳病见少阳辨治。伤寒四五日为去表内传之期,身热恶风,颈项强属太阳病涉及少阳,胁下满为病入少阳。于手足温而渴中,知又夹少阳半里证,为经热化火之兆,故以小柴胡主治少阳。

治则 内清外达,枢解少阳。

配穴 丘墟、足临泣、身柱、窍阴。

释义 取丘墟足少阳胆经之原穴,清少阳胆火气郁,主治颈项强痛,胸胁胀满;配足临泣胆经之俞穴,通带脉,能疏经止痛,调引气血下行。窍阴胆经所出为井,点刺出血能清热养阴,治手足温而渴;配身柱督脉穴,宣通诸阳经气以驱邪。四穴配合,主少阳之枢而调内达外,清解半表半里之邪。

〔原文〕 伤寒,阳脉涩,阴脉弦,法当腹中急痛者,先与小建中汤。不差者,小柴胡汤主之。(102)

小建中汤方

桂枝三两,去皮 甘草三两,炙 大枣十二枚,擘 芍药六两 生姜三两,切 胶饴一升

上六味,以水七升,煮取三升,去滓,内饴,更上微火消解,温服一升,日三服。

浅析 言少阳兼中虚有寒脉证辨治。"阳脉涩,阴脉弦"即浮取脉涩、沉取脉弦直有力,反映出体表气血不充而病入少阳。进而表明中虚有寒,无力化谷,则外见营卫虚涩,致使病入少阳。中虚有寒,少阳之枢不能转邪外达而反逆于内,故以法当见腹中急痛。治宜先服小建中汤温中散寒补虚缓急,是为治本。中气得

建,化谷力充,再辅以小柴胡之治,则邪随少阳转枢外达而愈。

治则　建中缓急,枢解少阳。

配穴　筑宾、内关、光明、外关。

释义　筑宾为阴维脉之郄,又是足少阴肾经与阴维脉之会,灸能调补肝肾,散寒缓急。内关为心包经之络穴,别走三焦,通阴维脉,而阴维脉又发于肾经的筑宾穴,上行入腹、循肋胁上胸膈,故取内关针用补法,和脾胃、通脉络、调气滞,而止腹痛。二穴相配,有补虚缓急之效。邪居少阳,继而取光明足少阳胆经之络穴,别走肝经,功能疏泻肝胆经热;配外关手少阳之络,通阳维脉,内可疏调胸腹间之气血以清半里之邪,外可助少阳主枢以利太阳之开,自寓小柴胡之妙。

〔原文〕　伤寒、中风,有柴胡证,但见一症便是,不必悉具。(103)

浅析　言推广小柴胡之用。"伤寒,中风"即"伤寒五六日、中风"义,旨在强调柴胡证的发病机理是由太阳病传来。往来寒热,胸胁苦满,嘿嘿不欲饮食,心烦喜呕四症,无一不是表病传入半表半里的必然反映,故但见一症即可掌握病机而治以小柴胡汤,不必主次兼备。

按　用针则临泣、外关可作为和解少阳之平剂,手法又因虚实而异:伤寒见少阳者,宜迎而夺之;若系中风,宜随而济之。这因为,临泣为胆经俞穴,足少阳胆经与带脉二脉相通,带脉系于命门,横贯腹中神阙,如带束腰,诸经皆联属于带脉而受其约束,络于督脉,使之贯通上下;外关为手少阳三焦经之络穴,别走手厥阴心包。三焦经脉,散络心包、下膈、循属三焦,凡胸腔、腹腔及五脏六腑间隙,皆为心包与三焦两经所行,且外关又为八脉交会之一,通于阳维脉。临泣、外关,八法相配,主客相应,对少阳半表半里证,既可和内又可解外,于少阳主枢之用,是为得当。

〔原文〕　凡柴胡汤病症而下之,若柴胡证不罢者,复与柴胡汤,必蒸蒸而振,却发热汗出而解。(104)

浅析　此言柴胡之用,妙在枢解。少阳主枢,少阳为病,外可出表，内可入里。柴胡之用，在于从少阳枢解外达，皆非汗下所宜。下属误治，最易伤中致邪气内入。今下后柴胡证不罢，犹幸里虚未成，尚有转枢外解之机，故再与柴胡汤枢解。正气得助，驱邪向外，则蒸蒸而振，至表发热汗出，故邪随汗解而愈。此"蒸蒸而振"即战汗作解情形，一般多见于病久或误治后，正已损伤又尚能抗邪者，故正邪交争反映较明显。

按 若用针法，则取阳池、丘墟手足少阳之两原，宜平补平泻手法，可助其战汗作解。

〔原文〕 伤寒二三日，心中悸而烦者，小建中汤主之。（105）

浅析 言中虚表欲入里证治。始病伤寒，二三日便见心中悸烦者，乃是脾虚心血不足，进而表邪凑之，扰而作烦之象，治当健中益气生血。中焦受气取汁，变化而赤为血，健中即所以生血定悸也。治用小建中汤补脾益气生血。

治则 补脾生血，通脉调气。

配穴 太白、大陵、公孙、内关。

释义 经云："四肢皆禀气于胃，而不得至经，必因于脾乃得禀也"。说明脾主运化精微，输送水谷之精气以营养四肢百骸。血虽源于谷气，但须经过脾的吸收运化才能生成。取太白足太阴脾经之俞、亦即原穴，补益中焦，运脾生血以定悸；大陵、心包之俞穴，亦即原穴，可以疏通心络安神定悸以祛烦。气为血之帅，脾所统之血，心主之血脉，又须赖气的营运而荣于周身，所以继取公孙、内关八法相配。健脾益气，通脉调滞，又为补中有行之治。

〔原文〕 太阳病，过经十余日，反二三下之，后四五日，柴胡证仍在者，先与小柴胡汤。呕不止，心下急，郁郁微烦者，为未解也，与大柴胡汤下之则愈。（106）

大柴胡汤方

柴胡半斤 黄芩三两 芍药三两 半夏半升，洗 生姜五两，切 枳实四枚，炙 大枣十二枚，擘

上七味，以水一斗二升，煮取六升，去滓，再煎，温服一升，日三服。一方加大黄二两。若不加，恐不为大柴胡汤。

浅析 言少阳兼阳明证治。"过经"指过太阳本经而传入少阳现柴胡证,法当和解少阳。今反二三下之,柴胡证仍在者,可先与小柴胡汤枢解少阳。"先"字说明,尽管柴胡证仍在,有从少阳外解之机。但几经误下,病已深入,邪从阳明化热化燥,因之表现出呕不止、心下急、郁郁微烦等少阳未罢、阳明里实已显的见症。病兼少阳阳明二经,故单纯用小柴胡汤不能尽解。唯宜用大柴胡汤二经兼顾,导热以下则愈。

治则 疏调肝胆,清热导滞。

配穴 窍阴、至阳、支沟、外丘。

释义 取窍阴足少阳胆经之井,功能清热养阴,疏泄肝胆之郁,主治胸胁胀痛,心烦咳呕等;至阳乃督脉穴位,功能宽胸利膈。二穴点刺出血,可止呕泻热、开郁除烦。继之取支沟手少阳三焦经之经穴,可以清利三焦,通关开窍,疏经导滞;配胆经之郄穴外丘,泻胆火之郁。二穴重捣,又是开泻火郁,通腑导滞之术。

〔**原文**〕 伤寒十三日不解,胸胁满而呕,日晡所发潮热,已而微利,此本柴胡证,下之以不得利;今反利者,知医以丸药下之,此非其治也。潮热者实也,先宜服小柴胡汤以解外,后以柴胡加芒硝汤主之。(107)

柴胡加芒硝汤方

柴胡二两十六铢 黄芩一两 人参一两 甘草一两,炙 生姜一两,切 半夏二十铢,本云五枚,洗 大枣四枚,擘 芒硝二两

上八味,以水四升,煮取二升,去滓,内芒硝,更煎微沸,分温再服,不解更作。

浅析 言大柴胡证误以丸药攻下辨治。伤寒表证缠绵十三日不解,表明病者体质尚强,病多传为热化,见胸胁满而呕的少阳证,且热剧于阳明气旺之时,更为大柴胡之属,故施用大柴胡当愈。医者不识,竟以热性泻下丸剂攻之,致使药力留中,逼迫津液下渗而热邪不除。经此误治,胃肠津虚,少阳阳明见症犹在,徒用大柴胡恐易伤正,故宜用小柴胡从少阳合解,调内枢外。继之加芒硝软坚润燥,泻阳明潮热之实。

89

治则 疏利肝胆,泻热通便。

配穴 合谷、太冲、支沟、阳陵泉、照海。

释义 取合谷手阳明大肠经之原,清泻阳明盛热,疏通经气;太冲肝经原穴,疏调经气的壅闭,平肝泻热潜阳。二穴频泻四关以达外,兼亦治阳明厥阴之风燥。继取支沟手少阳三焦经之经穴,清利三焦,疏调气机壅滞而通阳络之脉;配足少阳胆经之合穴阳陵泉,疏泄肝胆,导滞通便,加取肾经照海穴,滋阴壮水、泄火调肠,属益水行舟之法。故同取是为疏肝利胆、清肠导滞、润燥通便之方。

〔原文〕 伤寒十三日,过经谵语者,以有热也,当以汤下之。若小便利者,大便当硬,而反下利,脉调和者,知医以丸药下之,非其治也;若自下利者,脉当微厥,今反和者,此为内实也。调胃承气汤主之。(108)

浅析 言阳明胃实误以丸药攻下辨治。伤寒十三日,病已过经传里见谵语者,属阳明燥热成实,当以承气之苦寒剂荡除实热,护胃存阴。燥实已成,燥热迫津下渗而不能还于胃中,本当见小便利,大便硬。今大便不硬反利,诊其脉象调和,知并非寒利,原因是医者不识病理,误以丸药徒通大便为治,结果逼迫津液下注旁流,胃腑热结更甚。"内实"如此,法当攻实。因前已误治,不宜峻下,故用调胃承气汤泻热和胃主治。

治则 开郁泻热,通调胃肠。

配穴 厉兑、商阳、支沟、阳交。

释义 取胃经井穴厉兑,配大肠经井穴商阳,二穴点针出血,可清泻阳明盛热以宁狂。复取支沟、手少阳三焦经之经穴,配阳交,属胆经穴,阳维脉之郄,针法迎without夺之,功能清利三焦,开泻火郁,通腑气、行秽滞以攻"内实"。

〔原文〕 太阳病不解,热结膀胱,其人如狂,血自下,下者愈。其外不解者,尚未可攻,当先解其外。外解已,但少腹急结者,乃可攻之,宜桃核承气汤。(109)

桃核承气汤方

桃仁五十个,去皮尖　大黄四两　桂枝二两,去皮　甘草二两,炙
芒硝二两

上五味,以水七升,煮取二升半,去滓,内芒硝,更上火微沸,
下火,先食温服五合,日三服,当微利。

浅析　此言经邪入腑致小腹瘀血证治。太阳表邪不解,邪气
循经入腑化热而结于膀胱。膀胱为水府,血本无所容蓄,即"膀胱
者,州都之官,津液藏焉"是也。然膀胱者胞之室,胞为血海,居膀
胱之外。热结膀胱,熏蒸胞中之血不循其常,溢入回肠而成少腹
急结,瘀血初结,若血能自下,则热随血出,其病可愈。若少腹急
结已成,非药不足以攻下,又当于未攻之前先解其外,断内传之
路。后宜桃核承气汤活血散瘀、泻热通便。

治则　活血逐瘀,疏经泻热。

配穴　关元、四满、太溪、飞扬。

释义　关元为足三阴与任脉之会,正在胞中,又为血海,针刺
清热利湿治膀胱热结;四满为足少阴肾经、冲脉之会,主治少腹积
聚,功能调补肝肾、活血散瘀。二穴重捣用泻法,可祛胞中瘀血之
热结。因证属经邪入腑而来,取肾经原穴太溪,补肾壮水以制热;
飞扬为足太阳膀胱经之络穴,别走少阴,取之可以疏通表里经气,
泻热行血,且二穴原络相配,统主肾与膀胱表里相通之疾。

〔原文〕　伤寒八九日,下之,胸满烦惊,小便不利,谵语,一身
尽重,不可转侧者,柴胡加龙骨牡蛎汤主之。(110)

柴胡加龙骨牡蛎汤方

柴胡四两　龙骨　黄芩　生姜切　铅丹　人参　桂枝去皮
茯苓各一两半　半夏二合半,洗　大黄二两　牡蛎一两半,熬　大枣
六枚,擘

上十二味,以水八升,煮取四升,内大黄,切如棋子,更煮一二
沸,去滓,温服一升。本云柴胡汤今加龙骨等。

浅析　言误下邪热内陷证治。伤寒八九日属内传之期,误下
后,表邪迅速内陷化热,邪陷少阳,火郁之邪循经上扰,故胸满烦
惊;少阳枢机不利,三焦决渎失职,故小便不利;热邪入胃,则谵

91

语；下后气机不畅，湿被热邪所困，壅滞于中，故见一身尽重，不可转侧。治宜柴胡加龙骨牡蛎汤枢解内外，泻热祛烦，镇惊潜阳，使气机调畅，诸症可愈。

治则 清泻火郁，安神定惊。

配穴 大陵、外关、合谷、临泣。

释义 俞主体重节痛，取大陵心包络之俞穴，清热调滞，以治一身尽重。清心安神，以疗胸满烦惊；配外关手少阳三焦经之络穴，别走心包，通阳维脉，疏经活络，可宣泄少阳火郁，调畅三焦气机以助大陵之用；合谷手阳明之原，清泻阳明而止谵语。因少阳气火交郁之候较甚，故加取胆经之俞穴足临泣，通带脉，与外关主客相应，可以增强清肝利胆，泻热潜阳，疏经止痛作用。

〔原文〕 伤寒，腹满，谵语，寸口脉浮而紧，此肝乘脾也，名曰纵，刺期门。（111）

浅析 言肝邪乘脾证治。病起于伤寒，继而见腹满谵语，状似阳明里实，脉当沉滑有力，然此是寸口脉浮而紧。按《脉经》："浮而紧者名曰弦，弦为肝脉。"脾主腹，肝气盛则多言，故腹满谵语乃肝旺所发，侮其所胜直犯脾土使然。纵者纵势而往，这里指木克土。言刺期门，乃泻肝经邪热以制其纵。

〔原文〕 伤寒，发热，啬啬恶寒，大渴欲饮水，其腹必满，自汗出，小便利，其病欲解，此肝乘肺也，名曰横，刺期门。（112）

浅析 言肝邪乘肺证治。病伤寒，当见发热无汗、啬啬恶寒。太阳主表，肺主皮毛亦主表，表病则影响肺气宣降，肺为水之上源，能下行津液通调水道，肺失宣降，故外见无汗，下见小便不利。肺气宣降无力，肝木之邪放纵无制，木火刑金，津液劫烁，表现为大渴欲饮水，饮而不利，故其腹必满。此属肝木乘肺金之虚而侮所不胜见症。横者横肆妄行以小犯上，这里指木侮金。言刺期门，乃泻肝邪以平其横，使肺气有权行宣发肃降之职。则自汗出小便利，其病欲解。

按 上言肝乘脾为纵，此言肝乘肺为横。肝之经脉，从足大趾上行绕过前阴上达头顶与督脉会，肝气犯逆，或乘脾土或侮肺金。肺为水之上源,肾之经脉,从肾上贯肝膈入肺中。肺失肃降,则下焦气化不及;脾失健运,则中焦积湿不化,以致三焦水道受阻而腹必满。仲师言刺期门,期门为肝经募穴,是肝、脾、阴维三脉之会,针刺可疏泄肝经气滞壅闭,肝藏血主筋,故能宣导气血,平肝泻热安神,舒筋缓挛熄风苏厥。故凡女子热入血室,伤寒过经不解,胸满、胁痛、目疾、胃脘嘈杂等,属肝邪动犯者,咸可刺之。

〔原文〕 太阳病二日,反躁,凡熨其背而大汗出,大热入胃,胃中水竭,躁烦,必发谵语;十余日,振慄,自下利者,此为欲解也。故其汗从腰以下不得汗,欲小便不得,反呕欲失溲,足下恶风,大便硬,小便当数而反不数及不多;大便已,头卓然而痛,其人足心必热,谷气下流故也。(113)

浅析 此言误火变证及自愈病理。太阳病二日本不当躁而反躁,说明素有内热,表不解而阳郁化热,人见躁动不安,当考虑大青龙论治。医者反熨其背,背为阳,表阳里热再助之以火,盛其热势,必重劫津液而大汗出;津伤胃燥火热入胃,致胃中水竭,必发谵语;水竭于中,上下阴阳不相交合则肾躁心烦。从部位言,人体上半身为阳,下半身为阴,今阳热在上,不得下交于阴,则汗从腰以下而不得。其"欲小便不得,反呕欲失溲","小便当数而反不数及不多"等,均为火邪弥漫于中,阴阳不交,谷气不能下行的反映。倘若至十余日值少阴主气期,阴气上济以和阳,胃气因和,谷气始能布化,人见"振慄"、"头卓然而痛",状有欲解之机。待谷气行津于下,则"大便已","足心热",病可不治而愈。

此节重点强调了胃气的重要,火攻发汗最易犯胃,可致津伤胃燥,亦可出现上下阴阳不交的情况,若胃阳不亡,尚有阴阳交合,谷气来复之机。

〔原文〕 太阳病中风,以火劫发汗,邪风被火热,血气流溢,失其常度,两阳相熏灼,其身发黄。阳盛则欲衄,阴虚小便难,阴阳俱虚竭,身体则枯燥,但头汗出,剂颈而还,腹满微喘,口干咽烂,或不大便,久则谵语,甚者至哕,手足躁扰,捻衣摸床。小便利者,其人可治。(114)

93

浅析 言中风火劫亡阴的变证及预后。太阳中风,当以桂枝汤论治。今误以火劫发汗,邪风助之以火热,立呈善行数变之性,逼迫血气溢散,不行常度,其势如焚。风火交煽,阴血被溶,见其身发黄(火熏之色);火势上炎则欲衄,加个"欲",说明衄而无血,可见血不但被溶,而且被耗;同时阴津亦耗,证见小便难。气血虚竭至此,已预示出要发生更严重的病变:先见身体枯燥,火邪上壅,真阳欲脱,继而但头汗出。知风火为病,大有耗竭气血,吞噬人体之害。且更可威胁脏器,至病于生死关头,证见腹满微喘、咽烂、谵语、躁扰、捻衣摸床等心、肺、脾、胃、肾的多种病变;若甚者至哕,又属胃败反映。若见小便利者,乃真阴未亡,尚可以泻热熄风救治。此节仲师不惜笔墨,详析火攻之害,意在告诫医者,火劫发汗,轻则伤津耗血,重则亡阴脱阳,故伤寒不可施,中风尤不可施。

治则 泻火熄风。

配穴 商阳、行间、支沟、阳辅。

释义 取商阳手阳明大肠经之井穴,点刺以泻气分之热邪;行间足厥阴肝经之荥穴,针刺以泻血分之火燥。加支沟手少阳三焦经之经穴,阳辅足少阳胆经之经穴,合用能清胆火以疏通阳络之脉,熄风邪而护津血之荣。此中风火劫、津血耗竭变证危重,又当与汤药配合治之。

〔原文〕 伤寒脉浮,医以火迫劫之,亡阳,必惊狂,卧起不安者,桂枝去芍药加蜀漆牡蛎龙骨救逆汤主之。(115)

桂枝去芍药加蜀漆牡蛎龙骨救逆汤方

桂枝三两,去皮 甘草二两,炙 生姜三两,切 大枣十二枚,擘 牡蛎五两,熬 蜀漆三两,洗去腥 龙骨四两

上七味,以水一斗二升,先煮蜀漆,减二升,内诸药,煮取三升,去滓,温服一升。本云桂枝汤,今去芍药加蜀漆、牡蛎、龙骨。

浅析 言伤寒火劫亡心阳证治。伤寒表实,以火劫使大汗,汗为心液,过汗徒伤心阳,心怯则惊;邪随火入扰乱神明则狂;人见卧起不安。治用桂枝汤通阳解肌;去芍药以避阴,不致阳虚而

助水邪上犯;加龙牡敛心潜阳安神;蜀漆苦寒,可降火开结。合用通阳镇惊,安中制水。

治则 驱烦、补心、定惊。

配穴 交信、郄门、合谷、复溜。

释义 郄门手厥阴心包络之郄。主治心胸热烦,配足少阴肾经郄穴交信,可引血归经,泻火安神以定惊狂。合谷配复溜,随而济之,可潜阳入阴,回阳止汗。

〔原文〕 形作伤寒,其脉不弦紧而弱,弱者必渴,被火者必谵语;弱者发热,脉浮,解之当汗出愈。(116)

浅析 此言表寒里热辨证。"形作伤寒"指头痛、发热、恶寒、身痛、无汗等,脉当浮紧有力。弦者上下弦直,紧者紧束有力,弦紧亦属伤寒表实脉象。今不弦紧而弱,乃是津虚血少,纵有伤寒之形,脉已见化热之实,故曰弱者必渴。若医者施以火攻,火助胃热,伤津化燥成实,则必发谵语。今表热渐盛,脉亦弱中见浮,说明邪气还表,有外解之机,故曰"解之当汗出愈","解之"二字,细细揣摩,病当汗解,但津虚内热又不可过汗。我以为用桂枝二越婢一汤清肃表里,微微透表即可。

治则 疏通经气、清泻火热。

配穴 冲阳、公孙、神门、支正。

释义 冲阳足阳明胃经之原穴。公孙足太阴脾经之络穴,别走胃经,二穴原络相配,针刺迎而夺之,能泻胃之热实而祛狂疾,助脾之津行而润胃燥,且疏通经络,统治足阳明胃经与足太阴脾经表里相通之病。同时,谵语不仅说明胃燥,而且心神亦被火扰,取心经神门以俞代原穴,疏泄火郁而通心与心包经气,以安神定惊。支正手太阳小肠经之络,别走心经,可助其发热脉浮以解外,二穴原络相配,又统治手少阴心经与手太阳小肠经表里相通之病。

〔原文〕 太阳病,以火熏之,不得汗,其人必躁,到经不解,必清血,名为火邪。(117)

浅析 此言火邪侵阴辨证。太阳病火熏取汗,津液虚耗而热

95

不得汗出，且火邪内逼，煎灼肾阴，人见躁扰不宁。六经周尽，七日复至太阳，病当解而不解，进而火随经行，传里灼伤阴络则便血。此均由火攻所致，故"名为火邪"。

治则 泻火开郁，通脉活络。

配穴 足临泣、合谷。

释义 合谷为手阳明大肠经原穴，阳明为多气多血之经，针之宣导气血而清泄阳明邪热；足临泣为少阳胆经俞穴，通带脉，可清肝利胆而泻火邪，调引气血下行而除躁。二穴相配，可清血热、通脉络而治便血。

〔原文〕 脉浮热甚，而反灸之，此为实。实以虚治，因火而动，必咽燥唾血。（118）

浅析 言火邪伤阳辨证。脉浮热甚，属表实阳郁化热见证。灸火为治虚寒而设，今反灸之，是为"实以虚治"，本热甚又助之以灸，热不得泄而内迫，循少阴经脉上膈夹咽，出于阳络而动血外溢，故"必咽燥唾血"。

治则 清热滋阴。

配穴 少商、商阳、照海、承浆。

释义 取肺井少商，大肠井商阳，二穴点刺出血，清热润咽以治标。再取足少阴肾经照海穴，通阴跷脉，功能补肾壮水，清心热，利咽喉；承浆为手足阳明、督脉、任脉之会，可清热散风，调和阴阳。同取为标本兼顾以治咽燥唾血。

〔原文〕 微数之脉，慎不可灸，因火为邪，则为烦逆，追虚逐实，血散脉中，火气虽微，内攻有力，焦骨伤筋，血难复也。（119）

浅析 言微数之脉误灸变证。微数之脉，多为阴虚有热，灸当禁用。灸即火也，误用则为火邪。火助内热上扰胸中，则心烦气逆。阴本虚，更追以火则虚者愈虚；本有热实，更济以火则实者愈实。致使火邪入脉，血流失其常度。灸火貌似微弱，内攻实为有力，足以耗伤津血，进而焦灼筋骨，阴血难以复生，造成痿废之变。我以为治当以酸甘化阴之芍药甘草汤，复血脉濡筋骨；继配用养血之针以善其后。

治则　养血滋阴。

配穴　通里、大钟。

释义　通里为手少阴心经之络穴，别走手太阳小肠经，心主血脉，心火以降为顺，针之益心养血，治火邪之烦逆；大钟为足少阴肾经之络穴，别走足太阳膀胱经，针之补肾壮水，滋阴降火，与通里相配则水火既济，益精养血。

〔原文〕　脉浮，宜以汗解，用火灸之，邪无从出，因火而盛，病从腰以下必重而痹，名火逆也。欲自解者，必当先烦，烦乃有汗而解，何以知之？脉浮，故知汗出解。（120）

浅析　言脉浮误灸变证及自愈脉证。脉浮为病在表，法宜汗解。"解"者，从内达外之义。今用火灸之，火力内攻，致使邪无从出，反因火势而盛于内。火性炎上，携阳热上腾而不复下；同时，体表之津气不得作汗，留为湿而下注，故"病从腰以下必重而痹"。重者重滞，痹者不仁。此皆因误灸致使邪无从出，应归为火逆之变。大凡误治后身体挫伤，欲自解前每有先兆，兆见先烦，正伸邪退，言"烦乃有汗而解"，说明阴复阳回，惟阴复方能有汗，惟阳回可使汗出，且脉应之见浮，一定汗出而解。当然，医者明此，亦可助以针药。

治则　举身重、除湿痹、通表里。

配穴　肾俞、白环俞、后溪、陷谷。

释义　用火灸之，火阻其邪，阴气渐竭，火气内攻上炎，挟邪而闭阻经气，则腰以下阴气独治。肾藏精主骨，取膀胱经之背俞穴肾俞，益肾填精强骨，而行经气；配白环俞主腰背以下至足不仁，脚膝不遂，"筋挛痹缩，虚热闭塞"。二穴针之起阴行阳，为除痹之治。

后溪为手太阳小肠经之俞，陷谷为足阳明胃经之俞，二穴疏通经络气血之邪滞而两解表里，且俞主体重节疼，又为举身重之专治。

〔原文〕　烧针令其汗，针处被寒，核起而赤者，必发奔豚，气从少腹上冲心者，灸其核上各一壮，与桂枝加桂汤，更加桂二两

也。(121)

桂枝加桂汤方

桂枝五两,去皮　芍药三两　生姜三两,切　甘草二两,炙　大枣十二枚,擘

上五味,以水七升,煮取三升,去滓,温服一升。本云桂枝汤,今加桂满五两,所以加桂者,以能泄奔豚气也。

浅析　言误以烧针取汗致发奔豚证治。烧针即将针体烧热行刺,属火攻之一。汗为心液,烧针强令汗液外泄,必损伤心阳。同时针处复被寒邪所闭而火郁于内。盖太阳与少阴,经脉连属脏腑沟通,少阴心肾为水火之脏,今烧针劫汗,心阳因之而虚,君火一衰不能制阴于下,则肾水必乘之逆动上冲,凌犯心阳,证见气从少腹上冲心,状若奔豚。治宜桂枝加桂汤,重用桂枝益心通阳、温肾降冲,兼可解太阳表邪。

按　本条文义,有必要探究:何以外见赤核必内发奔豚?何以误火后反可再用灸火?又为何曰"灸其核上各一壮"?这些均与冲脉受病有关。《素门·骨空论》说:"冲脉者,起于气街,并少阴之经,挟脐上行,至胸中而散"。"气街"即足阳明胃经之"气冲"穴,位于耻骨缝际上缘外开二寸,归来下一寸处,主治奔豚,阴部肿痛。言"核起而赤",当是指妇人阴中生核,红肿不消,"灸其核上各一壮"即指灸阴上之气冲穴左右各一壮。这是因为,冲脉为病,气从小腹上冲,而气冲穴为冲脉之气所发,且冲脉循行与胃经、肾经关系密切,肾为先天之本,少阴肾阳不足,命门火衰,则冲脉挟少阴水寒之气冲逆发为奔豚之证。胃为水谷之海,五脏六腑皆禀气于胃,而足阳明胃经之经气上在气冲、下至足三里,所以气冲穴灸之可温肾降冲,治少腹奔豚。继本汤义,吾以为再针关元小肠之募,加艾以引火归原。配公孙足太阴脾经之络,别走胃经,通于冲腑。功能调中理气降冲,则奔豚气可泄。

〔原文〕　火逆下之,因烧针烦躁者,桂枝甘草龙骨牡蛎汤主之。(122)

桂枝甘草龙骨牡蛎汤方

桂枝一两,去皮　甘草二两,炙　牡蛎二两,熬　龙骨二两

上四味,以水五升,煮取二升半,去滓,温服八合,日三服。

浅析　此言火逆烦躁证治。误用火劫发汗而成的逆证,名火逆。火逆之变,壮似阳明热实,医者不辨,遂用下法,致使心阳重伤,神气外浮,证见烦躁。言"因烧针烦躁者",说明此烦躁不仅是误治后的虚证,更是火乱神明的险候。故治当在桂枝甘草汤补心通阳基础上,加龙牡收敛心气,潜镇心神。

治则　滋阴泻火,潜阳安神。

配穴　大陵、太溪、合谷、太冲。

释义　大陵为心包络之俞,亦即原穴,针用泻法可清心降火。太溪为肾经以俞代原穴,取之滋肾壮水以制阳光,二穴令水升火降而止烦躁。然火邪为害,内攻有力,最易化燥生风,则又当取手阳明原穴合谷,清阳经气分之热,配肝经以俞代原穴太冲,为上病下取法,功能潜阳熄风以泻火邪,同时太冲与太溪又是滋水涵木、固护精血之配。此四穴皆为原(俞)穴,而原穴虚实皆主治,在这里是各有重点又互有联系,对于火乱神明而烦躁者,可收事半功倍之效。

〔原文〕　太阳伤寒者,加温针必惊也。(123)

浅析　言伤寒加温针必惊证。伤寒表实,当以麻黄汤发汗,使邪随汗解。若用温针劫使大汗,属实以虚治。过汗损伤心阳,心怯则惊,加之邪火内迫扰乱神明,神气外浮,故曰"加温针必惊也"。

治则　滋阴降火,安神定惊。

配穴　神门、大钟、郄门、太冲。

释义　取神门心经之俞穴,行气活血,驱心经热邪,热去神自清,心惊得安。配大钟,肾经之络穴,滋阴降火,引热下行而敛心神。郄门为手厥阴心包经之郄,主治邪火内焚所致的神气不足,惊恐畏人。配太冲肝经以俞代原穴,养血熄风,平肝潜阳以镇惊。则四穴合观,可有水火交济,安神定惊之妙。

〔原文〕　太阳病,当恶寒发热,今自汗出,反不恶寒发热,关

上脉细数者,以医吐之过也。一二日吐之者,腹中饥,口不能食;三四日吐之者,不喜糜粥,欲食冷食,朝食暮吐,以医吐之所致也,此为小逆。(124)

浅析 言误吐胃生虚热辨证。病在太阳,本当恶寒发热。因医者误用吐法,致使胃虚津气外渗而自汗出。汗出表证亦微则反不恶寒发热。关脉以候胃,细者为虚,数者为热。故关上脉细数,乃胃有虚热可知,并非一般表证传里的阳明里热证。若太阳病一二日误用吐法,吐后胃失和降,故口不能食。脾尚能运化,故腹中饥;若稍长一些,于三四日表病欲传未传之期误用吐法,则热客心下,人呈虚燥之形,症见不喜糜粥,欲食冷食。同时脾之健运失调,往往"朝食暮吐"。此医吐之过,仅是脾胃失和,升降不调,尚未至虚寒,故曰"小逆"。

治则 疏经降逆,调理脾胃。

配穴 至阳、肝俞、中脘、脾俞。

释义 至阳督脉穴,功能疏调经气,利胸膈以止呕。配肝俞疏肝降逆,益阴养血。虚热之证,法宜清补,故加中脘胃之募穴,配脾俞膀胱经之背俞穴,清虚热,化积滞,升清降浊,调和脾胃,则"小逆"可平。

〔**原文**〕 太阳病,吐之,但太阳病当恶寒,今反不恶寒,不欲近衣,此为吐之内烦也。(125)

浅析 言太阳病吐生内烦辨证。太阳病误吐津气已伤,表邪渐微而里热已显,故人见不欲近衣。吐后内生热烦,证属气液两伤,阴不和阳。可考虑竹叶石膏汤益气生津,以清热宁烦。

治则 调阴阳和升降。

配穴 巨阙、建里、天枢、下巨虚。

释义 巨阙为任脉穴,又心之募,能调心火下降,理气宽胸。配任脉穴建里,健脾和胃以止呕。天枢为大肠募穴、足少阴与冲脉之会;下巨虚又名下廉,为小肠之下合穴;二穴通腑调肠、降冲逆、调津液,以治吐后之热烦。此四穴均为任脉与足阳明胃经穴,任脉为手足三阴之会,统摄一身之阴,为诸阴经脉之海,此脉由玉泉上行腹里,贯脐至胸中,主生化气血之本。足阳明胃经为五脏六腑之海,又水谷之海,运化精微,生津液而濡润宗筋。所以这四个穴位,益气生津又兼培本固原,补中有治,治中有补。

〔原文〕 病人脉数,数为热,当消谷引食,而反吐者,此以发汗,令阳气微,膈气虚,脉乃数也。数为客热,不能消谷,以胃中虚冷,故吐也。(126)

浅析 辨胃虚吐逆脉证。脉数主热,热能化食消谷,当善饥。今病人脉数,进食反吐,是因医者发汗太过,损伤胃阳,虚其表阳,胸膈间阳气亦虚,以致表邪乘虚入里化热,故见脉数。邪热动膈客胃之"数",既主客热,又主胃虚,必按之无力。胃虚不能消谷,加之寒饮泛溢,客热扰动,故吐。

治则 益胃生阳,消谷行滞。

配穴 中脘、神阙,上、下巨虚。

释义 灸募中脘温中散寒,益胃气以助消纳、运化之力,神阙任脉穴,位于脐中,任脉为真气所系,灸神阙(隔盐灸)以培本固元。二穴共起生阳益胃之用。上巨虚为大肠之下合,配下巨虚小肠之下合,调理胃肠,分清别浊而消导食滞。四穴合观,扶正而不留邪,驱邪而不伤正。

〔原文〕 太阳病,过经十余日,心下温温欲吐,而胸中痛,大便反溏,腹微满,郁郁微烦,先此时,自极吐下者,与调胃承气汤;若不尔者,不可与。但欲呕,胸中痛,微溏者,此非柴胡汤证,以呕,故知极吐下也。(127)

浅析 此言吐下后调胃承气与柴胡证辨析。病过太阳之期已十日有余,由于大吐大下之误,人见心下温温欲吐而胸中痛。温温者,愠愠也,即欲吐不吐烦恼闷乱貌。甚则胸中痛,足见温温欲吐程度之剧,与柴胡证的"喜呕"不同。大吐则气逆不降,本不应便溏而反溏,且伴见腹微满,知又为大下之过。"郁郁微烦"即烦虽不甚却带有闷闷不畅的忧苦表情。凡此见症,皆属误经吐下,邪气内陷化热,胃失和降,扰烦胸膈的反映。故当与调胃承气汤缓除其嘈杂秽物,调和气机升降,方能纳食。若非误吐下者又当别论,调胃承气汤不可与。然前述诸症颇似柴胡证的心烦喜呕、胸胁苦满、腹中痛,却实非柴胡证。辨证的关键在呕上,柴胡证的频繁作呕与根本不能纳食的温温欲吐大有区别,医者当详细审证求因,抓住特点同中见异,方不致误。

治则 清热导滞,调肠理气。

配穴 中脘、天枢、上、下巨虚。

释义 中脘为六腑之会,胃之募穴,天枢为大肠募穴,足少阴与冲脉之会,二穴针用泻法,功能清热化滞,疏导阳明府气而通积滞,调和气机升降而降逆安神。加上、下巨虚,为大、小肠之下合,功能调肠理气,疏经活络,下能行腹满,上能解郁烦,故当为治。《素问·六微旨大论》说"阳明之上,燥气治之。"胃与大肠的功能主燥。胃以燥气足能纳谷腐熟;大肠以燥气足能传导排泄。若胃之燥气不足,则纳谷消化失常,大肠之燥气不足,则便溏或泄泻。若阳明之燥气过胜,又最易化火上炎,灼伤津液,以致发生喉痹、咽肿不得息、饮食不下、暴瘖气梗、频烦作呕等证。三阳经中以阳明经气为最盛,其气血在十二经中,独为多气多血。故针刺中脘、天枢、巨虚等穴,有清燥存阴、安冲止呕、调胃宽肠、消纳水谷之效。

〔原文〕 太阳病,六七日,表证仍在,脉微而沉,反不结胸,其人发狂者,以热在下焦,少腹当硬满,小便自利者,下血乃愈,所以然者,以太阳随经,瘀热在里故也,抵当汤主之。(128)

抵当汤方

水蛭三十个,熬 虻虫三十个,熬,去翅足 桃仁二十个,去皮尖 大黄三两,酒洗

上四味,以水五升,煮取三升,去滓,温服一升,不下更服。

浅析 此言太阳蓄血证治。太阳病六七日,多为表邪传里之期。"脉微而沉"即举之见微,按之已实。今表证仍在,脉不浮反见微沉,说明邪已去表传里。若邪陷胸膈则易发生水热结实的结胸证。今反不结胸,是病不在上而在下,证见其人发狂、少腹硬满、小便自利,十分明显是血蓄于下。言"发狂"、"硬满",说明热

盛已极、血瘀已坚,浊热上扰直犯神明。究原因,乃太阳表邪循经入于下焦与少腹瘀血相互胶结而成。邪热内伏,散乱脉道,瘀而成蓄,久而致坚,治用抵当汤,性猛力专,善逐顽固陈久之瘀,导浊热下走,确有推陈出新之效。

治则 活血逐瘀,泻热平狂。

配穴 关元、中极、四满、中注;太冲、合谷、后溪、三阴交。

释义 太阳蓄血日久致坚,下见硬满。心与小肠相表里,浊热循经上扰,则上见发狂,针小肠募穴关元,通窍泻热降浊,且关元正在胞中,又为血海,足三阴与任脉之会,对于血蓄少腹胀痛者,针用泻法可行瘀散结,清热凉血;表邪循经入膀胱之腑,配膀胱募穴中极,调任脉而通胞宫,以行气化瘀。四满、中注均为足少阴与冲脉之会,主治脐下积聚、腹痛,亦有泻血行血之用,四穴合之,各有所主,又皆行局部散瘀之用。肝藏血又主疏泄,肝之经脉,绕阴器抵小腹,针肝经原穴太冲,疏调经气,泻热降逆,宣导气血;配大肠经原穴合谷,开闭宣窍,导浊热下行。取后溪,手太阳小肠之俞,通督脉,外可疏经活络以解表邪,内可清心导火而降浊热。取三阴交调补三阴,行血气而散瘀结,益津血而养经脉,四穴合之,可以导瘀热,益血脉,以疗瘀热发狂之疾。

〔原文〕 太阳病,身黄,脉沉结,少腹硬。小便不利者,为无血也;小便自利,其人如狂者,血证谛也,抵当汤主之。(129)

浅析 此承上节之小便自利,言蓄血辨证。太阳病传里见身黄,有湿热与蓄血之别;若少腹硬满见小便不利者,属三焦气化不利,身无汗则热不得散,小便不利则湿不得泄,湿热熏蒸,故身发黄;若脉沉结,少腹硬满见小便自利者,乃证属蓄血、无关三焦气化,可呈热与血蒸的溶血之身黄。当从蓄血论治,宜抵当汤。

按 古人有"湿热相薄,民多黄瘅"之语。无论"湿热发黄"或"蓄血发黄"都与肝胆疏泄不利有关。治疗发黄古人以"清热祛湿"为法,但此病"病在百脉",肝为藏血之脏,与胆互为表里。湿热瘀阻影响血脉者亦不少见。故治疗除清热利湿外,活血化瘀亦殊重要(针治同上)。

103

〔原文〕 伤寒有热,少腹满,应小便不利,今反利者,为有血也,当下之,不可余药,宜抵当丸。(130)

抵当丸方

水蛭二十个,熬　虻虫二十个,去翅足,熬　桃仁二十五个,去皮尖

大黄三两

上四味捣,分为四丸,以水一升,煮一丸取七合,服之,晬时当下血,若不下者,更服。

浅析 言蓄血证之缓攻法。伤寒有热为表证仍在,若少腹满属水蓄下焦者,则应见小便不利;今反利者,说明少腹满是因血蓄而成,治当下血。因病情不急,症状不剧,同时表热未罢,峻攻恐伤正气反而助邪内入,故治宜丸剂,减量而缓攻之,是为得法。

按 择用第(128)节配穴,先泻后补。

〔原文〕 太阳病,小便利者,以饮水多,必心下悸;小便少者,必苦里急也。(131)

浅析 此言辨停水部位当验其小便。太阳病见小便利者,说明下无停水,气化尚好。饮水过多则饮留于中,胃阳不充,脾失健运转输,水气散溢,必令心下悸动。若饮水多而见小便少者,是为水聚下焦,膀胱气化失司而小便不得畅通,人必有少腹胀满急迫之苦。

治则 温中散饮,化气利水。

配穴 中脘、脾俞;中极、阴陵泉。

释义 胃虚脾弱,水饮居中致心下悸动,灸中脘胃之募,腑之会,温中散饮;脾俞即脾之本输,功能扶振脾阳而运化精微。二穴俞募相配,温运中宫脾胃之阳,散水气以定悸。

若属膀胱失化,见少腹满而小便不利者,当取膀胱募穴中极,助气化以利小便;配脾经合穴阴陵泉,运脾导水下行,当无不合。

第三节　辨太阳病脉症并治下

〔原文〕 问曰:病有结胸,有脏结,其状何如? 答曰:按之痛,

寸脉浮,关脉沉,名曰结胸也。何谓脏结?答曰:如结胸状,饮食如故,时时下利,寸脉浮,关脉小细沉紧,名曰脏结,舌上白胎滑者难治。(132)

浅析 辨结胸与脏结脉证。结胸与脏结,关乎病性的阴阳寒热,不可不辨。结胸乃水热结实心下而上聚胸中。邪热内陷与水饮搏结于中,则按之痛而关脉沉;水热阻格,胸中阳气不得下交而独浮于上,则寸脉浮。脏结属脏气虚衰,阴寒内盛,进而误下邪陷,与沉寒凝结而成。言"如结胸状",指脏结亦有结实之痛。邪结于脏,腑未直接受病,故尚能饮食;寒邪内结下趋,命门火衰,故时时下利;虚阳上越,神气外脱,亦可见寸脉浮,然必浮而无根。"小细"者言其虚,"沉紧"者言其实,是脏气衰微寒邪结实的反映;舌为心之外候,寒甚于下,火衰于上,阴凝阳浮则更见"舌上白苔滑"之象。如此正虚邪实,攻补不受,诚为难治。

〔原文〕 脏结无阳证,不往来寒热,其人反静,舌上胎滑者,不可攻也。(133)

浅析 此言脏结不可攻之理。脏结属痼冷沉寒凝结,阴邪伏脏,本无结胸之阳证表现。言"不往来寒热",指硬满虽结于胁下,自当与少阳有别;脏器衰微,人见不烦而静;寒凝不化,虚阳外浮,见舌上苔滑。阴寒至此,纵有邪结亦不可攻,急宜益火消阴令其阳回。

按 以上证象,只可重灸关元、气海以回阳,阳回乃可施针。盖针法用于实证、热证;灸法适于虚证、寒证。凡年深日久,寒病痼疾乃至脏器衰微,病非药力所及,只要肌肉尚未尽脱,元气尚未尽虚,尚能饮食者,唯借艾灸以攻拔之。因灸能助阳祛邪,温经散寒。气血喜温,寒则凝聚不通,温则流而通之,阳者主升主动,灸能生阳益气,故具有生化之机。其沉寒得灸而散者,犹日照冰遂消融,火蒸水即化气。取关元主治诸虚百损,灸能补元益火,消阴散寒,且为足三阴与任脉之会,能促使足三阴之经气升,令肝气舒,脾湿化,肾水利。气海为元气之海,灸能补元真不足,益气养血而调脏器虚损。灸疗之功、生发之妙,皆以壮人为法,故二穴频

105

频灸之,持之以恒,可于一点真阳中获其回生之效。

〔原文〕 病发于阳,而反下之,热入,因作结胸;病发于阴,而反下之,因作痞也;所以成结胸者,以下之太早故也。(134)

浅析 此言结胸与痞证的成因。病起于太阳之表,不汗反下,下后里虚水停,进而热邪乘虚入里与水搏结,阻格胸阳,形成水热结实的结胸证。观此,表阳尚在,里热未实,下之过早,是结胸证的发病途径之一。若病属里虚寒者,治宜散寒温里。反下则虚寒更甚,邪从寒化,阻遏气机,凝滞于心下成痞。又知阴寒证始终不可下,非关迟早。

〔原文〕 结胸者,项亦强,如柔痉状,下之则和,宜大陷胸丸。(135)

大陷胸丸方

大黄半斤　葶苈半升,熬　芒硝半升　杏仁半升,去皮尖,熬黑

上四味,捣筛二味,内杏仁、芒硝,合研如脂,和散,取如弹丸一枚,别捣甘遂末一钱匕,白蜜二合,水二升,煮取一升,温顿服之,一宿乃下;如不下,更服,取下为效;禁如药法。

浅析 言结胸兼经输不利证治。胸为太阳之里,水热搏结阻格胸阳,亦可影响太阳之气的出入,气结于内遂不外行于经脉,致使太阳经输不利,见项亦强如柔痉状,治宜大陷胸丸,令药缓留于上,尽下其水热之结,里气一通则表之经输亦和,项强即解。

治则 泻热破结逐水。

配穴 巨阙、中脘、日月、天枢。

释义 募穴是脏腑经气在胸腹部汇集之处,功善开郁解结,水热胶结闭阻胸中,取心募巨阙,主治胸满胀痛,疏调心气以开窍,泻火热而化浊降逆;配胃募中脘调和冲任,开胸顺气,清热化滞,理中气以升清降浊。二穴针用泻法,泻热破结以攻在上之实。日月为胆之募,又足太阴、足少阳、阳维之会,功能清胆热,利胆道,运调少阳枢机而司开合;天枢大肠之募,通腑调肠,行气导滞,二穴配合,主疏泄水热之结尽下而出,里气通则表亦和,其病可愈。

〔原文〕 结胸证,其脉浮大者,不可下,下之则死。(136)

浅析 言结胸证见脉浮大者禁下。结胸属邪实于里,脉当沉紧是为相符。今诊其三部脉皆浮大,为邪实于内正反格拒于外之象,必浮大无力可知。治当先固正气,助正以祛邪。若徒用大陷胸攻下,则邪未去而正先亡,生命立殒。

〔原文〕 结胸证悉具,烦躁者亦死。(137)

浅析 言结胸证见烦躁者不可治。结胸证悉具,说明邪结已深,知必在此以前,医者坐失良机,当下不下,致使邪实正虚,结胸诸症俱现,下已不及。若更见内烦躁乱,属正已不支,真阳欲脱,形气相离之败候,病已不治。尤在泾讲:"伤寒邪欲入而烦躁者,正气与邪争也;邪既结而烦躁者,正气不能胜而将欲散乱也"。

〔原文〕 太阳病,脉浮而动数,浮则为风,数则为热,动则为痛,数则为虚,头痛发热,微盗汗出,而反恶寒者,表未解也。医反下之,动数变迟,膈内拒痛,胃中空虚,客气动膈,短气躁烦,心中懊憹,阳气内陷,心下因硬,则为结胸,大陷胸汤主之。若不结胸,但头汗出,余处无汗,剂颈而还,小便不利,身必发黄。(138)

大陷胸汤方

大黄六两,去皮　芒硝一升　甘遂一钱匕

上三味,以水六升,先煮大黄取二升,去滓,内芒硝,煮一两沸,内甘遂末,温服一升,得快利,止后服。

浅析 此言太阳病误下成结胸或发黄变证。太阳病,脉浮而动数,动数之脉见于浮,属风邪在表。动脉见于关上,为阴阳相搏而主痛。太阳表证挟杂着这种脉象实不可忽视,它反映出一种潜在的病势:即尽管病在太阳,有浮则为风、数则为热、头痛发热、恶寒的脉证,但正气在表位交争已很难持久,原因是心下有水饮,复感太阳表邪,正气外击动里水,阴阳相搏于心下故见动则为痛;同时里有水饮,正气达表受阻,抗邪不足,外见微盗汗出,营卫不和,尽管发热尚在,但"数则为虚",病有内传之势。若医者辨证不清,据发热汗出为阳明里证而误用攻下,致使正虚邪陷,水热结于心下,则脉应之动数变迟。可见,言"动则为痛,数则为虚",正是里有水饮,正气不充的反映,否则单纯的表邪入里便不会形成结胸证。下后胃虚,里水上逆,邪热乘虚动膈与水相搏,故膈内拒痛;邪热盘踞胸中,气机受阻,则人见短气烦躁,心中懊恼;致邪热内陷心下,与水胶结成实。治宜大陷胸汤泻热逐水。若不结胸,见但头汗出、余处无汗、剂颈而还、小便不利等,则属邪陷太阴中土,影响三焦气化,进而湿热相蒸,胆汁溢散,外见身黄。于此可见:结胸或发黄统与水湿有关,热陷水中则为结胸,热蒸水湿则发为身黄。本节主客俱论,借客以明主,于结胸病理甚明。

治则 开结泻热逐水。

配穴 足临泣、外关、公孙、内关。

释义 本证表邪与里水胶结,三焦壅滞,清浊相混,热踞胸中,饮留心下,相搏而膈内拒痛,且热实漫于心胸胁下,针治须照顾全面。取足临泣系足少阳胆经之俞穴,通于带脉,带脉起于季肋,回身一周,功能调引气血下行,疏肝解郁以去胁肋胀痛之实;外关手少阳三焦之络穴,别走心包,通阳维脉,疏利三焦以行水道,且疏通经气壅滞,内清胸胁之热,外可散邪达表,令气机调达。二穴针用泻法,属八法相配,阳维与带脉相连,则上下表里无所不达。公孙足太阴脾经之络,别走胃经,通冲脉,脾之经脉,入腹、属脾、络胃。冲脉起于气街,并足少阴之经,挟脐上行,至胸中而散,取公孙主治胃、心、胸疾,有理中降逆,宽胸利膈,蠲饮邪,除烦热之能。内关手厥阴心包之络穴,别走三焦,通阴维脉,阴维起于足三阴交会处,上行入腹,循胁肋,上胸膈。心包经脉起于心中,下膈、历络三焦。故内关主治心痛,胸胁诸疾,为治疗上、中二焦证候的要穴,尤对上实中满的实证见长,与公孙八法相配,冲脉相接于阴维,重用泻法可逐饮涤痰,泻热开郁。

〔**原文**〕 伤寒六七日,结胸热实,脉沉而紧,心下痛,按之石硬者,大陷胸汤主之。(139)

浅析 言伤寒传里致大结胸证治。导致结胸的成因亦有伤寒传里而来,由于水饮内停,病伤寒六七日,阳郁化热,内陷与水胶结成实,证见心下痛,按之石硬,脉应之见沉而紧。结胸热实脉证俱见,非他药所能除,唯以大陷胸汤攻实泻热逐水。

治则 开结泻热逐饮。

配穴 中脘、天枢、陷谷、丘墟。

释义 中脘胃之募、六腑之会,天枢大肠募穴、又肾经与冲脉之会,同取针用泻法,主破结消食化积,升清降浊,通腑气而引邪下行。陷谷足阳明胃经之俞穴,主治"水中留饮,胸胁支满",针泻可逐饮;丘墟足少阳胆经之原,功能开泻热结,疏经清热。故四穴同取,主攻逐水热互结之实。

〔原文〕 伤寒十余日,热结在里,复往来寒热者,与大柴胡汤;但结胸无大热者,此为水结在胸胁也,但头微汗出者,大陷胸汤主之。(140)

浅析 辨大柴胡与大结胸证治。病伤寒十余日不解,必化热入里而成热结在里的阳明证,继而又见往来寒热之少阳证,少阳主枢,说明邪藉少阳之枢欲向外解,故宜大柴胡汤枢解少阳兼清里热。相比之下,结胸证热象不显,由于热陷水中从其水性而结,则身无大热,且水结胸胁必见硬满而痛。自与大柴胡证之心下急、胸胁苦满有别;结胸之水热结于高位,证可见但头微汗出者,又不同于阳明热结在里的身热,汗自出。一为水热结于上,一为燥热实于下。两相比较,证亦不难辨识。

治则 泻热行水,开结导滞。

配穴 支沟、外丘、偏历、巨虚。

释义 取支沟手少阳三焦经之经穴,清三焦热,通阳络之脉;配外丘足少阳胆经之郄穴,开泻胆火郁滞,枢解少阳兼清里热。偏历为大肠经之络穴,别走肺经,《标幽赋》说:"刺偏历利小便,医大人水蛊",故可借以宣化水运;上巨虚又名上廉,为大肠之下合穴,能调大肠津液而通积滞;下巨虚又名下廉,为小肠之下合穴,可散结导滞,消胸胁胀痛。三穴合用,引水热下行而治水结胸胁,但头汗出。

〔原文〕 太阳病,重发汗而复下之,不大便五六日,舌上燥而渴,日晡所小有潮热,从心下至少腹硬满而痛不可近者,大陷胸汤

109

主之。(141)

浅析 辨阳明腑证与大结胸证。太阳病过汗误下津液重伤，邪热内陷化燥，见不大便五六日，舌上燥而渴等阳明燥气过盛之象。此种情形，若呈结胸之变，一定无潮热谵语等典型的阳明腑实证。即使从津伤胃燥而来，其邪热一经与里水结聚，也只是"小有潮热"而已；且同为硬满而痛，阳明之为病是"胃家实"，其胀满痛居于腹部，即"绕脐痛"一类。而结胸在于水结不流，影响所及可囊括上中下三焦，严重时可见"从心下至少腹硬满而痛不可近"，治当攻实泻热逐水。

治则 开结泻热，疏经止痛。

配穴 巨阙、关元、中脘、天枢；合谷、复溜、支沟、阳陵。

释义 巨阙心之募，功能清心化积，主治胸满胀痛，"热病胸中澹澹，腹满暴痛"《甲乙经》；关元小肠之募，分清别浊，清少腹之热，二穴针泻，能开上下之结。中脘胃之募，六腑之会，功能清胃化滞，统治腑病；配天枢大肠募，可通泄腑气，开水结，荡热实。四募同取，治"从心下至少腹硬满而痛"之症。

合谷大肠经之原穴，可疏泄热邪壅滞，开闭宣窍；复溜足少阴肾经之经穴，可清热利湿，疗腹水腹胀。二穴迎而夺之，泻潮热而开水结。加支沟三焦经之经穴，清利三焦，调运气机，通调水道；配阳陵泉胆经之合穴，清泻胆火之郁，治胸胁胀痛。二穴针泻，通关开窍，疏经活经，则痛可缓止。

按 《难经·六十七难》说："阳病行阴，故令募在阴。"意即水谷寒热之气，感则害人六腑，传于五脏，当从阴引阳，其治在募。募犹结募，位于胸腹，为经气聚集之处，设募穴闭塞，或由脏气太盛而致病，针募穴多应针取效。如仲景言热入血室者"当刺期门，随其实而取之"。即取肝募之义，则募穴之功用，善于开郁解结者矣。

〔原文〕 小结胸病，正在心下，按之则痛，脉浮滑者，小陷胸汤主之。(142)

小陷胸汤方

黄连一两　半夏半升,洗　栝蒌实大者一枚

上三味,以水六升,先煮栝蒌,取三升,去滓,内诸药,煮取二升,去滓,分温三服。

浅析　此言小结胸证治。小结胸亦属邪热内陷心下而成,但较大结胸轻浅。病位正在心下。"按之则痛"表明,心下有邪结,然不重,不按则不痛。脉浮滑为痰热之象,属痰热胶结于心下,故用小陷胸汤清热解凝涤痰。徐灵胎讲:"大承气所下者燥屎;大陷胸所下者蓄水;此所下者为黄涎。涎,轻于蓄水而未成蓄水者也"。

治则　清热开凝涤痰。

配穴　膻中、巨阙、丰隆、支沟。

释义　膻中为心包络之募,气之会,又脾、肾、小肠、三焦经与任脉之会,有宽胸理气、宣通上焦、宁心化痰之功;配巨阙心之募,可清心开结,通胃气以蠲痰浊。丰隆胃经之络穴,别走脾经,能疏经活络,为健脾胃祛痰化浊之要穴;加支沟手少阳三焦经之经穴,清利三焦腑气。四穴合配,清热中重在涤痰浊以开凝结。

〔原文〕　太阳病二三日,不能卧,但欲起,心下必结,脉微弱者,此本有寒分也。反下之,若利止,必作结胸;未止者,四日复下之,此作协热利也。(143)

浅析　言太阳病误下致结胸或协热利变证。太阳病二三日,一般表证尚在,当无里证。今见不能卧但欲起,说明必心下有痰水之邪滞塞,人呈气喘满之形。如此脉当沉实,今脉微弱表明,邪尚未化热入里与痰饮结聚。然医者误认为阳明里实而下,邪遂内陷与痰饮相结而成结胸证。这是一种变证;再一种是下后邪热入里,未与痰水凝结,里水因泻药下走,与表热协同而出为利,则又为协热利变证。

治则　泻热涤痰;清热止利。

配穴　巨阙,阴都;合谷,天枢。

释义　巨阙属任脉穴,为心之募,疏通心气以泻热,通胃气以蠲痰浊;配足少阴与冲脉之会穴阴都,长于治热结作痛,能祛心下痰水之凝。同取以疗心下必结之证。合谷为手阳明大肠经之原穴,主清阳明热邪;天枢属足阳明胃经穴,又大肠之募,擅治协热下利,疏理大肠气机,调运升降。二穴清泄湿热,调和胃肠,又为协热利变证之治。

〔原文〕 太阳病下之,其脉促,不结胸者,此为欲解也;脉浮者,必结胸;脉紧者,必咽痛;脉弦者,必两胁拘急;脉细数者,头痛未止;脉沉紧者,必欲呕;脉沉滑者,协热利;脉浮滑者,必下血。(144)

浅析 此言误下欲解之脉及凭脉测症举例。太阳病误下而不结胸者,犹幸邪未内陷,脉促者表未解,仍有抗邪外解之势,故“为欲解也”。以下脉浮者必结胸……云云似不必拘泥,程应旄讲:“据脉见证,各著一必字,见势所必然。考其源头,总在太阳病下之而来。故虽有已成坏病,未成坏病之分,但宜以活法治之,不必据脉治脉,据证治证也”。

〔原文〕 病在阳,应以汗解之,反以冷水潠之,若灌之,其热被劫不得去,弥更益烦,肉上粟起,意欲饮水,反不渴者,服文蛤散;若不差者,与五苓散。(145)

文蛤散方

文蛤五两

上一味,为散,以沸汤和一方寸匕服,汤用五合。

浅析 此言表病误以冷水潠灌证治。病在太阳之表当以汗解,今医者徒见表热,反以冷水喷头浇身,致使汗不得出,表热弥漫周身,郁而作烦。热因冷激则肉上粟起,阳郁热盛见意欲饮水的情志;但热郁于表而津液未伤故不渴。治宜文蛤散渗散水热之气。若仍未见愈,当考虑太阳经表俱病影响膀胱气化的问题,治宜五苓散散寒利水,双解表里。

治则 清热散风。

配穴 曲池、内庭。

释义 曲池手阳明之合穴,走而不守,能疏通经气,清阳明经热之郁。内庭为足阳明之荥穴,荥主身热,且治郁烦,二穴迎而夺之,可清热散风,消肉上粟起之疾。

〔原文〕 寒实结胸,无热证者,与三物白散。(146)

三物白散方

桔梗三分　巴豆一分,去皮心,熬黑,研如脂　贝母三分

上三味,为散,内巴豆,更于臼中杵之,以白饮和服,强人半钱匕,羸者减之。病在膈上必吐,在膈下必利,不利,进热粥一杯,利过不止,进冷粥一杯。身热皮粟不解,欲引衣自覆。若以水潠之洗之,益令热劫不得出,当汗而不汗则烦。假令汗出已,腹中痛,与芍药三两如上法。

浅析 此言寒实结胸证治。言结胸必证见硬满而痛。"寒实结胸"指寒与痰水结实于上,水寒之邪闭塞,无大、小结胸之热证表现。结胸证多腑气不通,寒实结胸亦如此,乃寒凝气闭使然。故治用三物白散,取巴豆峻猛辛热,借桔梗舟楫之力,上浮以散寒实,兼辅以贝母开胸结涤痰凝,是为对证。

治则 温下寒实。

配穴 公孙、内关。

释义 公孙为脾经络穴,别走胃经,且通于冲脉,冲脉起于气街,并少阴之经,挟脐上行至胸中而散;内关为手厥阴心包经络穴,通阴维脉,而阴维经脉上行入腹,循胁肋、上胸膈。二穴八法相配,主胸脘痞满,痰凝寒滞等胃、心、胸疾患,对本节寒实结胸证,针用烧山火手法泻之,继而加灸有消散水寒凝闭之功。

〔原文〕 太阳与少阳并病,头项强痛,或眩冒,时如结胸,心下痞硬者,当刺大椎第一间、肺俞、肝俞。慎不可发汗,发汗则谵语。脉弦,五日,谵语不止,当刺期门。(147)

浅析 言太少并病涉于经脉者当刺。太阳病传少阳而太阳证仍在者,谓太阳与少阳并病。言"头项强痛,或眩冒,时如结胸,心下痞硬者",于"或""时如"等字揣摩,是指邪游行于太少经脉之间所呈的未定之病状。故宜用针刺,泻经中之邪。大椎为七阳之会穴,刺之以泻太少并病之邪;刺肺俞以通肺气,外合皮毛兼行太阳之气;肝与胆相表里,刺肝俞可泻少阳之邪。且肺俞肝俞均为

113

足太阳经穴,又可疏通膀胱经气以驱邪。病见少阳,法当禁汗,发汗则津伤胃燥进而相火炽盛,证见谵语、脉弦等土病见木脉之逆象,故当刺肝募期门,迎而夺之,直泻肝木之郁,平胆火之热,则为当务之急。

按 大椎为手足三阳经与督脉之会,督脉统摄诸阳,为阳脉之海,且沟通脏腑经气,令气血调畅,若督脉之阳气不足,则易感受外邪,侵入太阳则项强、恶寒;侵入阳明则一身热甚;侵入少阳则寒热往来,烦呕胁痛。故取督脉穴大椎督一身之阳气,宣通诸阳经之经气,解郁疏散表邪。同时,五脏六腑之根皆在背部俞穴,而手足三阳经与督脉相会合,尤其足太阳经之背俞均在督脉两侧,其所主之脏腑经气与督脉之气相互沟通,肺主皮毛,外邪侵入首当其冲,故取肺俞宣降肺气以解表。肝藏血而主筋,取肝俞疏调气血而舒筋缓急,荣养筋肉。

期门为肝之募,又肝、脾、阴维脉之会,肝之经脉,自足大趾上行与督脉会于巅,肝主藏血,以风为本气,泻期门乃平肝潜阳、泻热熄风、护血之藏、固脉之主以治谵语。

〔原文〕 妇人中风,发热恶寒,经水适来,得之七八日,热除而脉迟身凉,胸胁下满,如结胸状,谵语者,此为热入血室也,当刺期门,随其实而取之。(148)

浅析 此言热入血室邪犯经中证治。妇人患太阳中风,见发热恶寒之表证,又值月经来潮、缠绵七八日之久,抗病力已弱,血室空虚。表邪乘虚内陷血室,邪热内伏,血脉受阻,故外见热除而脉迟身凉。考冲、任、厥阴经脉起于血室,热入血室,邪热循经上壅胸胁,故见胸胁下满状如结胸;上犯心包则见神昏谵语。冲为血海,冲脉隶属于肝,而足厥阴肝又主藏血,邪犯厥阴,易动肝风而生他变,故急取肝经募穴期门,直泻经中热邪。

按 "血室"这里指胞宫,冲脉、肝脉和血室的关系极为密切,因冲脉为血海,任脉主胞宫,是妇人生养之本。且肝之经脉过阴器、抵小腹,肝又为藏血之脏,新产出血过多,冲脉空虚,可致热入血室。而平素情志不遂,怒则伤肝,抑郁苦闷亦是导致热入血室

114

的重要因素。本节言经来七八日,感寒化热而入血室,因经期或产后,胞宫空虚,热聚于内与血相搏,正邪交争,不得外解,就可以出现郁阻于胞宫的异常病变。

足厥阴肝经绕阴器在血室外围,仲景言刺肝经募穴期门,乃从厥阴肝经着手,以透达血室的邪热。又因肝胆互为表里,可加刺通带脉的胆经之足临泣,配通阳维脉的三焦经之外关穴,助期门以内清外透。

〔原文〕 妇人中风,七八日,续得寒热,发作有时,经水适断者,此为热入血室,其血必结,故使如疟状,发热有时,小柴胡汤主之。(149)

浅析 言病传少阳见热入血室证治。肝胆之气条达,则血行通畅。今太阳中风,至七八日病传少阳,见寒与热发作有时,似疟非疟,以致肝胆气郁,热邪入室,未尽之经血被热所结,滞而不行,见经水适断者,故宜小柴胡汤枢解少阳,气行则血亦不结。

治则 清里解表,化瘀调经。

配穴 大椎、膈俞、间使、太冲。

释义 大椎督脉穴,取之宣通诸阳经气,疏散经邪;配膈俞血之会,统治血病,能宣泻血热,活血化瘀。间使为手厥阴心包络之经穴,功能清心镇静安神;配太冲肝经原穴,舒肝解郁,调经养血。四穴相配以治血室热结,寒热如疟。

〔原文〕 妇人伤寒,发热,经水适来,昼日明了,暮则谵语,如见鬼状者,此为热入血室,无犯胃气及上二焦,必自愈。(150)

浅析 言热入血室之自愈证。妇人伤寒发热,时值月经来潮,热邪遂乘虚入室。昼为阳主气行,暮为阴主血行,今病血而无关气分,故昼日明了,暮则谵语,甚有如见鬼状的幻觉。若经行不断,尽管热入血室,亦有邪随经血而出的向愈转归,故可不治自愈。言"无犯胃气及上二焦",旨在告诫医家,谵语属血热上扰使然,非阳明腑实,故不可以下药伤胃。胃乃气血生化之本,待其经血携热尽出,则血可继而复生。由是观之,误下犯胃,即汗吐二法亦当禁用。

按 若辅以针治,取阴跷脉之郄穴交信,配手厥阴心包络之郄穴郄门,清血室及血脉之热,可助热邪尽随血出而愈。

〔原文〕 伤寒六七日,发热微恶寒,支节烦疼,微呕,心下支结,外证未去者,柴胡桂枝汤主之。(151)

柴胡桂枝汤方

桂枝一两半,去皮 黄芩一两半 人参一两半 甘草一两,炙半夏二合半,洗 芍药一两半 大枣六枚,擘 生姜一两半,切 柴胡四两

上九味,以水七升,煮取三升,去滓,温服一升。

浅析 言太阳少阳并病证治。伤寒六七日属病传之期,言"发热微恶寒,支节烦疼"等,为表证欲罢未罢之象。"微呕",属"呕"之轻者,"支"是两侧,犹树之旁枝。"心下支结"即心下两侧胀闷不舒,属"胸胁苦满"之轻者。故本节是病入少阳,程度尚浅,同时外症尚在者,治用小柴胡汤与桂枝汤合方减量。因病势向内,故柴胡量偏重以助其转枢。名柴胡桂枝汤两解太少之邪。

治则 和解表里。

配穴 腕骨、金门,足临泣、外关。

释义 病兼太少两经,故先取手太阳小肠经原穴腕骨,配足太阳膀胱经郄穴金门(阳维脉别属),解热发表以治太阳;继之取足少阳胆经之俞穴足临泣,配手少阳三焦经之络穴外关主治少阳,功能清热开郁,疏经止痛,二穴为八法主客相应,枢解半表半里之邪,以消微呕,心下支结。

〔原文〕 伤寒五六日,已发汗而复下之,胸胁满微结,小便不利,渴而不呕,但头汗出,往来寒热,心烦者,此为未解也,柴胡桂枝干姜汤主之。(152)

柴胡桂枝干姜汤方

柴胡半斤 桂枝三两,去皮 干姜二两 栝蒌根四两 黄芩三两 牡蛎二两,熬 甘草二两,炙

上七味,以水一斗二升,煮取六升,去滓再煎取三升,温服一升,日三服,初服微烦,复服汗出,便愈。

　　浅析　言误治中虚邪郁少阳证治。伤寒五六日病始传少阳，少阳当禁汗下，今即汗复下，外则阳随汗泄，内则中虚水动。且经误治，少阳之枢不得外出，逆于胸胁击动里水，故见胸胁满微结；水逆于上不得下行，故小便不利；少阳枢机不利，相火郁而上炎，故心烦、渴而不呕；水热上蒸故但头汗出；少阳主枢，正邪交争进退于表里之间故往来寒热。治宜柴胡桂枝干姜汤转少阳之枢外达于太阳，兼益气温中散水以布气化，则表里得通，津气因和，汗出而愈。

　　治则　和解少阳，温化水饮。

　　配穴　风池、肾俞、丘墟、蠡沟。

　　释义　风池属膀胱经穴，又足少阳与阳维脉之会，可令少阳之邪转枢于太阳外解。肾俞补肾益气，且温中散饮以利小便。邪郁少阳，又当取胆经原穴丘墟，肝经络穴蠡沟，是为原络相配，疏通少阳与厥阴的脏腑表里之气，治胸胁满微结，心烦等。

　　〔**原文**〕　伤寒五六日，头汗出，微恶寒，手足冷，心下满，口不欲食，大便硬，脉细者，此为阳微结，必有表，复有里也。脉沉，亦在里也。汗出为阳微。假令纯阴结，不得复有外证，悉入在里。此为半在里半在外也。脉虽沉紧，不得为少阴病，所以然者，阴不得有汗，今头汗出，故知非少阴也，可与小柴胡汤。设不了了者，得屎而解。(153)

　　浅析　辨阳微结与纯阴结脉证。伤寒五六日多见病传少阳，郁热上蒸则头汗出；表未罢则微恶寒；邪居少阳，肝胆气郁，疏泄不利，致使阳郁气闭，证见手足冷，心下满，口不欲食，大便硬；"脉细"这里指沉紧而细，即弦细之属，为少阳也。此皆因阳热之邪微结，枢机不利，气滞不行使然，故证见表里，与少阴之纯阴结不同。纯阴结之脉沉、汗出、不能食、大便硬等，属阴寒凝结真阳虚微的反映，这种情况不会见太阳表证，当全为少阴脏器虚寒见症。而阳微结属少阳肝胆气郁病机，病是半在里半在外。脉虽见沉紧，也不能妄断为少阴病。其沉为里有邪结，紧为弦紧，属结于少阳的反映。进而再详审其症，阴经止于喉下，剂颈而还，故少阴阴结证不得有头汗出。至此,对阳微结之似阴而又不同于纯阴结之脉证可辨识一斑,治用小柴胡汤枢解少阳气机,疏泄肝胆郁滞,使其上下表里宣和。若服汤后余热未净,尚有里气不调者,又当调理肝胆和胃通便,令其"得屎而解"。

治则 疏利肝胆,条达气机。

配穴 足临泣、外关,太冲、光明。

释义 足临泣、外关属八法配穴,作为少阳病的基本取穴,它有疏泄肝胆郁滞,调畅少阳气机的作用,且足少阳胆经与带脉通,带脉系于命门,横贯腹中神阙,约束诸脉,络于督脉,使之贯通上下。手少阳三焦经又交出足少阳之后,入缺盆布膻中散络心包,下膈循属三焦。故取此二穴枢解少阳,调气开郁,疏通经气,以治阳微结证。又少阳与厥阴表里相通,肝郁气滞亦是本证形成的一个重要因素,故取肝经原穴太冲,胆经络穴光明,调肝舒气利胆,亦不可少。此取原络配穴在于,原穴本系内脏出于肘膝四关以下的要穴,为脉气旺盛之处;络穴则是交与表里阴阳经之间的起点。故功能疏经活络,而解郁开结。

〔**原文**〕 伤寒五六日,呕而发热者,柴胡汤证具,而以他药下之,柴胡证仍在者,复与柴胡汤。此虽已下之,不为逆,必蒸蒸而振,却发热汗出而解。若心下满而硬痛者,此为结胸也,大陷胸汤主之。但满而不痛者,此为痞,柴胡不中与之,宜半夏泻心汤。(154)

半夏泻心汤方

半夏半升,洗 黄芩 干姜 人参 甘草炙,各三两 黄连一两 大枣十二枚,擘

上七味,以水一斗,煮取六升,去滓,再煎取三升,温服一升,日三服。

浅析 此言柴胡证误下后的三种转归及治法。伤寒五六日,病多传入少阳。"呕而发热"为柴胡主证,治宜小柴胡汤和解少阳。若反此而误以他药下之,可出现三种情况:一是下后柴胡证仍在,说明未因误下生变,仍具枢解之机,故可再与柴胡汤枢解少

阳之邪。因下后正气已伤抗邪力不足,正气得药力之助,则能使邪气还表,可见"战汗"之形,继而汗出病愈;再是下后热邪内陷,与心下之饮搏结而成大结胸证,见心下硬满而痛等,治宜大陷胸汤泻热开结逐水;还一种是下后中虚,气机升降失常而里无实邪,致使邪乘而气滞于中,见心下但满而不痛。因证原始于呕而发热,下后由少阳热邪内陷形成,故治宜半夏泻心汤消寒热痞塞之气,降逆止呕,益胃安中。

治则 疏经降逆,建中消痞。

配穴 巨阙、膈俞,脾俞,内庭。

释义 寒热挟杂,气滞于中而痞塞心下者,取心之募穴巨阙,调心火下降以通肾,使阴阳二气交合,又和胃降逆而建中;配膈俞血之会,行血调气,宽胸降逆而消心下痞满。脾俞为膀胱经背俞,输转沟通脏腑经络之气以调畅表里,又可运脾和中,且与胃经荥穴内庭相配,补荥调俞以健运气机升降之本。

〔原文〕 太阳少阳并病,而反下之,成结胸,心下硬,下利不止,水浆不下,其人心烦。(155)

浅析 言太少并病误下致危重证。太阳病并入少阳,症见两经。太阳主开,少阳主枢,治宜从枢外达于太阳。医者不识而反下,逆枢于内,邪乘虚内陷心下,与水搏结而成结胸,证见心下硬。结胸证不当有下利,今反见下利不止,是正不胜邪而阴脱于下;且邪实于中,见水浆不下;阴不济阳,火炎于上,故其人心烦。如此上实下虚,攻补两难。薛步云讲:"误下后,太少标本水火之气不能交会于中土。火气不归于中土,独亢于上,则水浆不下,其人心烦;水气不交于中土,独盛于下,则下利不止。此不可用陷胸汤,即小柴胡亦未甚妥,半夏泻心汤庶几近之"。

按 本证危重,攻补两难,尤其"水浆不下"治难措手,当发挥针灸之长,以验其后,试取至阳督脉穴、胆俞膀胱经穴,二穴点刺出血,俾胸膈开畅;中脘六腑之会,胃之募,取之益胃和中,升清降浊,配足三里胃之合穴,健运脾胃,调补后天之本以止下利。

〔原文〕 脉浮而紧,而复下之,紧反入里,则作痞,按之自濡,

但气痞耳。（156）

浅析 此言痞之形成与见证。"脉浮而紧"属太阳伤寒脉象，不汗反下，下后里虚，寒邪乘虚入里，脉亦应之而见沉紧。言痞者，这里是指邪气乘虚内陷心下痞塞于中，因而影响了气机的升降交合。因心下在人身居中，为上下阴阳水火气交的必经之途，故气痞也称心下痞，就是指心下部位痞塞不通。因无实邪结聚，故按之自濡。

注：痞原出于卦辞的"否"，方中行讲："痞，言气隔不通而否塞也。"〈否〉与〈泰〉是一对立的组卦，旨在说明事物对立、转化的辩证关系：爻泰☷☰即乾下坤上，意是天气下降，地气上腾，天地交合则万物亨通，是为地天泰卦；卦爻否☰☷即坤下乾上，意是天气不降，地气不腾，天地二气上下不交而隔塞不通，是为天地否卦。古医家取类比象善体物性，引伸而言医理，故仲景五泻心汤泻火使之下交，即是转否为泰之法，学者当知。

按 此痞属"按之自濡，但气痞耳"，用针当取气会膻中，腑会中脘，生气之会关元及内关，四穴相配可令气散痞消。

〔原文〕 太阳中风，下利呕逆，表解者，乃可攻之。其人漐漐汗出，发作有时，头痛，心下痞硬满，引胁下痛，干呕短气，汗出不恶寒者，此表解里未和也，十枣汤主之。（157）

十枣汤方

芫花熬　甘遂　大戟

上三味等分，各别捣为散，以水一升半，先煮大枣肥者十枚，取八合，去滓，内药末，强人服一钱匕，羸人服半钱，温服之，平旦服；若下少，病不除者，明日更服，加半钱，得快下利后，糜粥自养。

浅析 此言风邪动水，饮聚胸胁证治。太阳中风见下利呕逆，当属葛根加半夏汤证。下利呕逆固为里证，说明里有水饮，但于中风表证而发，反映出病欲外解之势，当从其势用葛根加半夏汤解表。服汤后表解而里和，则下利呕逆均除。然仲师由此引出十枣汤证，说明病不单纯是个中风见呕利的问题。由于病者平素饮邪内伏，感邪后诱而发作，流聚胸胁，致使气机阻滞，见心下痞硬满,引胁下痛;水气上下充斥,内外泛溢,可兼见头痛,干呕,短气,汗出等。水患如此,惟用峻剂直导,故继表解后,用十枣汤主攻胸胁水饮。方中肥枣煎汤送服,在于补中培土以制水,又可调和峻药之过。且小有行水之能,为一般甘药所无,可谓一举多得之妙,故名曰"十枣汤"。药后糜粥调养,复胃气以固本。

治则 温中土,降冲逆,逐水饮。

配穴 中脘、天枢,章门,阴陵泉。

释义 中脘为六腑之会,胃之募穴,灸可温中散饮,培土以制水;天枢为肾经与冲脉之会,又大肠之募,功能温散下焦寒气,与中脘同灸,可壮阳镇水而安冲降逆。取章门脾之募,足厥阴与足少阳之会穴,可调肝理气,运脾通络以行水消痞;配阴陵泉脾经合穴,主健脾运中,导水下行,二穴均用泻法,可逐胸胁水饮。

〔原文〕 太阳病,医发汗,遂发热恶寒,因复下之,心下痞,表里俱虚,阴阳气并竭,无阳则阴独,复加烧针,因胸烦,面色青黄,肤瞤者,难治;今色微黄,手足温者,易愈。(158)

浅析 言汗下烧针后的变证及预后。太阳病当汗,今医者用麻黄汤发汗,反"遂发热恶寒",表邪有增无减。说明病本桂枝证,发汗徒虚表阳而邪不解,当以桂枝汤解肌达表为宜。医者不识,汗而不解循习而复下之,致使表邪乘虚内陷心下成痞。误汗伤其表阳,误下伤其里阴,以此表里俱虚,阴阳气并竭。乃致造成邪不在表内陷独留于里的心下痞变证,即所谓"无阳则阴独"。更有甚者,医复加烧针又重劫其津,火邪内逼则胸烦;中土衰败木贼乘之则面色青黄,肌肉瞤动不安;病已危重,故曰难治。若反此而见色微黄,手足温者,犹幸中土未败,阳气尚能达于四末,可望有复生之机。病可治愈。

按 误汗伤阳,误下伤阴,以此表里俱虚,阴阳气并竭之变,则烧针与病无益。因此用针用灸,或用烧针,都必须依病情而定,虚虚实实,其害非小。针灸的治疗法则应根据针灸疗法的特点,即《灵枢·经脉》篇所言:"盛则泻之,虚则补之,热则疾之,寒则留之,陷下则灸之,不盛不虚,以经取之"。

121

〔原文〕 心下痞,按之濡,其脉关上浮者,大黄黄连泻心汤主之。(159)

大黄黄连泻心汤方

大黄二两 黄连一两

上二味,以麻沸汤二升渍之,须臾,绞,去滓,分温再服。

浅析 言心下痞见关上浮脉证治。邪气痞塞心下,气机升降失职,势必影响上下水火的交合。关以候中,关上以候胸中。故关上脉浮为心胸热烦之象。乃中焦痞塞,下水无以上济,心火偏盛使然。治用大黄黄连泻心汤清降火热。此方妙在不用煮而用渍,旨在取无形之气而薄有形之味。则轻扬之性自可清降火气而无泻实之嫌。

治则 清降火热,益阴生津。

配穴 巨阙、少冲、灵道、水泉。

释义 巨阙心之募穴,能调心火下降,使水火既济,且火生土而健脾;少冲为手少阴心经井穴,点刺出血,可清降少阴火热。灵道手少阴心经之经穴,功能行气活血以宁心;配肾经水泉穴,滋肾水益阴气,令火降津生。

〔原文〕 心下痞,而复恶寒、汗出者,附子泻心汤主之。(160)

附子泻心汤方

大黄二两 黄连一两 黄芩一两 附子一枚,炮去皮,别煮取汁

上四味,切三味,以麻沸汤二升渍之,须臾,绞去滓,内附子汁,分温再服。

浅析 承上言心下痞兼表阳虚证治。言心下痞,则表邪内陷心下,寒热之气错杂可知。今反见恶寒汗出而不发热者,乃少阴水火不交,真阳虚衰,本气不足,寒水无阳以化,进而呈太阳本寒外露,标阳难以自守之象,故治宜附子泻心汤。方中附子专煮,取汁以重扶元阳,化气固表;三黄渍之其性轻扬以开痞气,同时芩连之苦借大黄可导心火以下交,尤在泾说:"此方寒热补泻,并投互治⋯⋯寒热异其气,生熟异其性,药虽同行,而功则各奏,乃先圣

之妙用也"。

治则 交通心肾,扶阳消痞。

配穴 神门、太溪、关元、气海。

释义 神门为心经原穴,调心安神而清降火热;太溪肾经原穴,补肾滋阴使心肾交通。因少阴本热虚衰而恶寒汗出者,灸关元小肠募穴,温阳壮元,助命门之火,针气海,宜平补平泻手法,既可助关元而振扶阳气,又可调气分闭滞而消痞,四穴配合,宜治心下痞兼阳虚证。

〔原文〕 本以下之,故心下痞,与泻心汤,痞不解,其人渴而口燥烦,小便不利者,五苓散主之。(161)

浅析 辨心下痞证治。本因误下邪气内陷,心下痞塞不通,寒热之气错杂者,按法当与泻心汤消痞通畅气机。今服汤后痞竟不除,又见渴而口燥烦、小便不利等五苓散证,说明病本膀胱气化不利,下有蓄水,三焦气机障碍。水不化则津不行,故见证如此。治宜五苓散化气行水,水府水道通利,气布津行,则气机调畅,痞可自消。

按 针治见第(71)节。

〔原文〕 伤寒汗出,解之后,胃中不和,心下痞硬,干噫食臭,胁下有水气,腹中雷鸣下利者,生姜泻心汤主之。(162)

生姜泻心汤方

生姜四两,切 甘草三两,炙 人参三两 干姜一两 黄芩三两 半夏半升 黄连一两 大枣十二枚,擘

上八味,以水一斗,煮取六升,去滓再煎,取三升,温服一升,日三服。

浅析 言心下痞见胃中不和证治。伤寒汗后表解当愈,今表解后见胃中不和,说明病者平素脾胃健运力弱,升降不调,加之汗出解后身体尚未恢复,胃纳不佳,腐熟水谷无力,必有水气食滞挟杂,寒热互阻,致使心下痞硬。心下痞当按之濡,此加个"硬"字,是针对"胃中不和"言,即心下痞证间挟有食滞秽物等。并非结胸之"痛""实",病机仍属痞证。食滞气逆则干噫食臭;水气不化则

横流胁下;水谷不别、行入肠间则腹中雷鸣下利。治用生姜泻心汤健脾和胃,散水消痞。

治则 运调升降,散水消痞。

配穴 中脘、脾俞、足三里、陷谷。

释义 取胃募中脘与脾俞合用,属俞募配穴法,功能健脾和胃,消纳水谷,运化精微。足三里为胃之合穴,助脾胃运化而调升降气机,治水谷不别之干噫食臭,腹中雷鸣下利;配陷谷足阳明胃经之俞,调运胃肠而散水消痞。

〔原文〕 伤寒中风,医反下之,其人下利,日数十行,谷不化,腹中雷鸣,心下痞硬而满,干呕,心烦不得安。医见心下痞,谓病不尽,复下之,其痞益甚,此非结热,但以胃中虚,客气上逆,故使硬也,甘草泻心汤主之。(163)

甘草泻心汤方

甘草四两,炙 黄芩三两 干姜三两 半夏半升,洗 大枣十二枚,擘 黄连一两

上六味,以水一斗,煮取六升,去滓再煎,取三升,温服一升,日三服。

浅析 言心下痞中虚下利证治。太阳表证,不论伤寒或中风,均应酌情施以汗解。今医反下之,损伤脾胃,邪热乘虚内陷,寒热错杂于心下,气机升降受阻,见心下痞硬而满;中焦痞寒,上下水火不相交合,且脾阳不升,携寒水而下注肠间,则见肠鸣不利日数十行、水谷不别等;胃逆不降,助火上炎,则干呕心烦不得安。医者不识,见心下痞满心烦不安之状,误作阳明热实而再行攻下,致使痞塞更甚。上下诸症必进一步加剧。因属本无热实,如此误下,必致中虚邪陷、客于心下而成痞硬。治用甘草泻心汤调中补虚,降逆消痞。

治则 和中降逆消痞。

配穴 足三里、陷谷、建里、内庭。

释义 中虚阴阳升降失常,清浊相混,寒热挟杂,痞寒心下,取胃之合穴足三里,胃之俞穴陷谷健脾和胃,降逆止利,令气机升

降复常。建里任脉穴,内庭胃经之荥,二穴同取针用补法,可调中益气而降逆消痞。

〔原文〕 伤寒服汤药,下利不止,心下痞硬。服泻心汤已,复以他药下之,利不止,医以理中与之,利益甚。理中者,理中焦,此利在下焦,赤石脂禹余粮汤主之;复利不止者,当利其小便。(164)

赤石脂禹余粮汤方

赤石脂一斤,碎　太乙禹余粮一斤,碎

上二味,以水六升,煮取二升,去滓,分温三服。

浅析 辨心下痞下利不止证治。伤寒服汤药见下利不止,则所服为泻下药可知。下后损伤脾胃,邪陷心下,寒热错杂痞塞不通,宜服甘草泻心汤痞利可愈。今医者误作里有结实而再行攻下,于是利不止;医又作下后中虚有寒,用理中汤温中,则利益甚。原因在于"此利在下焦",属下利过甚导致大肠滑脱失禁者,治用赤石脂禹余粮汤固脱止利;若固涩利仍不止者,为清浊不分而水走大肠,治又当利其小便,泌别止利。总之,误下致利者,可有心下痞作利;中焦虚寒作利;下焦滑脱作利;泌别失职作利等,当辨识。

治则 温散下寒,涩肠止利。

配穴 关元、中极、肾俞、天枢。

释义 肾主封藏,司二阴,下焦滑脱作利,属肾虚不固,大肠失禁。灸小肠募穴关元,补元益火,且能分清泄浊而利小便;加灸膀胱募穴中极以助气化,所谓利小便以实大便义。继而用肾俞补肾壮阳,与大肠募穴天枢同取,针用补法,又可温散寒湿涩肠止利。

〔原文〕 伤寒吐下后,发汗,虚烦,脉甚微,八九日,心下痞硬,胁下痛,气上冲咽喉,眩冒,经脉动惕者,久而成痿。(165)

浅析 言几经误治津血告竭致痿变证。伤寒误吐下后,津液大虚致伤脾胃。继之又发汗,致心阳虚而生烦。心主血脉,汗为心液,汗夺经脉津血,且阳气随汗外亡,故脉甚微。"八九日"言误治病程已长,正虚邪陷,阻塞气机,致心下痞硬。水饮逆动横流,则胁下痛。浊阴之气挟饮聚而上逆,则气上冲咽喉,眩冒。盖经脉者网维一身,资津血以为用。因几经误治,阴阳俱虚,津血亏耗,又失阳气的化生,则经脉失其濡养而动惕,久则力乏筋弛,痿废而不用。

按 本节从误治角度,论述阴液虚而不濡致痿。盖痿证的基本病机,重在肺胃之经。"痿证皆因肺热生,阳明不能润宗筋",肺朝百脉,肺热叶焦则百脉弛缓。胃为五脏六腑之海,运化精微主润宗筋而利机关。若胃热内蕴,津血虚耗以致经脉失养,宗筋弛缓则久而成痿。古人云"治痿独取阳明",阳明为多气多血之经,针治取手阳明大肠经之合穴曲池,先泻后补,可疏调经气,泻热生津养血。阳陵泉胆经之合,为筋之会,统治筋病,配曲池以疏导阳明,荣筋活络。肺热叶焦,取肺之络穴列缺清泄肺热,且列缺通于任脉,可生津润燥而行肺系,配通阴跷脉的肾经照海穴,又为八法主客相应,而"阴跷为病,阳缓而阴急",肾藏精主骨,取照海补肾滋阴而益精气,以治筋弛骨痿。

〔原文〕 伤寒发汗,若吐若下,解后,心下痞硬,噫气不除者,旋覆代赭汤主之。(166)

旋覆代赭汤方

旋覆花三两　人参二两　生姜五两　代赭一两　甘草三两,炙半夏半升,洗　大枣十二枚,擘

上七味,以水一斗,煮取六升,去滓,再煎取三升,温服一升,日三服。

浅析 言心下痞见噫气不除证治。伤寒发汗,随证施用吐或下法治疗而令病解。后却见心下痞硬,噫气不除者,说明病人脾胃素虚,感邪后诱发而成。言"噫气不除"即苦于嗳气,可知气逆较重,属胃虚挟饮、肝气上犯之象。治非一般止呕药所能奏效,惟用旋覆代赭汤镇肝降逆,和胃消痞。

治则 调肝理气,和胃消痞。

配穴 公孙、肓俞、中脘、太冲。

释义 公孙为脾经之络,别走胃经,通于冲脉,脾之经脉入腹,属脾络胃,病则腹胀善噫。冲脉起于气街,并少阴挟脐上行至胸中,病则逆气里急。故取公孙健脾和胃降逆;配足少阴与冲脉之会穴肓俞,理气降冲。同时,补中脘以健中土,泻太冲以调肝气,脾健胃强则心下痞消,升降调和则噫气可除。

〔原文〕 下后,不可更行桂枝汤,若汗出而喘,无大热者,可与麻黄杏子甘草石膏汤。(167)

浅析 言下后热邪壅肺证治,太阳病误下后见表不解者,仍可用桂枝汤解表。表证见喘者,可用桂枝加厚朴杏子汤解肌定喘。言"下后不可更行桂枝汤",知邪已内陷化热,表无大热而里热渐盛,外蒸上壅则"汗出而喘",治宜麻杏甘膏汤清热宣肺定喘。

按 针治见第(63)节。

〔原文〕 太阳病,外证未除,而数下之,遂协热而利,利下不止,心下痞硬,表里不解者,桂枝人参汤主之。(168)

桂枝人参汤方

桂枝四两,去皮　甘草四两,炙　白术三两　人参三两　干姜三两

上五味,以水九升,先煮四味,取五升,肉桂,更煮取三升,去滓,温服一升,日再夜一服。

浅析 言误下中虚有寒兼表证治。太阳病外证未除,当与桂枝汤解外。今医者屡用下药,致脾胃重虚生寒,寒挟表热随泻药作利。脾阳下陷则利下不止;胃虚邪陷,气机升降受阻,痞塞于中,则心下痞硬。如此里虚而表邪尚在者,当主治其里,兼固其表。方用桂枝人参汤温中补虚解表。取桂枝后下者,旨在从里药中越出于表以解邪矣。

治则 补中开郁,散寒消痞。

配穴 中脘、脾俞、内关、筑宾。

释义 中阳不升,取胃募中脘温运中宫脾胃之阳;配脾俞补之,理脾以助运化。二穴俞募相配,补中、通运上下而消心下痞硬。内关手厥阴心包经络穴,别走三焦,功能宽胸利膈,调气开

郁。且内关通阴维脉，而阴维则发于肾经郄穴筑宾，上行入腹，循胁肋上胸膈。故与筑宾相配，二穴针用补法，可行阴经阳气而散寒和里，又为合治阴维之方。

〔原文〕 伤寒大下后，复发汗，心下痞，恶寒者，表未解也，不可攻痞，当先解表，表解乃可攻痞。解表宜桂枝汤，攻痞宜大黄黄连泻心汤。(169)

浅析 此言心下痞兼表不解证治。伤寒大下后，里虚邪陷致心下痞。下后表邪仍在，当宜桂枝汤取微似汗则表解。今用麻黄汤复发其汗，病必不除，表必不解，故恶寒等表证仍在。此表里同病，当依证之轻重来定治之先后。柯韵伯说："盖恶寒之表，甚于身疼；心下之痞，轻于清谷。与救急之法不同"。故治当先表后里。此误治之表宜桂枝汤解之。后用大黄黄连泻心汤攻痞，知当有"关上浮"脉证。

〔原文〕 伤寒发热，汗出不解，心中痞硬，呕吐而下利者，大柴胡汤主之。(170)

浅析 言心中痞硬见里热成实证治。伤寒发热，汗出则表解。今汗出不解，且心中痞硬，说明病在少阳。胸为表之入里、里之出表处，痞硬不在"心下"而在"心中"，则由中连上、由上连外，故从半表半里设法，汗法与病机不合。然此心中痞硬又兼呕吐下利，则又与小柴胡之胁下痞硬、呕而发热有程度的轻重。既要宣通内外，更要交通上下。盖少阳主枢，邪拒胸膈、枢机不利，壅滞于上则心中痞硬；气郁而胆火犯胃，胃逆不降则呕吐；火助阳明燥化，致燥热迫津下利，必是热利无疑。故用大柴胡汤攻下热结，枢解表里，取其内外上下综合为治。

治则 清泻热郁，枢解表里。

配穴 合谷、阳陵泉、璇玑、足三里。

释义 取合谷手阳明大肠经之原穴，清泻阳明蕴热；阳陵泉足少阳胆经之合穴，合主逆气而泄，功能清胆火泻热壅，内可通腑行滞，疏调气机；外可枢转少阳达于太阳。璇玑任脉穴，主治胸胁满痛，咳逆上气；配足三里胃之合，又可通运上下，调理胃肠，止呕消痞,去积导滞。四穴均用泻法。

〔原文〕　病如桂枝证,头不痛,项不强,寸脉微浮,胸中痞硬,气上冲咽喉,不得息者,此为胸有寒也,当吐之,宜瓜蒂散。(171)

瓜蒂散方

瓜蒂一分,熬黄　赤小豆一分

上二味,分别捣筛为散已,合治之。取一钱匕,以香豉一合,用热汤七合,煮作稀糜,去滓,取汁和散,温顿服之。不吐者,少少加,得快吐乃止。诸亡血虚家,不可与瓜蒂散。

浅析　此言痰邪痞塞胸中证治。太阳之脉连风府、上头项。今头不痛项不强,知邪不在经中;脉独见于寸口微浮者,又知病位亦不在表而在上。胸中痞硬为痰邪内阻见证,"硬"者言其胸中憋闷之甚;"气上冲咽喉"为邪有上出之势。联系方证可以认为:胸为太阳之里,太阳之气出入于心胸。今邪在胸中,势必阻碍气机,影响太阳之气的出入。邪阻胸中,加之正气拒邪上越,故人不得息;太阳之里受病,使表气不能固外,则外呈发热、汗出、恶风等状似桂枝见症。治宜瓜蒂散纵势而出,则太阳之表里和,诸症可愈。

治则　宣通胸阳,化痰蠲浊。

配穴　至阳、天突、膻中、丰隆。

释义　本证邪入胸中,加之痰实内阻,致胸阳闭塞、气上冲而不得息者,先点刺督脉穴至阳,宽胸利膈,疏通诸阳经气,助正驱邪外达;继而速刺任脉与阴维脉之会穴天突,使其涌吐痰实,以宣畅胸阳。膻中一名上气海,亦为八会穴中之气会,取之宣通上焦;理气降逆,令胸膈气机通达,以平气逆不得息之苦;加配丰隆通调经络,化痰蠲浊。则四穴同取,驱邪逐痰,疏调经气、畅达表里,令胸阳布散则愈。

〔原文〕　病胁下素有痞,连在脐傍,痛引少腹,入阴筋者,此名脏结,死。(172)

浅析　此言脏结危证。病胁下素有痞积连于脐傍,乃肝脾脏气虚衰,脉络闭阻,阴邪内伏,日久聚积而成。病重如此已不堪一击。若又值寒邪内入,寒凝痞积,真脏之气结而不通,乃至胁下、

129

脐傍、少腹俱痛,知结非一处,病非一脏。"入"阴筋者,乃入阴而不出阳也,神机化灭,阴阳离绝,故曰死。

〔原文〕 伤寒若吐若下后,七八日不解,热结在里,表里俱热,时时恶风,大渴,舌上干燥而烦,欲饮水数升者,白虎加人参汤主之。(173)

浅析 此言误治津伤热盛证治。伤寒误经吐下,气津两伤,至七八日不解,邪必化热入里而呈阳明里热证。热结于内而蒸于外,故表里俱热;蒸则汗出表气不固,故时时恶风;热蒸胃津大伤,故人见大渴、舌上干燥而烦、欲饮水数升。此皆因阳明经邪弥漫,损伤胃之津气而成。故治用白虎加人参汤清热益气生津。

治则 清热泻壅,生津益胃。

配穴 合谷、太冲、冲阳、胃俞。

释义 合谷为手阳明大肠经原穴,刺之疏泄阳明经气、开闭宣窍、引热邪下行;配肝经原穴太冲,即所谓开四关,可宣导气血以泻热壅。复取胃经原穴冲阳,泻阳明亢盛的壮火,补胃俞滋养胃阴以生津,令热邪去津液恢复则愈。

〔原文〕 伤寒,无大热,口燥渴,心烦,背微恶寒者,白虎加人参汤主之。(174)

浅析 此承上节补述热盛津伤见证。伤寒表无大热,为邪渐去表传里;热入阳明。其热循经上扰,故口燥渴心烦;其"背微恶寒者",既有别于太阳表热,更不同于少阴里寒。此为内热蒸发,汗出肌疏所致。故仍用白虎加人参汤主治。

按 针治同上节。

〔原文〕 伤寒脉浮,发热无汗,其表不解者,不可与白虎汤;渴欲饮水,无表证者,白虎加人参汤主之。(175)

浅析 此承前二节,申明有表证不可与白虎汤。白虎汤实为清阳明气分之盛热而设。若见伤寒脉浮、发热无汗之寒邪在表者,万不可用。因表邪不解,用则引邪内入,必生他变。故须在表证全无,病见渴欲饮水等阳明热盛阶段才可施用。于此印证,前所言之"时时恶风"、"背微恶寒"者,确属里热外蒸使然。医者当详察病机。

按 针治同第(173)节。

〔**原文**〕 太阳少阳并病,心下硬,颈项强而眩者,当刺大椎、肺俞、肝俞,慎勿下之。(176)

浅析 此言太少并病偏于经邪者用刺法。表证未经误下见心下硬满者,为病传少阳,火郁之形。少阳经脉起于目锐皆下颈合缺盆。太阳经脉起于目内眦,还出别下项。邪犯太少经中,经气不利,故颈项强而眩。治宜针刺,取督脉与手足三阳之会穴大椎,及膀胱经之背俞穴肺俞、肝俞,直泻经中热邪。下法为太少均忌,尤其太少并病,误下最易造成邪实正虚的重证,故曰"慎勿下之"。

按 大椎的主治功用,很为针灸医家所重视。大椎为督脉穴,《素问·骨空论》云:"督脉为病,脊强反折。督脉者……与太阳起于目内眦,上额交巅,上入络脑,还出别下项,循肩髆,内侠脊抵腰中,入循膂络肾"。督脉与足太阳经并行于背,而手足三阳与督脉会于大椎,督脉统诸阳经,故大椎刺之可宣通诸阳经之经气,实和太少两经而齐泻。同时,五脏六腑之根皆在背俞,而足太阳膀胱经背部俞穴均布于督脉两侧,其脏腑的经脉与督脉相互沟通。此节太阳少阳并病,见心下硬、颈项强而眩者,仲师于大椎外又取肺俞、肝俞。因皮毛者肺之合,太阳表病,卫闭营郁,毛窍聚敛,致使肺失宣降,刺肺俞宣降肺气,助大椎以发表邪。刺肝俞调肝利胆,并促少阳之枢驱邪外达于太阳而病解。

〔**原文**〕 太阳与少阳合病,自下利者,与黄芩汤;若呕者,黄芩加半夏生姜汤主之。(177)

黄芩汤方

黄芩三两 甘草二两,炙 芍药二两 大枣十二枚,擘

上四味,以水一斗,煮取三升,去滓,温服一升,日再夜一服。

黄芩加半夏生姜汤方

黄芩三两 芍药二两 甘草二两,炙 大枣十二枚,擘 半夏半升,洗 生姜一两半,一方三两,切

131

上六味,以水一斗,煮取三升,去滓,温服一升,日再夜一服。

浅析 此言太阳少阳合病下利或呕辨治。合病即两经或两经以上病证同时出现者。太阳与少阳合病见自下利,乃热邪盛于少阳半表半里,未能从枢外达,反内迫于肠而作利。于此知太阳表证已隐。治用黄芩汤清泻半里之热邪,敛阴、缓急、调中。若呕者,是少阳热邪有转枢外达之兆,故宜黄芩加半夏生姜汤,清热之中宣达半表之逆气。本节冠以"合病",在于借太阳以明少阳主枢之理。故治方仍不离小柴胡之本义。

治则 清热调肠止利;疏经降逆止呕。

配穴 天枢、阳陵泉;至阳、委中。

释义 太少合病见热迫作利,取天枢胃经穴,为大肠之募,疏导阳明腑气而通积滞;配足少阳胆经之合穴阳陵泉,泻少阳半里之邪热,并调畅三焦气机。若呕者,可加督脉穴至阳,足太阳之合穴委中,点刺出血,功能止呕兼可驱邪外出。同时,合主逆气而泻。委中与阳陵泉相配,对太阳少阳合病下利或呕者确是恰到好处。且委中更能助阳陵泉转少阳之枢以达太阳之开,诚为理想。

〔原文〕 伤寒,胸中有热,胃中有邪气,腹中痛,欲呕吐者,黄连汤主之。(178)

黄连汤方

黄连 甘草炙 干姜 桂枝去皮,各三两 人参二两 半夏半升,洗 大枣十二枚,擘

上七味,以水一斗,煮取六升,去滓,温服,昼三夜二。

浅析 此言伤寒见上热下寒证治。伤寒本当发汗。然里虚有寒者当舍表救里。于方治可知,言"胃中有邪气",是指脾胃阳虚,水寒之邪内盛,气机升降失常,致使阴阳不交。火盛于上则胸中有热;水凝于下则腹中痛;欲呕吐者,言其胃逆之甚,皆因里气不和,表气闭郁使然。故治用黄连汤。黄连苦以降火,主清胸中之热;参、枣、姜、甘、夏专和脾胃阳气,以固气机升降之本,令上下敷布;桂枝下气散寒,宣表通里。是为寒温并用之治。

治则 清热宽胸,调中益气。

配穴 至阳、膈俞、太白、冲阳。

释义 至阳督脉穴，主治脊强背痛，胸烦热痛；配膈俞督脉穴、又血之会，功能清热宽胸，调血脉降逆气。二穴点刺可疏经通脉、清上热、利胸膈。因水寒居中，升降失和而腹中痛、欲呕吐者，取脾经之俞穴太白，胃经之原穴冲阳，针用补法，能补益中气，健运脾胃，升降气机调畅，则上下交合，其病可愈。

〔**原文**〕 伤寒八九日，风湿相搏，身体疼烦，不能自转侧，不呕不渴，脉浮虚而涩者，桂枝附子汤主之；若其人大便硬，小便自利者，去桂枝加白术汤主之。(179)

桂枝附子汤方

桂枝四两，去皮　附子三枚，炮去皮，破八片　生姜三两，切　甘草二两，炙　大枣十二枚，擘

上五味，以水六升，煮取二升，去滓，分温三服。

去桂加白术汤方

附子三枚，炮去皮，破　白术四两　生姜三两，切　甘草二两，炙　大枣十二枚，擘

上五味，以水六升，煮取二升，去滓，分温三服；初一服，其人身如痹，半日许复服之；三服都尽，其人如冒状，勿怪。此以附子、白术并走皮内，逐水气未得除，故使之耳，法当加桂四两。此本一方二法：以大便硬，小便自利，去桂也；以大便不硬，小便不利，当加桂。附子三枚，恐多也，虚弱家及产妇宜减服之。

浅析 言风湿相搏在表证治。病初起类似伤寒表证，至八九日，风湿本证显露，脉见浮虚而涩，为风湿相搏于肌表、荣卫不调的反映。风为阳邪，其性善行；湿为阴邪，其性重滞。风湿相合，故证见身体疼烦，不能自转侧；病在机表而未入里，故不见呕、渴之少阳、阳明证候。治用桂枝附子汤，于解肌和营卫中重用附子温经除湿。若兼见大便硬而小便自利者，又当细细推求。盖阳明与太阴互为中见，太阴以湿气为本，湿从燥化方可行太阴脾土之用。今寒湿困脾、太阴本气受病，不能输津入胃，而胃呈虚燥，故肠中便硬；同时，脾阳不升，津液下渗，故小便自利。治当于前方

133

去解表之桂枝,加白术补脾升阳,以为胃行津,则二便自调。

治则 健脾胃调二便,散风湿止疼烦。

配穴 商丘、足三里、曲池、阳陵泉。

释义 取足三里胃经之合穴,配商丘脾经之经穴,二穴先针后灸,能通经气、化寒湿、醒脾阳以行津入胃,则二便自调。同时取大肠经之合穴曲池,疏经通络,宣畅气血之闭滞;配足少阳胆经之合穴阳陵泉,又为筋之会,舒筋利节、散风除湿,则风湿无所凭借而疼烦可消。

〔原文〕 风湿相搏,骨节疼烦,掣痛不得屈伸,近之则痛剧,汗出短气,小便不利,恶风不欲去衣,或身微肿者,甘草附子汤主之。(180)

甘草附子汤方

甘草二两,炙   附子二枚,炮去皮,破   白术二两   桂枝四两,去皮

上四味,以水六升,煮取三升,去滓,温服一升,日三服,初服得微汗则解,能食,汗止复烦者,将服五合,恐一升多者,宜服六七合为始。

浅析 言风湿相搏在里证治。风湿相搏,日久深入,流注于筋骨肢节间而疼烦甚;风湿相搏在里,血凝气滞,不仅不能自转侧,且牵引作痛屈伸不得,稍按则痛剧;汗出为表阳虚;短气、小便不利属少阴心肾阳虚;证属表虚里寒,则人见恶风、不欲去衣;阳虚水湿不化,淫于肌肉,则身见微肿。治用甘草附子汤,取其药力缓恋,于扶阳益气中祛风除湿。

治则 温阳化湿祛风,舒筋利节止痛。

配穴 肝俞、肾俞、曲池、阳陵泉。

释义 肝藏血主筋,"治风先治血",痹痛久延,风湿闭阻经气,流注筋骨者,灸足太阳之背俞穴肝俞,益血柔肝养筋,亦可疏调膀胱经气而行湿浊;少阴阳虚寒凝,水湿不化,宜加灸肾俞,使阳光复振而消阴霾;二穴旨取扶阳益阴,强健筋骨,温通缓痛之用。扶正在于祛邪。复取曲池手阳明大肠经之合穴,走而不守,

功能行气导滞,祛风燥湿。阳陵泉为胆经合穴,筋之会,功能舒筋利节以祛骨节疼烦之缠,二穴针刺宜烧山火手法。

〔原文〕 伤寒,脉浮滑,此以表有热里有寒,白虎汤主之。(181)

白虎汤方

知母六两　石膏一斤,碎　甘草二两　粳米六合

上四味,以水一斗,煮米熟,汤成,去滓,温服一升,日三服。

浅析 此举白虎证为例,言表证之寒热转化。太阳伤寒,脉见浮滑,为表邪传里化热初犯阳明之象。热盛于内,蒸发于外,则证当见表里俱热。"此以表有热里有寒"句,当注意"此以"二字,我以为是言太阳病内传的病机。《素问·热论篇》说:"人之伤于寒也,则为病热"。太阳本寒而标阳,太阳之化或从本或从标,寒邪伤表,太阳受病,则表有热而热本于寒。既病以后,传里又有寒热阴阳的机转。太阳传里,或从本化为寒,或从标化为热。而寒热之化,皆因体质的强弱虚实而异。本节"表"指阳明之表,"里"指太阳之里。寒既入里,则外寒已罢;热既出表,则里寒已化。而白虎之清凉,正适用于太阳从标而化热,初传阳明的阶段。

〔原文〕 伤寒,脉结代,心动悸,炙甘草汤主之。(182)

炙甘草汤方

甘草四两,炙　生姜三两,切　人参二两　生地黄一斤　桂枝三两,去皮　阿胶二两　麦门冬半斤,去心　麻仁半升　大枣三十枚,擘

上九味,以清酒七升,水八升,先煮八味,取三升,去滓,内胶烊消尽,温服一升,日三服。一名复脉汤。

浅析 此言心虚脉结代证治。脉时一止而来者谓之结;终止良久再来者谓之代。心跳筑筑,惕动不稳者谓之心动悸。伤寒见此脉证,说明平素人体气血虚耗,脏气衰微。心主血脉,主行阳令。今感表邪,正虚无力抗邪而反被邪扰,致使气血不能续行,心见悸动不安,脉应之而见结代。心虚致此,急当复生血脉。盖血脉始于肾、生于胃、主于心。心之气血,全赖肾的滋养和后天水谷精微的补充,故本节炙甘草汤之治,即取此义。方以炙甘草调养

中宫为本,人参、生地、麦冬、阿胶、麻仁、大枣滋阴补血益气,再助桂枝、生姜、清酒之辛行阳气以化阴。如此则血脉复而动悸自安。

治则 益气安中,养血复脉。

配穴 足三里、心俞、公孙、内关。

释义 补胃经合穴足三里,亦是阳明枢纽,益后天水谷之海而运化精微,调运气血而养脉肉;配补膀胱经之背俞穴心俞益心养血。二穴配合,乃取"中焦受气取汁变化而赤是为血"之义。内关为手厥阴心包经之络,而心包主脉所生病,故补内关调血脉以定心动惕惕,与公孙八法相配,又统治心腹胁肋之疾。且公孙为足太阴脾经之络、别走阳明胃经,功能补脾益胃,调养气血。四穴均用补法,则扶阳滋阴,益气养血,则复脉定悸之用显昭。

〔原文〕 脉按之来缓,时一止复来者,名曰结;又脉来动而中止,更来小数,中有还者反动,名曰结阴也;脉来动而中止,不能自还,因而复动者,名曰代阴也。得此脉者,必难治。(183)

浅析 此言结代脉状及预后。脉按之缓慢不及四至,时一止即刻又来者,名曰结脉;脉跳动中突然停止,再来稍快,而后又恢复原来的跳动者,亦属结脉。若跳动中突然停止,但止后不能接续,良久才来者,名曰代脉。脉见结代,多属气血虚衰、阴盛于内、阳气不至的反映,且"代"较"结"尤重,有独阴无阳之变,预后多为不良。

第四节 辨阳明病脉症并治

〔原文〕 问曰:病有太阳阳明,有正阳阳明,有少阳阳明,何谓也? 答曰:太阳阳明者,脾约是也;正阳阳明者,胃家实是也;少阳阳明者,发汗利小便已,胃中燥烦实,大便难是也。(184)

浅析 此言阳明病的成因。阳明病成因大致可分太阳阳明,正阳阳明,少阳阳明三种。太阳阳明者,有太阳转属阳明而化燥成实,和病在太阳阶段即见大便成硬的两种含义。因均为太阳表热与阳明燥热并于太阴脾土之中,使脾受制约,不能为胃行津而胃燥便硬者,故曰"脾约是也"。正阳阳明,指胃阳素盛或有宿食,病即直犯阳明,由经传腑而化燥成实,以胃实为显著者,故曰"胃家实是也"。少阳阳明,指病在少阳阶段,经过发汗利小便等误治,损伤津液,少阳相火内入阳明与燥气相合,因而燥烦成实,证见"大便难是也"。可见,阳明腑实证,由于来路不同,"实"的程度亦不同。故治疗亦有变化。

按 本节追溯阳明之所由成,叙例正阳阳明,兼揭太阳阳明、少阳阳明,旨在强调联系与区别。三阳皆是阳热证,归于阳明则无所复传,因其来路不同,针治当有变化。先取天枢、大肠俞为主要配穴,胃经天枢穴系大肠之募,主治腹满胀痛,胃肠积滞;背之俞穴大肠俞,有调理大肠气机主津液之用,二穴俞募相配,针用泻法,主治阳明热实之燥热津伤、大便秘结。见正阳阳明者,于二穴加配大横、曲池、照海。大横当大肠所过之处,为脾经与阴维脉之会,与天枢配主治绕脐腹痛,与大肠俞配又可逐秽通肠,加胃经荥穴内庭清阳明壮热,同时补肾经照海穴,滋阴生津、泄火通便,则阳明实热可除。若见太阳阳明者,于前二穴宜平补平泻法,疏导阳明腑气而通积滞;加配胃经条口穴及大肠之下合穴上巨虚,调大肠津液而解热,同时补背之俞穴脾俞,运脾行津,令热解津生当愈。若见少阳阳明者,于前二穴加三焦经之经穴支沟,利三焦、调气机、通关开窍;配足少阳胆经之合穴阳陵泉,清胆热泻郁火,通腑气而行积滞;四穴合配,以除少阳阳明见胃中燥烦实、大便难之证。

〔原文〕 阳明之为病,胃家实是也。(185)

浅析 此言阳明病提纲。阳明为多气多血之经。病入阳明,燥热与糟粕相煎于胃肠,同时,气血壅盛而证多热实。故以"实"为纲,便抓住了阳明为病的关键所在。抓住关键酌情施以攻下,又为阳明热实的正治之法。

按 阳明以燥为本气,邪入阳明,多从燥化,故胃家之实,惟燥乃实,抓住燥字,就是抓住了阳明热实证的本质。以循经言,手阳明大肠经,起于大指次指之端商阳穴,循臂上颈贯颊,上挟鼻孔至迎香穴而终,以交于足阳明;故足阳明胃经起于鼻两侧之迎香穴,由是而上络于目,从缺盆下循胸腹,至厉兑穴终。足见阳明经脉一贯首尾,腑气相通,其身热、目痛、鼻干、不得卧、脉洪大者,系阳明经证;而潮热、转矢气、谵语、手足濈然汗出、腹胀满、绕脐痛、脉沉实者,又系阳明腑证。故此"胃家实"三字,胃而称家,即称手足阳明在内。胃为"六腑之大源","实"的重点又在胃肠之腑,义已显昭。

〔原文〕 问曰:何缘得阳明病? 答曰:太阳病,若发汗、若下、若利小便,此亡津液,胃中干燥,因转属阳明,不更衣,内实,大便难者,此名阳明也。(186)

浅析 言太阳病误治变阳明府实见证。太阳病经发汗或误下、利小便等,致使津液亡失,胃燥无津以济,反与内陷之邪热相合,滞食于中,因转属阳明,形成腑气不通,大便成硬的阳明内实见证。热实已成,故曰"此名阳明也"。

〔原文〕 问曰:阳明病外证云何? 答曰:身热汗自出,不恶寒,反恶热也。(187)

浅析 此言阳明病外现症候。阳明病属热盛于里,自与太阳表证之发热恶寒不同。热蒸于外则身热;迫津外溢则自汗出;无表证故不恶寒;里热甚则反恶热。作为阳明病独有的热型,其热势亢盛的程度实非太阳少阳可比。这种外观,确实反映了阳明病的本质特点,故对临证很有诊断价值。

治则 清泻蕴热,调气开郁。

配穴 内庭、曲池、内关、合谷。

释义 内庭足阳明胃经之荥穴,荥主身热,能清内热,调胃降逆;配大肠经之合穴曲池,更助清泄手足阳明蕴热之用。内关为心包经之络穴、别走三焦,功能调气开郁,清心降火,以防燥热之变;阳明之热,热蕴肌肉,腠理反开,津液外亡,致阳明阖者不阖,故配手阳明经之原穴合谷,内清外解,泻肌腠之郁,热除则汗止。四穴合观,是为阳明经热之治。

〔原文〕 问曰:病有得之一日,不发热而恶寒者,何也? 答

曰：虽得之一日，恶寒将自罢，即自汗出而恶热也。（188）

浅析 此言阳明本经初感外邪辨证。阳明病有经腑之分，外邪初犯阳明，经气一时被遏，可有轻微短暂的恶寒现象发生，但很快经热便盛，恶寒消失，即呈里热内蒸的汗出而恶热的阳明病外证。云"不发热而恶寒"，是言不同于太阳表证的发热恶寒；属外邪直犯阳明经表受病的初起反映。

〔**原文**〕 问曰：恶寒何故自罢？答曰：阳明居中主土也，万物所归，无所复传，始虽恶寒，二日自止，此为阳明病也。（189）

浅析 此承上节详言恶寒自罢原因。阳明病的热型是不恶寒、但恶热。即使初感恶寒，亦可迅速从其热化而自罢。原因是，邪至阳明已无所复传。犹如土为万物所归一样，阳明以燥为本气，胃为仓廪之官，居中主受纳腐熟水谷。所以，有形之"物"，便成为阳明有别于其他各经的一个特点。若燥气过盛，物便失其传导而留中，此时感寒，邪可循经迅速传里至胃与物凝聚，化热化燥而成阳明病。故"始虽恶寒，二日自止"，是邪从燥化、归土而无所复传的反映。

〔**原文**〕 本太阳初得病时，发其汗，汗先出不彻，因转属阳明也。伤寒发热无汗，呕不能食，而反汗出濈濈然者，是转属阳明也。（190）

浅析 此言太阳病汗出不解，或当汗不汗均可转属阳明。太阳病初作法当以汗，若汗法使用不当，一汗而未愈，使津伤邪留，表邪便可直接入里化热转属阳明；亦有伤寒当汗不汗，阳郁化热，经邪传入半表半里，证见呕不能食之少阳病。少阳不当有汗出，今反见汗出绵绵不断，说明已入里化燥，燥热迫津外渗，证属阳明无疑。

〔**原文**〕 伤寒三日，阳明脉大。（191）

浅析 言病归阳明之脉。伤寒三日为少阳主气。因少阳主枢，邪热不从枢解，必内入于里而呈阳明脉大之象。其盛势亦可想见。

〔**原文**〕 伤寒脉浮而缓，手足自温者，是为系在太阴。太阴

者,身当发黄,若小便自利者,不能发黄,至七八日,大便硬者,为阳明病也。(192)

浅析 言太阴转属阳明辨证。阳明太阴互为中气,以燥湿调和为常,若偏燥偏湿,致邪从燥化或从湿化,均可为病。由"伤寒"而知无汗,脉当浮紧。今脉浮而缓,且发热不显,仅为手足自温,说明本太阴脾虚、水湿停留,是为表邪内陷脉证;邪不得汗而解,内陷与湿相合,湿热郁蒸,故身当发黄;若小便自利者,又言邪从燥化的转机,小便自利则湿得以下泄,湿去而热留,故不能发黄;热留于中,胃热渐盛,至七八日值阳明主气,燥气偏盛,邪热化燥成实见大便硬者,则又为阳明病。可见,同为表邪传里,病在太阴则从湿化,病在阳明则从燥化。且由于阳明太阴的表里关系,燥湿亦可据阴阳的进退而转化。

按 "原"即本源,原穴为脏腑经络中原气旺盛之所,《难经》谓"五脏六腑有病,皆取诸原";"络"即连络,言此经与彼经连络相通之路,可协调表里经气。二者并用谓原络配穴。刺原穴即刺本经主病,刺络穴即刺与本经互为表里之他经客病。阳明太阴经脉互为表里,脾胃脏腑之气相通,病涉表里,以阳明为主者,当取胃经原穴冲阳,泻阳明壮热;配脾经络穴公孙,运脾调胃以通腑气。若以太阴为主者,取脾经原穴太白,清热化湿;配胃经络穴丰隆,疏经活络,去滞化浊。则原络相配,可治脏腑表里相通之疾。窦汉卿说:"经络滞,而求原别交会之道",此言诚然。

〔原文〕 伤寒转系阳明者,其人濈然微汗出也。(193)

浅析 承上补述转系阳明见证。上言小便自利为湿去,湿去热留,燥气偏盛,热从阳明本气化燥成实,不仅大便硬,且里热迫津外泄见汗出绵绵不断。同时强调,太阳伤寒本无汗,若邪化热入里转系阳明,人必见汗出不止。

〔原文〕 阳明中风,口苦咽干,腹满微喘,发热恶寒,脉浮而紧,若下之,则腹满小便难也。(194)

浅析 此言三阳合病禁下脉证。证见阳明,兼胃热能食者,为阳明中风。少阳胆腑气郁,相火上窜,则口苦咽干;"腹满微喘"

140

属阳明里热证,与发热恶寒、脉浮而紧的太阳伤寒同见,知腹满未实,喘亦有表不解之义。表证如此明显且里证未实者,法当枢解。解后再审其里证而酌用清或下法。若先攻下,表邪内陷则腹满愈甚,津伤膀胱失化则小便亦难。

治则 枢解表里;行滞化气。

配穴 足临泣、外关;中脘、天枢、气海、中极。

释义 审其见证,当于未下之前,针足少阳胆经俞穴足临泣,清泻胆腑郁火,且通于带脉,可调引气血下行;外关为手少阳三焦经之络,可疏泻三焦经热,调畅气机。且通于阳维脉,阳维主阳主表,亦可清热解表。二穴八法相配、主少阳枢转而外达太阳之开、内调阳明之阖。若误下之后,邪气内陷,又当取中脘、天枢、利用胃肠之募穴,理中调肠宽肠,去腹满气滞之凝。复取气海调周身之气,配中极膀胱之募,主气化而利小便,则调气利水治三焦决渎之难。

〔原文〕 阳明病,若能食,名中风;不能食,名中寒。(195)

浅析 据能食与否验胃之寒热。阳明主胃与大肠,而胃为六腑之大源,胃的寒热虚实可直接在阳明病中得到反映。盖风性属阳,能鼓动阳明之气以助热杀谷。阳明病见能食者,表明胃气强健,现风性之阳,故名中风;寒性属阴,能闭拒阳明之气,阴寒不能消谷,见不能食者,说明胃气虚弱,现阴寒之性,故名中寒。本节要义在于:阳明病多以攻下为正治,而下之不当最易损伤胃阳而生变,故病在阳明,尤当注意了解胃气的虚实寒热。

〔原文〕 阳明病,若中寒者,不能食,小便不利,手足濈然汗出,此欲作固瘕,必大便初硬后溏。所以然者,以胃中冷,水谷不别故也。(196)

浅析 此言阳明中寒欲作固瘕证。阳明病见手足濈然汗出,当胃中干而大便硬、小便自利。今中虚有寒,胃阳不足,不得本气燥热之化,则谷不消,见不能食;饮停胃中,不得化气下行,故小便不利;四肢为诸阳之本,胃阳气虚,津液外溢,则手足汗出且凉而绵绵不绝。"固"是坚固,"瘕"是时聚时散,乃水寒与完谷凝聚大肠的一种病变。水液偏渗,挟杂寒凝完谷下作,证见大便初硬后溏。原因在于胃虚停食停水,致水谷不能泌别也。

治则 温经散寒,调肠理气。

配穴 公孙、肓俞、手三里、足三里。

释义 公孙脾经络穴、别走胃经,通冲脉,取之健脾和胃,理中降逆;配肓俞、足少阴肾经与冲脉之会,调肠理气、疏利固瘕,治大便初硬后溏。足三里胃之合、健中益气,主胃中虚冷,水谷不别;手三里为大肠经穴,与足三里手足相通,可疏通阳明经气。二穴灸之,温经散寒,和胃调肠,通调二便。

〔原文〕 阳明病,初欲食,小便反不利,大便自调,其人骨节疼,翕翕如有热状,奄然发狂,濈然汗出而解者,此水不胜谷气,与汗共并,脉紧则愈。(197)

浅析 言太阳病得谷气胜,可作汗自解。太阳病初传见欲食者,乃病有热化阳明之势。若阳明已成,当小便自利,大便见硬。今小便反不利,大便自调,且其人骨节疼,翕翕如有热状,说明太阳表证仍在,阳明里热未成,其见证仅仅是"初欲食"而已。同时"小便反不利",又知表不解的原因是太阳膀胱气化不利,影响气机的通畅所致。犹幸病人胃气尚好,邪欲作传,便得谷气之制而反有退解之机,证见"奄然发狂"之瞑眩状态,遂即汗出而解。这个转机,仲师云是"水不胜谷气、与汗共并"。可见,由于谷气内充,太阳表邪可以外解,膀胱水寒得其燥化而下行,故曰"脉紧则愈"。

〔原文〕 阳明病,欲解时,从申至戌上。(198)

浅析 言阳明病欲解之时。阳明即二阳合明,茂盛之义。阳明居中主土,而土旺于申酉戌;以昼夜言,申至戌即日晡时,主阳明气旺。若阳明经病者可值时欲解,阳明腑病者可更见潮热谵语。故医者亦当掌握病时,助其解或防其变。

〔原文〕 阳明病,不能食,攻其热必哕,所以然者,胃中虚冷故也,以其人本虚,攻其热必哕。(199)

浅析 言中虚误攻致哕者。阳明病见不能食,当详审胃气。

不能徒见一二个阳明病外观便妄施攻下,属胃虚有寒而不能食者,攻其热则寒复伤胃,必致胃阳虚衰而哕。

治则　生阳益胃,解热疏经。

配穴　胃俞、中脘、曲池、足三里。

释义　有阳明病热外观,而内则胃中虚冷不能食者,取膀胱经背之俞穴胃俞、任脉之胃募中脘,二穴俞募相配,灸之扶振胃阳以固后天之本。复用大肠经之合穴曲池、胃经之合穴足三里,外则疏风解热,内可健胃降逆,又为调和内外之治。

〔原文〕　阳明病,脉迟,食难用饱,饱则微烦,头眩,必小便难,此欲作谷疸。虽下之,腹满如故,所以然者,脉迟故也。(200)

浅析　言寒湿内蕴欲作谷疸脉证。阳明病当脉大有力,今脉迟无力则胃虚有寒可知。虚寒不能化谷,食入留滞于中,故食难用饱;饱则水谷郁阻、胃络不通而微烦;中虚不化精气不布,上则头眩,下则腹满小便难;同时谷滞湿停,蕴久可生黄疸。"谷疸"即水谷之湿郁而发的黄疸。若医不识此,见中焦积滞而误下之,必寒湿加重而腹满不去,治当于"脉迟"中求温中散寒化湿一法。

治则　温中散寒,行滞化湿。

配穴　三间、腕骨、中脘、建里。

释义　三间为手阳明大肠经之俞穴,俞主体重节疼,可疏经利节,调肠缓急;配手太阳小肠经之原穴腕骨,分清别浊,疏泄胆郁。二穴相配,长于利湿祛黄。中虚水谷不化,取胃募中脘,又为六腑之会,主消纳水谷,运化精微;配任脉穴建里,消积化滞,调运肠胃。二穴针灸兼施,能升清降浊、温中散寒、行滞化湿,可为寒湿内蕴,欲作谷疸之治。

〔原文〕　阳明病,法多汗,反无汗,其身如虫行皮中状者,此以久虚故也。(201)

浅析　言久虚之人不能输精化汗证。阳明里热,法当多汗。今徒见热蒸而欲汗反无,身痒如虫行状,知其人胃气久虚,精气化生不足,加之阳明热盛津气愈耗,胃不能输精于皮毛作汗。故治于清热中当加益胃生津养液一法。

治则 清热宣肺，助正外达。

配穴 肺俞、足三里。

释义 肺主皮毛，先取背之俞穴肺俞，疏风散热、养阴清肺，以达宣降肺气之用，可调皮毛之不合。次取胃经合穴足三里，健胃扶中以输精化汗，又是恢复胃气久虚之治。

〔原文〕 阳明病，反无汗，而小便利。二三日，呕而咳、手足厥者，必苦头痛，若不咳不呕，手足不厥者，头不痛。(202)

浅析 此言胃寒挟饮辨证。阳明里热法当多汗、小便自利，今反无汗而小便利，乃胃虚挟饮，邪从寒化的反映。寒邪上逆则呕而咳；水寒居中，胃阳不布于四肢则手足厥冷；寒邪循经上面，闭塞清阳，则必苦头痛。当然，若胃阳布达，寒邪已除，阳明经气畅行，则咳呕厥头痛等均不会出现。

治则 温经散寒降逆，补脾益胃兴阳。

配穴 头维、合谷、中脘、章门。

释义 头维为足阳明胃经与足少阳胆经之会，主治偏正头痛；合谷为手阳明大肠经原穴，又回阳九针之一，灸之散经中寒邪而祛呕咳；与头维相配，可疏调阳明经气而镇头痛。病本中寒挟饮，复取中脘胃之募、腑之会，章门脾之募、脏之会，均灸可温助脾胃之阳，调理脏腑功能以振兴中阳。且有疏调肝脾，行水利湿降逆之功。四穴观之，标本兼顾又重点突出，则手足厥冷、咳呕之逆可除。

〔原文〕 阳明病，但头眩，不恶寒，故能食而咳，其人咽必痛；若不咳者，咽不痛。(203)

浅析 言阳明中风热邪上扰辨证。头眩有寒热之辨，"但头眩不恶寒"，知为热邪上扰使然。风合阳明胃热，则能食；热甚亢上侵肺则咳；咽因咳而伤故必痛。若胃热不甚，未及于肺则不生咳，咽亦不会作痛。正如程扶生所讲："咳出于肺，当云喉咙痛。今胃热甚，则咽痛。二者相连，气必相侵"。

治则 清泻肺热，生津润咽。

配穴 少商、商阳、列缺、照海。

释义 取手太阴肺经井穴少商,手阳明大肠经井穴商阳,点刺两商,可清泻肺热,以治咽部咳痛之疾。复取列缺肺经之络穴、通任脉,配肾经照海穴、通阴跷脉,二脉交会于肺系,咽喉,胸膈。为八法主客相应,可益阴泻火,生津润燥,又为贯通上下之针。

〔**原文**〕 阳明病无汗,小便不利,心中懊侬者,身必发黄。(204)

浅析 言阳明湿热发黄辨证。阳明里热本当汗出、小便自利。今无汗、小便不利,则热郁于里不得外越,湿裹于中不得下行。湿停热郁,上逆心胸则心中懊侬;下犯胆腑,胆汁溢散,则身必发黄。治当内清下利外透。

治则 清热利湿开郁。

配穴 冲阳、腕骨、大陵、外关。

释义 冲阳为足阳明胃经之原穴,针刺泻阳明壮热,清胃化湿;腕骨为手太阳小肠经之原,可疏导湿热下行,清胆腑之火。二穴配合以治阳明病湿热身黄。大陵手厥阴心包经之原,配外关手少阳三焦经之络,是为原络相配,可清泻火郁、调畅三焦气机,以治心中懊侬,且二穴亦能疏泄肝胆之郁,又可助湿热之化。

〔**原文**〕 阳明病,被火,额上微汗出,而小便不利者,必发黄。(205)

浅析 言阳明病误火发黄见证。阳明病湿停热郁,当按法论治,以防发黄之变。今医者不知,见无汗便误用火攻,里热助之以火,必热邪愈炽,热蒸不得外越,循经上攻,故见额上微汗出;湿与火热郁蒸,不得下泄,故小便不利;湿热相搏,迫使胆汁溢散,漫于体内,势必发黄。

治则 泻火清热利湿。

配穴 冲阳、太冲、委阳、腕骨。

释义 阳明热证误被火攻,火助胃热内炽,浊湿内郁,先取足阳明胃经原穴冲阳,清泄阳明亢盛之壮火,继取足厥阴肝经原穴太冲,平肝熄风,疏泻热壅,以防风火交煽之变。腕骨手太阳小肠之原,能疏经活络,分清别浊,清胆热之上浮而主治湿热发黄;配三焦经之下合穴委阳,通水道而利小便,令湿热得以下泄。四穴合用,针刺迎而夺之,则额汗消、小便利,发黄可愈。

〔原文〕 阳明病,脉浮而紧者,必潮热,发作有时;但浮者,必盗汗出。(206)

浅析 此言阳明经腑热实脉证。阳明病见脉浮而紧,浮为经中有热,紧主胃肠成实,属阳明经热腑实之象。故必发潮热,如潮水发有定时。若但浮不紧者,说明邪热在经而腑未成实,阳明经表不和,热邪逼迫阴液外渗,故必盗汗出。盗汗者,谓睡中汗出,如盗贼乘人不觉而窃去之义。

治则 泻热通便益阴。

配穴 支沟、阳陵泉、天枢、阴郄、筑宾。

释义 取支沟手少阳三焦经之经,清三焦热邪、通阳络之脉;阳陵泉足少阳胆经之合,清泻肝胆郁火,二穴相配,针用泻法,可通便泻热;加胃经天枢穴,为大肠之募,通腑气,泻积热以助其用。汗为心液,盛阳不入营阴之盗汗,针泻心经之郄穴阴郄,配筑宾肾经穴、阴维脉之郄,又能清热益阴,交通心肾以止盗汗。

〔原文〕 阳明病,口燥,但欲漱水不欲咽者,此必衄。(207)

浅析 言阳明经热作衄预兆。阳明经脉,起于鼻之交额中还出挟口。今热邪循经上炎,故口燥,但欲漱水以济其热;然漱后必吐而不欲下咽,又知热不在胃,非气分有热之散漫,乃经中热盛,势必灼伤血脉而作衄。

治则 清热降逆,引血归经。

配穴 承浆、照海、孔最、交信。

释义 承浆为任、督、手足阳明之会,可清阳明在经之热,通经开窍;配肾经照海穴,通阴跷脉,壮水滋阴,清热利咽以润口燥。郄者孔隙义,为气血深集之处,多用于急性热病。取肺经之郄穴孔最,肾经、阴跷脉之郄穴交信,清肺热以治咳逆动血,滋肾水、利二便、调经络。相配可引血归经,防衄于未然。

〔原文〕 阳明病,本自汗出,医更重发汗,病已差,尚微烦不了了者,此必大便硬故也。以亡津液,胃中干燥,故令大便硬。当

146

问其小便日几行,若本小便日三四行,今日再行,故知大便不久出。今为小便数少,以津液当还入胃中,故知不久必大便也。(208)

浅析 言据小便多少测胃中津还。阳明病里热壅盛,本有汗自出。热除汗止当不应烦,今尚微烦不了了者,乃因医者误发其汗,津伤胃燥而大便成硬之象。这种情况,当俟其津回燥释,则大便自通。因热邪已去,二便津液即可调节。故医生可据小便次数多少来定:比如,小便由初起日三四次减为日二次,说明津液不再偏渗,开始还入胃肠,燥润结通,"故知不久必大便也"。

〔原文〕 伤寒呕多,虽有阳明证,不可攻之。(209)

浅析 言呕多者勿施攻下。呕多即不但有呕,且以呕证为主。呕由伤寒传来,很明显是病在少阳,属少阳病表入里拒的反映。虽有阳明征象,治亦当以少阳为主。若逆其病势而妄攻,必正虚邪陷而生变。

治则 调中止呕,清里达表。

配穴 胃俞、足三里、胆俞、外关。

释义 病少阳呕多,亦见阳明热证者,取胃俞清热润燥,养胃滋阴;配胃经合穴足三里健胃和中,降逆止呕。少阳主枢,居半表半里,取膀胱经背俞穴胆俞清胆热,调气血;配外关手少阳三焦经之络、通阳维脉,可调达气机,清利三焦,更转少阳之枢以助太阳之开,其病可愈。

〔原文〕 阳明病,心下硬满者,不可攻之。攻之利遂不止者死,利止者愈。(210)

浅析 言心下硬满者禁下及误下预后。"心下硬满"是邪偏于上,知非阳明腑实;且满而不痛,亦不拒按,更非水热结胸;故不可攻。此是胃虚有寒,邪热入里未能化燥,痞塞心下所致的虚硬虚满。若虚以实治,妄施攻下,大有中阳下脱见利遂不止之变。若幸而利止。为胃气渐复,故可望愈。

治则 补虚健中,行滞消痞。

配穴 公孙、内关、建里、上脘。

释义 公孙为脾经之络穴、别走胃经,通于冲脉,功能健脾和胃,理气宽胸而调气机升降;内关为心包之络穴、别走三焦,通阴维脉,主胸、胁、腹部疾患,功能调气开郁,对"胸闷善太息"者常有显效。故二穴八法相配,有健运中气,疏调气机、行滞消痞之功。加建里任脉穴与内关相配,又善调胸中满闷,心下痞硬;上脘系任脉、胃经、小肠经之会,配建里又能和胃降逆。二穴针灸兼顾,又为补中有行,温中有散之治。

〔原文〕 阳明病,面合色赤,不可攻之,必发热;色黄者,小便不利也。(211)

浅析 言阳明病热郁经表误下变证。阳明病见面合色赤,乃热郁经表不得宣发而循经上面之象,必无汗出,潮热等阳明腑实见症,故不可攻之,可宜葛根汤解阳明经表之邪。若误攻下,胃虚水动而邪热内陷,水湿与邪热内蒸,势必影响三焦膀胱的气化,致使表里之气闭郁不畅,必见发热,色黄,小便不利之变。

治则 疏经开郁,清热解表。

配穴 合谷、厉兑、阳交、外关。

释义 合谷为手阳明大肠经之原,有通经开窍,疏泄阳明经热之用,《四总要穴歌》有"面口合谷收"句,可主治头面部疾患,对治阳明病热郁经表,呈面合色赤者,当为主穴。厉兑为足阳明胃经井穴,与合谷相配,可疗热病汗不出,且清热利湿以治发黄。阳交系足少阳胆经穴,阳维脉之郄,阳维脉主阳主表,针可清热疏经解表,配通阳维脉的手少阳三焦之络外关穴,调畅三焦气机、疏通经气,共助宣散经表之邪。

〔原文〕 阳明病,不吐不下,心烦者,可与调胃承气汤。(212)

浅析 言阳明热结生烦证治。阳明病未经吐下而烦者,属实烦。因里热初结胃腑,尚未致潮热、谵语等大满大实的程度,且胃络上通心,热结在胃,浊热上扰故见心烦。治用调胃承气汤调和胃气以泻热,胃和热去则心烦自宁。言"可与"者,意在临证当酌情使用。因热结不坚,过下则易伤正。

治则 泻热除烦，调胃生津。

配穴 内庭、曲池、足三里、照海。

释义 内庭系足阳明胃经之荥穴，荥主身热，功能和胃调肠以泻热；配手阳明大肠经合穴曲池，可清泄阳明积热而除烦。足三里为胃经之合穴，调运上下以逐胃肠积滞；补肾经照海穴滋阴降火，生津润燥，又为益水行舟之法。

〔原文〕 阳明病，脉迟，虽汗出不恶寒者，其身必重，短气，腹满而喘。有潮热者，此外欲解，可攻里也。手足濈然汗出者，此大便已硬也，大承气汤主之。若汗多，微发热恶寒者，外未解也，其热不潮，未可与承气汤；若腹大满不通者，可与小承气汤，微和胃气，勿令至大泄下。(213)

大承气汤方

大黄四两，酒洗　厚朴半斤，炙，去皮　枳实五枚，炙　芒硝三合

上四味，以水一斗，先煮二物，取五升，去滓，内大黄，更煮取二升，去滓，内芒硝，更上微火一二沸，分温再服，得下，余勿服。

小承气汤方

大黄四两，酒洗　厚朴二两，炙，去皮　枳实三枚大者，炙

上三味，以水四升，煮取一升二合，去滓，分温二服；初服汤，当更衣，不尔者，尽饮之；若更衣者，勿服之。

浅析 辨阳明腑实脉证及下法轻重的使用。阳明病见脉迟，当与证合参而断其虚实。今汗出不恶寒者，知已内传阳明，汗出为津气外溢之象，壮热伤气，周身气血壅滞，故其身必重；热结于中，阻塞气机则短气；里热化燥成实，腹满难以下通，势必上逆作喘。观此，脉迟当是燥热内结，热壅气滞，致使脉道受阻的反映，必实而有力。脉证见此仍不可攻，须必见身热变为潮热、知热邪尽入胃腑成实，乃可攻之。且更见手足濈然汗出之剧，证已齐备，要当机放胆，速投大承气重下存阴。但若汗出虽多而恶寒尚在，或热邪虽盛而其热不潮，则证不典型，大承气仍不可与。这时虽见腹大满不通之热实证，但因热未见潮，汗未见于手足，知未到使用大承气的程度，故可与小承气汤轻下之。此论法度严谨，胆识

149

俱见,用药之当与辨证之精,息息相关。

按　本条正面揭示阳明腑实证,提出大、小承气汤之不同的攻下法,审其所列证候群,言汗出,不恶寒,身必重,短气,腹满而喘,有潮热,手足溅然汗出等。若用针治,当本通腑泻热攻实配穴。取厉兑、商阳、天枢、上巨虚、大肠俞论治。厉兑为足阳明胃经之井穴,商阳为手阳明大肠经之井穴,二穴点刺出血,可疏泻阳明盛热。天枢为大肠募穴,上巨虚为大肠之下合穴,相配能疏泄阳明府气而通积滞,主治腹满胀痛拒按之热实;加配大肠俞调理大肠气机润燥生津。若燥结津枯较甚者,再泻支沟、补照海,滋阴泻火,逐秽通肠。且支沟为手少阳三焦经之经,针可调畅三焦气机,通关开窍,以疏泄阳明气滞热壅。同取针用透天凉手法迎而夺之,以防阳亢阴竭之变,即《素问》所谓"中满者、泻之于内"是也。若热而不潮,汗而未见手足,尤见微恶寒之表者,纵有腹大满不通见证,亦不可重泻。治内要兼顾其外,取支沟配阳陵泉,清肠导滞,以助大便通利,再加合谷手阳明大肠之原,配金门足太阳膀胱之郄,即可清热宣闭开窍,又为金水相生之源。

〔**原文**〕　阳明病潮热,大便微硬者,可与大承气汤,不硬者不可与之。若不大便六七日,恐有燥屎,欲知之法,少与小承气汤,汤入腹中,转矢气者,此有燥屎也,乃可攻之。若不转矢气者,此但初头硬,后必溏,不可攻之,攻之必胀满不能食也,欲饮水者,与水则哕。其后发热者,必大便复硬而少也,以小承气汤和之。不转矢气者,慎不可攻也。(214)

浅析　辨大、小承气汤之使用法。潮热、便硬,为阳明病热邪尽入胃腑、燥已成实之象,故使用大承气必须二症俱见。若硬而不潮,或潮尚未硬,均不可用。比如,病见潮热,且六七日不大便,当验其燥屎是否已成:先与小承气缓下,既是验之,也是治之。若汤入腹中,自觉肠中有动遂呈矢气者,乃燥屎已成之象,再宜大承气攻之。若服后不转矢气者,是屎未燥结,并见大便初硬后溏,尽管六七日未便,亦不属大承气证。若妄下之,必胃虚津伤,津伤则欲饮水自救;胃虚则胀满不能食,水入则哕。然误下津伤邪留,亦有复见潮热者,知必邪从燥化而大便复硬。因下后不宜再重攻,且屎量不多,故宜小承气缓通以和之。

观大、小承气汤的对比使用,知当严格掌握下法的轻重。尤其大承气汤,"不转矢气者,慎不可攻也"。

〔原文〕 夫实则谵语,虚则郑声,郑声者重语也。直视谵语,喘满者死,下利者亦死。(215)

浅析 辨谵语郑声及其死候。心气实见神烦乱而狂言粗壮者,名谵语;心气虚见神无主而频言低微者,名郑声。胃络上通于心,阳明病见谵语者,乃燥火相并而神明荧惑使然。且直视谵语者,更为邪热亢盛灼阴,心肾俱伤,少阴精气不荣于目而目系枯燥之象,病已危重。若再见喘满或下利,则为阳脱于上,或阴泄于下,属阴阳离绝败象,治已无所措手。

治则 清心导火;益肾养心。

配穴 涌泉、少冲;神门、大钟。

释义 肾经支脉,从肺出络心,注胸中与心包经连接。故心之为病,不论虚实,皆是水火为病,当从心肾水火论治。涌泉为足少阴肾经之井,属最下之根穴,功能开窍醒神,交济水火;少冲手少阴心经之井,主热病烦心,疗癫狂,二穴点刺出血,对于实火炽盛而烦乱谵语者,每有釜底抽薪之效。若心虚不能主神,见呢喃郑声者,则又与肾气不足有关,即《灵枢》所云:"气不足则善恐,心惕惕,如人将捕之"。故治当补心益肾,用缪刺之法,随而济之,取手少阴心经原穴神门,配足少阴肾经络穴大钟,原络相配,以交通心肾,扶阳益阴,令水火既济,气血充足,而郑声可止。

〔原文〕 发汗多,若重发汗者,亡其阳,谵语,脉短者死,脉自和者不死。(216)

浅析 言汗多谵语凭脉预后。本太阳病发汗过多,转属阳明后又重发其汗,致燥热过甚、扰乱心神而发谵语。同时,心主血脉,汗多津气大量亡失,血脉亦虚涩不利,若脉见短缩之形,属津血亡失太甚,耗竭不能复生的危候;若脉上下尚能调合,乃阴阳气在,病可"不死"。

151

治则 泻火通心络,滋阴养血脉。

配穴 涌泉、劳宫、通里、复溜。

释义 汗而又汗,气津两伤,则有"亡其阳"之虚。然尤见邪火焚心而谵语之实,故先取肾经井穴涌泉,釜底抽薪以彻火邪;配心包经之荥穴劳宫,清血中之热以宁神。汗为心液,心主血脉,过汗必伤心阳,而邪火更灼其阴,故复取手少阴心经之络穴通里,行阳补心可助血脉之流通;配足少阴肾经之经穴复溜,补肾滋阴以养血脉之根。则四穴合为泻实补虚之治。

〔原文〕 伤寒若吐若下后不解,不大便五六日,上至十余日,日晡所发潮热,不恶寒,独语如见鬼状。若剧者,发则不识人,循衣摸床,惕而不安,微喘直视,脉弦者生,涩者死,微者,但发热谵语者,大承气汤主之,若一服利,则止后服。(217)

浅析 言误治燥火并行证治及预后。伤寒当汗不汗,误施吐下重伤津液,邪遂入里发生阳明病。阳明以燥气为本,热邪化燥成实,腑气不通,则十余日不大便;腑实燥甚必值旺时发潮热;浊热上犯,燥火并行,人则神识瞀乱,谵语而无所见。如此燥结已甚,理当大承气攻下结实。若失治而病增剧,值发潮热则伴见神识昏乱、循衣摸床、心惕不安、微喘直视等阳亢欲竭其阴的险候。若脉见弦长者,知阴精尚存,犹可背水一战,用大承汤急下存阴;若见脉涩,知已阴竭血枯,邪未去而正先亡,欲攻实则人不胜药,故死。则治于未剧之前,以燥结攻下为急,切不可坐失时机,造成大患。

治则 清热醒神,泻火通肠、滋阴壮水。

配穴 十宣、支沟、阳陵泉、照海、承浆。

释义 速取十宣,用毫针点刺出血以清热苏厥。继取支沟手少阳三焦经之经穴,主泄三焦郁火通关开窍,配阳陵泉足少阳胆经之合、疏泄肝胆积热,逐秽通肠以攻燥结。同时补肾经照海穴滋阴泄火、润燥通便,更取承浆,为任、督、手、足阳明四脉之会,针刺疏通阳明经气及任督脉气,清热散风,开窍醒神,与照海相配能壮水生津以制火。不失为泻热存阴之治。

〔**原文**〕 阳明病,其人多汗,以津液外出,胃中燥,大便必硬,硬则谵语,小承气汤主之,若一服谵语止者,更莫复服。(218)

浅析 言多汗津伤谵语证治。阳明病,法多汗。汗多津液外出则胃中干燥,进而热实于胃而燥结在肠,故大便必硬。硬则腑气不通,浊热上扰心神而见谵语。此尽管属阳明腑证,但无潮热、腹痛、拒按等大热大实之象,知便硬谵语的程度不重,且症候相因不杂,未生他变,故治用小承气汤,使热下便通则谵语可止。止则无须再服,恐伤正气。

治则 泻热通腑,滋阴生津。

配穴 大肠俞、上巨虚、列缺、照海。

释义 大肠俞为膀胱经之背俞穴,功能通调大肠,逐秽泻热以生津液;上巨虚为大肠之下合穴,主治腹胀便燥,二穴均泻可调理肠胃、润燥通便以除谵语。肺为水之上源,肾又为水脏,汗多津伤致胃燥便硬,又当取列缺,手太阴肺经之络穴,别走手阳明大肠,开上窍引津下行以清热润燥;配肾经照海壮水生津以泻热通肠。且二穴一通任脉、一通阴跷,为八法相配,可益阴荣血,助津行身,对本证尤能济事。

〔**原文**〕 阳明病,谵语,发潮热,脉滑而疾者,小承气汤主之。因与承气汤一升,腹中转气者,更服一升,若不转气者,勿更与之。明日又不大便,脉反微涩者,里虚也,为难治,不可更与承气汤也。(219)

浅析 此言阳明腑实辨脉证治。阳明病见谵语,发潮热,以法当大便燥结,脉沉实有力。今见脉滑而疾,说明热实于腑尚未至甚,大便虽硬而尚未燥坚,故以小承气汤主治。同时亦作为试法:若汤入腹中转矢气者,为燥屎初结,可更服一升以除之。燥屎未结则不转矢气。故小承气亦不可再服。若第二日又不大便,脉不滑疾反见微涩者,为气血虚弱之象。邪未去而正已衰,人不受攻,故为难治。

治则 清热泻火,滋阴润燥。

配穴 液门、照海、承浆。

释义 当其脉未见微涩前,急刺三焦经之荥穴液门,清热泻火以缓解谵语潮热之势;继取肾经照海滋阴泻火,润燥通便;承浆为任脉、督脉、手足阳明之会,可疏泄阳明热邪而开窍醒神,调和任、督脉气令阴平阳秘。配合功能清热生津,益阴调肠,可为缓下之治。

〔原文〕 阳明病,谵语,有潮热,反不能食者,胃中必有燥屎五六枚也,若能食者,但硬耳,宜大承气汤下之。(220)

浅析 据能食与否辨腑实轻重证治。阳明病见谵语有潮热,为腑有结实。热本化食,胃当消谷引食,而反不能食者,乃结实已甚肠中燥屎阻塞不下,腑气不通,浊热逆满胃腑所致,故宜大承气荡结除实,燥屎下而腑气通,则胃肠传导可以恢复。若腑实已成而尚能食者,说明实之不甚,只便硬未至燥屎,治又当以小承气为宜。

治则 清泻阳明,逐秽导滞。

配穴 合谷、天枢、大肠俞、支沟、气海。

释义 合谷为手阳明大肠经之原穴,针刺可清泻阳明壮热、开窍醒神;配天枢大肠之募,通调胃肠、泻阳明积热以逐秽导滞。此燥屎阻结见不能食者,乃胃肠失其传导而堵塞不通之故,当加取大肠俞通腑气、调大肠津液;支沟清利三焦气机而通关泻热;气海调气分之闭滞令气机宣通。则五穴相互配合,于病机之理当能贯通。

〔原文〕 阳明病,下血谵语者,此为热入血室。但头汗出者,刺期门,随其实而泻之,濈然汗出则愈。(221)

浅析 言阳明病热入血室证治。阳明热邪循经迫血下行,致血室有亏,热邪乘之。考任、冲二脉皆起于胞中,注于心下,热入血室则冲任气逆。肝主藏血,足厥阴肝经过阴器、抵小腹,在血室外围,冲任气逆最易动犯厥阴,挟血热上扰,证见谵语;热郁经中血脉;不得外解而蒸腾于上,故"但头汗出",刺期门以泻经中热实而防动风之变,使胞中热邪外泄,开郁解结,令经脉调畅,见濈然汗出则愈。

按 血室即胞中,为膀胱后、胃肠前之一夹室。女子则专指胞宫。而"热入血室"之证,实则男女皆有,《素问·上古天真论》有"女子二七而天癸至",男子"二八肾气盛、天癸至"。"至"就是至胞中,男女皆同。冲为血海,任主胞宫,任冲二脉皆起胞中。而冲脉起于胞中丽于阳明,阳明为多气多血之经,阳明经中邪热可循冲脉直达血室。且肝为藏血之脏,肝膈连胞,故刺肝经募穴期门,泻热开郁解结,舒调经气壅闭,宣导气血以治"下血谵语"。热入血室,热与血搏,不得外解,最易动犯厥阴而血热上扰、证见谵语,除刺期门外,可再针百会,为手足三阳经与督脉之会、头气之街,清热散风,开窍醒神。继开四关穴:手阳明经之原穴合谷,配足厥阴经之以俞代原穴太冲,疏泄经热壅闭,宣导气血,引热下行,平肝潜阳以安神,无不应之。

〔**原文**〕 汗出谵语者,以有燥屎在胃中。此为风也,须下者,过经乃可下之。下之若早,语言必乱,以表虚里实故也。下之愈,宜大承气汤。(222)

浅析 言阳明腑实过经可下证治。汗出而遂发谵语,知必其人阳明素有燥热。风为阳邪,袭表而内搏阳明,助热化燥成实,下结于肠则成燥屎;上攻于心则发谵语。以法须下,宜大承气攻之。然俟表邪过经,悉归胃中,并于燥屎乃可攻之。若下之过早,不但谵语不除,且邪陷语言必乱,是为下之不当,达不到预定疗效。古人讲"下不厌迟",看来确有道理。不过,"迟"是有标准的,用在这里,即表邪悉入在里,聚而成实者,宜大承气汤下之则愈。

治则 疏经泄热,通腑逐秽。

配穴 太冲、合谷、支沟、天枢、上巨虚。

释义 风合阳明燥热之气,津泄遂发谵语,当取足厥阴肝经原穴太冲,泻热潜阳,平肝熄风,宣调气血畅行以开窍,疏泄经邪壅闭以平狂;配手阳明大肠经之原穴合谷,既能清泻传入大肠之风邪而导浊热于下,又可开闭宣窍,清热散风,疏调阳明经气。二穴相配、通达四关。泻支沟手少阳三焦经之经,清泄三焦郁火、调畅气机以通腑气;配天枢大肠之募,开结逐秽,泻热通肠;再加手

155

阳明之下合穴上巨虚，调节大肠津液以润燥，则阳明之风燥可除。

〔原文〕 伤寒四五日，脉沉而喘满，沉为在里，而反发其汗，津液越出，大便为难，表虚里实，久则谵语。(223)

浅析 言表邪传里误汗变证。伤寒四五日见脉沉而喘满，为邪悉入里。脉沉主里，喘满见之于沉，知内实阻塞，浊热上干，气机壅滞使然。医不识此，而反发其汗，则津泄于外，燥结于中，大便为难，证见阳明腑实。汗出表虚，夺汗而里更实，久则谵语是所必然。

治则 疏调气机，清火润燥。

配穴 膻中、气海、涌泉、大敦。

释义 张景岳《类经》云："上气海在膻中，下气海在丹田，而人之肺肾两脏，所以为阴阳生息之根本"。本证里实而满，因满作喘，则阳明腑实导致热壅气滞，上下气海闭塞不通，肺肾两脏即受煎熬。故针泻气会膻中，调气分闭滞而宽胸降逆以平喘。且又为心包募穴，可宁心开结以泻热壅，配下气海针用泻法，主脐腹胀痛、便燥，善行气滞、通腑气。二穴上下交贯，为泻实以调阴阳之法。涌泉为肾经井穴，在上清心安神，在下滋肾壮水，单刺可生津泻火以调阳明燥热，对"津液越出"之大便难者适用；配肝经井穴大敦，点刺清火安神，调肝和血以润燥，又可防谵语于未然。

〔原文〕 三阳合病，腹满身重，难以转侧，口不仁，面垢，谵语遗尿。发汗则谵语；下之则额上生汗，手足逆冷；若自汗出者，白虎汤主之。(224)

浅析 言三阳合病以热盛为主证治。阳明经脉行于腹，太阳经脉行于背，少阳经脉行身之侧。故腹满身重难以转侧，为概言三阳热证；胃热盛则口不知五味；循经上蒸则面垢，甚则神昏谵语；热迫膀胱则遗尿。于此可知三阳合病尤以阳明里热为显。若发表，必热邪独盛于里而谵语甚；若攻里，则本非里实，下后必阴竭阳脱而见额上生汗，手足逆冷。故汗下均非其治。今从"自汗出"领悟，惟有白虎清凉一法，治从阳明，始得太阳少阳之总归，则三阳之热俱除。

156

治则　清热生津。

配穴　合谷、复溜、曲池、内庭。

释义　阳明之脉上颈贯颊、挟口环唇。重泻手阳明之原穴合谷，清经中邪热，开闭宣窍，主治口不仁、面垢、谵语不止，亦可清三阳合病之盛热。补足少阴肾经之经穴复溜，滋阴补肾，配合谷又能止汗，固欲竭之阴津。阳明者两阳合明，病则邪热弥漫，势非太阳、少阳可比，故复用曲池手阳明大肠经之合穴，合主逆气而泄；内庭足阳明胃经之荥穴，荥主身热。相配主清泻手足阳明盛热之势。此独取阳明，即所以治三阳合病。

〔原文〕　二阳并病，太阳症罢，但发潮热，手足漐漐汗出，大便难而谵语者，下之则愈，宜大承气汤。(225)

浅析　言二阳并病转为阳明腑实者宜下。太阳阳明并病，若太阳证未罢者当先解表；今太阳证罢，故从阳明论治。阳明热邪入腑则发潮热；四肢禀气于胃，燥热迫津外泄，尤以手足漐漐汗出为甚，说明胃中燥实已成；腑气不通而浊热扰心，故更见大便难而谵语。此大承气证已备，下之则愈。

治则　泻热逐实，生津润燥。

配穴　解溪、大肠俞、支沟、阳交。

释义　解溪为足阳明胃经之经穴，可通调胃肠，治腹胀便燥；大肠俞为膀胱经之背俞穴，主津液，能逐秽通泄腑气。支沟手少阳三焦经之经穴，清泻三焦郁火，运调上下以通便；配阳交足少阳胆经穴，阳维脉之郄，主胸满、大便难。四穴配合，荡实、清热、润燥、生津，则表里通畅，潮热谵语可除。

〔原文〕　阳明病，脉浮而紧，咽燥口苦，腹满而喘，发热汗出，不恶寒，反恶热，身重。若发汗则躁，心愦愦，反谵语；若加温针，必怵惕烦躁不得眠；若下之，则胃中空虚，客气动膈，心中懊憹，舌上胎者，栀子豉汤主之；若渴欲饮水，口干舌燥者，白虎加人参汤主之；若脉浮发热，渴欲饮水，小便不利者，猪苓汤主之。(226)

猪苓汤方

猪苓去皮　茯苓　泽泻　阿胶　滑石碎，各一两上五味,以水四升,先煮四味,取二升,去滓,内阿胶烊消,温服七合,日三服。

浅析 此言阳明热证清法三种。阳明热证,此指阳明经邪热于气分,盛则散漫表里。热漫于里,气机升降受阻,则脉紧、腹满而喘;邪热上犯灼津,则咽燥口苦;热散于表,则脉浮、发热汗出、不恶寒反恶热;热甚伤气则身重。治宜清热益气。若误汗,必津伤热炽神明而烦乱谵语;温针则以火助邪,更见惊恐烦躁不眠等心神不敛之状;尤其误下,胃虚阴伤,热邪内乱,更会呈三种变证:一是下后热邪上犯,郁阻胸膈,证见心中懊恼,舌上有苔等虚烦热郁之象。治宜栀子鼓汤清热宣郁除烦;二是下后热邪入胃,证见渴欲饮水,口干舌燥等热邪耗津之象,治宜白虎加人参汤清热益胃生津;三是下后热邪伤阴,气化不利,水热内蓄,证见脉浮发热,渴欲饮水,小便不利等里热兼水气不能上敷下达之象,治宜猪苓汤清热育阴利水。

按 此言阳明热证之上、中、下清法三种,用针论治,若下后客气动膈,见心中懊恼者,取巨阙心之募穴,清心化滞,调心火下降以通肾;大陵心包络之俞,亦即原穴,功能行气活血、清热除烦;配太溪足少阴肾经之俞,亦即原穴,补肾壮水以滋阴,使水火既济,心肾交通,三穴针刺得气后静以久留,以治心中懊恼。

若下后见渴欲饮水、口干舌燥者,取胃经井穴厉兑、大肠经井穴商阳,点刺以泻阳明经热。复取阳溪手阳明大肠经之经,清热润燥;配金门膀胱经之郄穴,生津止渴。二穴迎而夺之,能蠲燥渴之干。

若下后阴虚发热,渴饮而小便不利者,补肾经原穴太溪,补肾滋阴;配脾经合穴阴陵泉,行水泄热,育阴生津。再加肾经郄穴水泉,调补肝肾而利小便;泻肝经荥穴行间,清热行郁、止渴祛烦。四穴应合,于行水利水中又生津育阴,理法应当明晓。

〔原文〕 阳明病,汗出多而渴者,不可与猪苓汤,以汗多胃中燥,猪苓汤复利其小便故也。(227)

浅析 此言猪苓汤禁忌证。猪苓汤治阴虚有热兼水蓄不行而小便不利证,其渴欲饮水是津液不布使然,虽饮而渴不解。而阳明病之渴是热盛津伤胃燥所致,本与蓄水无关。若与猪苓汤复利其小便,必更伤津液而燥热愈甚,故阳明里热津液外泄之渴,猪苓汤在所必禁。

〔原文〕 脉浮而迟,表热里寒,下利清谷者,四逆汤主之。(228)

浅析 言表热里寒证治。表有热则脉浮,里虚寒则脉迟,脉浮而迟见下利清谷者,说明病兼见脾肾阳虚,阴寒内盛之象。按法当舍表救里,宜四逆汤回阳止利。

治则 益气健中,回阳止利。

配穴 公孙、足三里、关元、神阙。

释义 公孙足太阴脾经之络穴,别走胃经。功能运脾利湿,益胃调肠;配足三里胃经之合,扶土健中,消纳水谷。关元为小肠之募,灸能补元益气,温运脾肾之阳,亦助小肠分清别浊;配灸任脉穴神阙(隔盐灸),为回阳救逆之要穴,对肠鸣泄泻,阳虚欲脱者,确有显效。

〔原文〕 若胃中虚冷,不能食者,饮水则哕。(229)

浅析 此言胃虚致哕证。胃阳久虚必然饮动而生冷,亦即胃虚有寒。寒则谷不能消,水不能化,故每由食少以致不能纳食。若令饮水则水寒相得,逆而生哕。

治则 健中益气,降逆化饮

配穴 公孙、内关、中脘。

释义 公孙为脾经之络穴,别走胃经、功能健脾和胃,助中焦运化,且通于冲脉,可理中降逆。对胃虚有寒而水饮居中者,有行水利湿之功;配通于阴维脉的内关穴,功善调气开郁,行滞消胀。二穴针用补法,能扶土益气,降逆行饮。中脘为胃之募、腑之会,主消纳水谷,运化精微,灸能温运中宫,益胃生阳,散寒化饮。故三穴针灸兼施,则饮去寒散、中阳复振、升降调和而病愈。

〔原文〕 脉浮发热,口干鼻燥,能食者则衄。(230)

浅析 言阴明经热致衄脉证。阳明经热之邪散于表,则脉浮

159

发热;热邪循经上乘则口干鼻燥;"能食"又表明胃里有热。观此表里俱热,知经邪热甚,势必侵及血脉,灼伤阳络作衄。

治则 清热疏经,益阴和血。

配穴 厉兑、至阴、下巨虚、然谷。

释义 足阳明胃脉,起于鼻之交頞中,旁纳太阳之脉、下循鼻外。取胃经井穴厉兑,膀胱经井穴至阴,二穴点刺出血,可清在上之经中热邪,以治口干鼻燥,是为上病取下法。下巨虚为小肠之下合穴,功能理胃调肠,引阳明邪热下行;配然谷足少阴肾经之荥,清热滋阴以养血。四穴总在于平其热势而止衄。

〔原文〕 阳明病,下之,其外有热,手足温,不结胸,心中懊恼,饥不能食,但头汗出者,栀子豉汤主之。(231)

浅析 言阳明热证误下热郁胸膈证治。阳明热邪在经,腑并不实,误下后虚其里,热不仅不除,且陷于胸膈,证见其外有热,手足温、心中懊恼等。热郁胸中,上蒸则"但头汗出";热邪窒塞胸阳,亦可见烦热胸中窒者,自当与水热互结的结胸证辨识;同时,下后胃中空虚,客气动膈,人则但饥而不能食。此是阳明热证下后以烦热为显著,故宜栀子豉汤除烦清热开郁。

治则 宣导气血,清心除烦。

配穴 合谷、复溜、然谷、郄门。

释义 阳明病热邪在经见其外有热,取手阳明经之原穴合谷,清热疏经开窍;加复溜足少阴肾经之经穴,滋阴清热,引邪下行。二穴相配,主祛热邪而止头汗出。心包为心之外围,代心受邪,心主血脉,心包经又主脉所生病,误下邪陷胸中,心火被郁而见心中懊恼,当取手厥阴心包络之郄穴郄门,疏通心络、降火清心,开郁除烦;配足少阴肾经之荥穴然谷,滋阴补肾,使水火相交阴阳调合。则心中懊恼,饥不能食者可除。

〔原文〕 阳明病,发潮热,大便溏,小便自可,胸胁满不去者,与小柴胡汤。(232)

浅析 言阳明病现少阳证治。阳明病见潮热,一般当化燥成实。今发潮热反见大便溏、小便自可,且胸胁满不去,说明仍是少阳半表半里的病机。换言之,邪在胸胁,未及于腹,尽管日晡所发潮热,却未见手足濈濈汗出、腹满痛、谵语、大便硬、小便自利等阳明腑实证,而潮热见于便溏,则为热利可知;热未化燥成实,自不会逼津下渗,故小便自可。治宜小柴胡汤枢解少阳。

治则　内清外解。

配穴　外关、外丘、曲池、足三里。

释义　少阳主枢,居半表半里,少阳经脉入缺盆、布膻中,散络心包,下膈循属三焦。故凡胸腔、腹腔及五脏六腑间隙,皆为少阳所行,取手少阳三焦经之络穴外关,清三焦之热而调气开郁,主治胸胁满不去等少阳热邪;配外丘,足少阳胆经之郄,疏经活络。二穴主少阳转枢,内清外解,以防阳明之燥化。同时但发潮热而大便溏,又当取手阳明之合穴曲池,清泻阳明积热;配足阳明胃经之合穴足三里,运调气机而止便溏。又不失为上下贯通之治。

〔**原文**〕　阳明病,胁下硬满,不大便而呕,舌上白苔者,可与小柴胡汤。上焦得通,津液得下,胃气因和,身濈然汗出而解。(233)

浅析　此言小柴胡汤的作用机理。阳明病硬满不见于腹而见于胁下,说明病在半表半里属少阳。少阳主枢,正邪交争结于胁下则枢机不利,进而三焦气机不畅:气结于上,阻津下行而不化,则上见舌苔白滑,下见不大便;气结于中,胃失和降则呕;气结于下,不能合膀胱应腠理毫毛,则表里之津亦有不通。原因皆在于邪郁少阳,故与小柴胡汤解其所结,调畅三焦。使上焦得通而舌上白苔自去,津液得下而大便自调,胃气因和而呕自平,如此则表里之津合,见身濈然汗出而解。是为仲景深得小柴胡之妙用。

治则　枢解少阳。

配穴　足临泣、外关。

释义　少阳枢机不利当枢解表里,调畅气机,治用足临泣与外关八法相配。足临泣为足少阳胆经之俞穴,通于带脉,带脉如带束腰,诸经皆联属于带脉而受其约束,络于督脉,使之贯通上下,故取足临泣疏经散结,清利胆热,疏肝解郁以治胁下硬满;外

161

关为三焦经之络,别走心包,三焦主气所生病,且通于阳维脉,阳维脉主阳主表,故针外关有疏通少阳经气,调畅三焦气机之用。二穴清内解外,开郁调气,使气津两和,病可向愈。

〔原文〕 阳明中风,脉弦浮大而短气,腹都满,胁下及心痛,久按之气不通,鼻干不得汗,嗜卧,一身及目悉黄,小便难,有潮热,时时哕,耳前后肿,刺之小差,外不解。病过十日,脉续浮者,与小柴胡汤;脉但浮,无余症者,与麻黄汤;若不尿,腹满加哕者,不治。(234)

浅析 辨三阳合病证治。阳明中风,指阳明病热而能食者。"脉弦浮大"属三阳合病脉象。阳明热证本自汗出,今表阳怫郁而汗出不得,则阳明热邪内闭,充斥经中无所不至:下于腹则腹都满;上于面则鼻干;值时气旺则有潮热;热盛伤气,困于周身则嗜卧。同时,热邪内伏,漫于胸腹腔间,少阳枢机不利,气机壅滞,又见短气、胁下及心痛、久按之气不通;邪阻三焦,水道不得流通故小便难;胃气上逆则时时哕;水气内郁而蒸,更见一身及目悉黄;三阳脉循绕耳之前后,热邪循经上攻则耳前后肿。三阳热证俱见,尤以阳明潮热为甚,故当急取足阳明经穴以泻其热势。针后里热减缓,相对少阳则"外不解",见脉续浮者,又当与小柴胡汤枢解。后脉但浮而不弦大,是为无少阳、阳明之余症,病机欲从表解,故又当与麻黄汤助之。其"若不尿,腹满加哕者不治",是言逆变之候,当接"耳前后肿"句后,意即若反此而因循失治,任病急剧发展,必致邪实正虚、中气衰败,病属不治。

按 仲景言"刺之小差",缕析文义,当取足阳明穴为是。足阳明经气下至足三里,足三里为足阳明胃经之合,合主逆气而泄,可疏通经气以泄其潮热。又为四总穴之一,可调整脏腑气机,主泻阳明热邪所致的"腹都满"。亦是阳明之枢纽,调运上下气血而主升降。针刺施迎夺之术,则符合本证病机。阳明之脉,出大迎、循颊车、上耳前;太阳支脉从巅至耳;少阳之脉下耳后,其支者从耳后入耳中出走耳前。取足少阳胆经听会穴,主治耳病,可清热散风,开窍通关;配手少阳三焦经之原穴阳池,调理上、中、下三焦气机,清泻弥漫之盛热。再加合谷手阳明大肠经之原,内清外达,宜导气血壅滞;配足临泣胆经之俞,舒肝利胆,清热利湿;更加委中,足太阳膀胱经之合兼血之郄穴,疏调太阳经气以散表邪,清降内壅之滞而活血调郁。则又为去三阳热邪之治。

〔**原文**〕 阳明病自汗出,若发汗,小便自利者,此为津液内竭,虽硬不可攻之。当须自欲大便,宜蜜煎导而通之。若土瓜根,及大猪胆汁,皆可为导。(235)

蜜煎导方

食蜜七合

上一味,于铜器内,微火煎,当须凝如饴状,搅之勿令焦著,欲可丸,并手捻作梃,令头锐,大如指,长二寸许。当热时急作,冷则硬。以内谷道中,以手急抱,欲大便时,乃去之。

猪胆汁方

大猪胆一枚,泻汁,和少许法醋,以灌谷道内,如一食顷,当大便出宿食恶物,甚效。

浅析 此言津伤便硬者可用导法。阳明病本自汗出,若再发汗,更见小便自利者,则津液被夺。因不见潮热,谵语,腹满痛等燥实之象,知其便硬并非热结,而是津液内竭所致,故"虽硬不可攻之。"治宜外取,用蜜煎成坐药,欲大便时纳入肛门,润导而通之。若兼见津虚有热者,宜用土瓜根或猪胆汁按上法习作,可清热通便。于此应当清楚,大承气决非为攻大便而设,无燥结热实或燥实不明显者,均不可用。

治则 调肠生津润便。

配穴 大肠俞、脾俞、太溪、飞扬。

释义 重伤津液,精血枯燥,致腑气不通,肠中便硬者,可取背之俞穴大肠俞,主津液而通运大肠;补脾俞,运脾行津以调二便,且脾统血,而血主濡润,可有益血润肠之用。太溪为肾经之俞、亦即原穴,飞扬为膀胱经之络穴,二穴原络相配,可统摄脏腑表里而协调二便;且肾者胃之关,太溪能滋阴补肾、清虚热以调胃润肠。故四穴合用,为滋阴养血,增津润便之法。

163

〔**原文**〕 阳明病,脉迟,汗出多,微恶寒者,表未解也。可发汗,宜桂枝汤。(236)

〔**原文**〕 阳明病,脉浮,无汗而喘者,发汗则愈,宜麻黄汤。(237)

浅析 此二节均属风寒初犯阳明,病在肌、表者,法当汗解。柯韵伯讲:"二证全同太阳,而属之阳明者,不头项强痛故也。要知二方专为表邪而设,不为太阳而设。见麻黄证即用麻黄汤;见桂枝证即用桂枝汤。不必问其为太阳阳明也。若恶寒已罢,则二方所必禁矣。"阳明病脉迟,多属热邪壅闭,然汗出言多,必伤津气,微恶寒者,表未尽解,热未造极,故与桂枝汤安中解肌固表。阳明病阳气隆盛,然表实,阳气不得旁达,必上逆作喘,见脉浮无汗,属卫闭营郁、又当与麻黄汤开皮毛,使其表里调畅。

治则 解肌,发表。

配穴 腕骨、京骨、委中;大椎、风池、合谷。

释义 阳明病见桂枝证者,取腕骨手太阳经之原穴,配京骨足太阳经之原穴,疏调太阳经气,清热散风。再加足太阳经之合兼血之郄穴委中,解肌和营为是。

阳明病见麻黄证者,刺大椎手足三阳与督脉之会,发散寒邪、宣通表阳以开皮毛;配风池手足少阳与阳维脉之会,主治发热汗不出。再加合谷手阳明经之原,清热解表、宣窍定喘为是。

〔**原文**〕 阳明病,发热汗出者,此为热越,不能发黄也;但头汗出,身无汗,剂颈而还,小便不利,渴引水浆者,此为瘀热在里,身必发黄,茵陈蒿汤主之。(238)

茵陈蒿汤方

茵陈蒿六两 栀子十四枚,擘 大黄二两,去皮

上三味,以水一斗二升,先煮茵陈,减六升,内二味,煮取三升,去滓,分三服,小便当利,尿如皂荚汁状,色正赤,一宿腹减,黄从小便去也。

浅析 言阳明病湿热发黄证治。阳明病湿热发黄,指湿热瘀滞于胃肠之里,用柯韵伯的话讲,即阳明之燥热内合太阴之湿化

故也。若热邪入胃化燥蒸腾津液，则必见发热汗出等热越于外之象，故不能发黄，继之而来的便是燥热成实。今水湿留中，其性粘滞，热邪化燥不成反被湿阻，热不能外越而上壅，见但头汗出、身无汗、剂颈而还；湿热内阻，气机不畅，三焦决渎失司故小便不利；胃气不虚，热势较盛，故渴引水浆；然水入愈增其湿，湿热内郁胃肠，影响肝胆疏泄，进而胆汁溢散，身必发黄。治用茵陈蒿汤，重用茵陈利湿清热退黄，大黄导胃热瘀滞下行，栀子开泄三焦热郁而通水道，则小便当利，"黄从小便去也"。

治则 疏泄肝胆以清热，导滞利湿以祛黄。

配穴 腕骨、阳陵泉、建里、章门。

释义 取腕骨手太阳小肠经之原穴，疏调经气闭滞，分清别浊，泻胆火之郁；配阳陵泉胆经之合穴，清泄肝胆湿热，逐秽导滞。二穴针用泻法，主治瘀热在里之身黄。因病在阳明，湿热滞于胃肠，再加配建里调中理气，消积化滞；章门脾之募穴、足厥阴肝经与足少阳胆经之会，功能疏调肝脾，清利肝胆，通络化瘀，调理三焦气机以利小便。故本方重在清利湿热，化瘀导滞以祛黄。

〔原文〕 阳明证，其人喜忘者，必有蓄血。所以然者，本有久瘀血，故令喜忘，屎虽硬，大便反易，其色必黑者，宜抵当汤下之。（239）

浅析 辨阳明蓄血证治。阳明蓄血，指瘀血久蓄于大肠又感阳明热邪者。心主血脉，今本有久瘀血则心窍易塞、任物不能，加之浊热上扰清阳，神智昏乱，故其人善忘。不发狂者，知血非热瘀，当与太阳蓄血辨识。阳明主燥而血又主濡，故屎虽硬，大便反易；蓄血之色，黑腻如漆，又当与纯阳明腑实证辨识。治宜抵当汤攻逐久瘀之血。

治则 去瘀滞，调血脉，醒神识。

配穴 四满、中注、太渊、神门、百会。

释义 冲为血海，冲脉丽于阳明，脐下久瘀之血渐袭直肠，值阳明病热，见其人喜忘，即《素问·调经论》"血并于下，气并于上，乱而喜忘"是也。四满、中注均系足少阴肾经与冲脉之会，主脐下

165

积聚,对瘀血久蓄下焦见证,针刺有活血化瘀之功。心主血脉,久有瘀血,脉道滞涩,心窍易塞,又取脉之会穴太渊,配心经之原穴神门,疏通心气,调养血脉而定神智;加刺督脉穴百会清热降浊、开窍醒脑。则合观是为阳明蓄血证见喜忘者所需。

〔原文〕 阳明病,下之,心中懊憹而烦,胃中有燥屎者,可攻。腹微满,初头硬,后必溏,不可攻之。若有燥屎者,宜大承气汤。(240)

浅析 言下后见烦之虚实辨治。阳明腑实,下后见心中懊憹而烦者,当于旁症而详辨虚实。若仍有燥屎存在,当见潮热、谵语、手足漐漐汗出、腹胀满痛拒按等症候反映,可用大承气攻之。若腹微满且不实不痛,更见大便初硬后溏,则心中懊憹必是下后之虚烦,故不可攻,言外宜栀子豉汤。可见,攻下与否,全凭燥屎之有无。

按 “阳明之上,燥气治之”。大肠与胃的功能主燥,胃以燥气足而能纳谷腐熟,大肠之燥气不足则便溏或泄泻。若阳明之燥气过胜,最易化火灼伤津液。两阳合明,谓之阳明,三阳中以阳明之阳为最盛,其气血在十二经中独为多气多血,故对津液缺乏,阳明化热化燥者,针治可取大肠俞、上巨虚,迎而夺之,气至久留,有生津润燥之效;若燥屎已成,又当加天枢、内庭,针用泻法,可清泻积热,逐秽通肠;配补照海益水行舟。若属下后懊憹烦甚,且无燥屎征象者,又当选心包络之经穴间使,肝脾肾三阴经之会穴三阴交,功能清心降火、宣导气血阻滞以祛懊憹之烦。

〔原文〕 病人不大便五六日,绕脐痛,烦躁,发作有时者,此有燥屎,故使不大便也。(241)

浅析 此言燥屎内结辨证。阳明病见不大便五六日,尚不能断为有燥屎。燥屎者,乃屎居肠中热蒸成燥,横结于内而不下,其反应必有特征。今见绕脐痛、烦躁,且随阳明气旺之时而发作者,说明热邪已入下脘及肠中,与宿垢结为燥屎,进而腑气不通,浊热郁生烦躁,值时则增剧。故此“绕脐痛”是为有燥屎见证,言外治宜大承气汤。

166

治则　逐秽通肠，泻热除烦。

配穴　肓俞、天枢、大横、大肠俞。

释义　肓俞为足少阴肾经与冲脉之会，主治脐腹胀痛，善能调肠理气；天枢为大肠募穴，可通泻大肠腑气。大横乃脾经与阴维脉之会，当大肠所过处，为通便调肠之要穴，配天枢可治绕脐痛。大肠俞为膀胱经之背俞穴，主调大肠津液，与大横相配可逐秽通肠。四穴合用，可驱秽浊，通腑气，消腹胀，以去绕脐之痛烦。

〔**原文**〕　病人烦热，汗出则解，又如疟状，日晡所发热者，属阳明也。脉实者，宜下之；脉浮虚者，宜发汗。下之与大承气汤，发汗宜桂枝汤。(242)

浅析　辨汗、下法脉证。病人不得汗出而烦热，汗出则烦消热解，知病属太阳；今又热如疟状，且日晡所发潮热，又知病入阳明，证见如此，还须据脉之浮沉以定汗下；若潮热见脉实有力者，为阳明腑实脉证，可与大承气下之；若寒热如疟，脉浮而虚缓者，为邪尚在表，但表气已虚，当用桂枝汤调和营卫而汗解。

〔**原文**〕　大下后，六七日不大便，烦不解，腹满痛者，此有燥屎也。所以然者，本有宿食故也，宜大承气汤。(243)

浅析　言下后宿食致燥屎复结证治。阳明腑实，大下后当热实俱除。今下后六七日不大便，则六七日所食之物又为宿食，里有热则烦不解，邪热与宿食凝结则成燥屎，必腹满痛而拒按，证见大承气，故仍宜大承气攻下。查燥屎复结的原因为本有宿食，说明药后津尚未复，而病者不善调养，纵欲胡餐，致使宿食秽物蓄积腹内随热化燥而成。于此亦不可轻视。

治则　消积导滞逐秽，泻热调壅除烦。

配穴　中脘、天枢、大肠俞、内庭、三间。

释义　燥热煎灼，宿食转为燥屎，蓄于腹内，阻遏气机，针泻胃募中脘，清热消积化滞；配天枢大肠之募，通腑气以荡涤秽物；加大肠俞生津润燥。故对阳明腑实证见腹满胀痛，燥屎横结其中，胃肠失其传导者，可见功效。复取足阳明胃经之荣穴内庭，清阳明邪热壅滞，行气活血；配手阳明大肠经之俞穴三间，泻热以祛

167

不解之烦,庶觉适当。

〔原文〕 病人小便不利,大便乍难乍易,时有微热,喘冒不能卧者,有燥屎也,宜大承气汤。(244)

浅析 言燥屎见喘冒不卧证治。阳明腑实,津不还入胃中反被燥热逼迫下渗,当见小便自利,大便燥硬。今病人小便不利,大便乍难乍易者,陈修园讲:"若津液还入胃中,则大便下而愈矣。今邪热耗灼,清道涸竭,大便不得其灌溉,则结聚不下而乍难。结者自结于中,其未结者旁流而乍易。"燥热深伏而外反不显,故时有微热;邪热猛暴,挟浊气壅逆,则喘促昏冒睡卧不能。此燥屎已成,热邪甚剧,故宜大承气峻下。

治则 泻热逐秽通肠,疏经降浊平喘。

配穴 支沟、阳陵泉、合谷、丰隆。

释义 取支沟、三焦经之经穴,通阳络之脉,清泻三焦邪热之郁;配阳陵泉,胆经之合,疏泄肝胆,行气机壅滞以逐秽通肠,可祛大便乍难乍易之疾。合谷为手阳明大肠之原,开闭宣窍,导邪热下行;配丰隆、足阳明胃经之络,降浊导滞,疏经活络,主喘冒不能卧。四穴均用泻法。

〔原文〕 食谷欲呕,属阳明也,吴茱萸汤主之。得汤反剧者,属上焦也。(245)

吴茱萸汤方

吴茱萸一升,洗　人参三两　生姜六两,切　大枣十二枚,擘

上四味,以水七升,煮取二升,去滓,温服七合,日三服。

浅析 言寒呕证治及辨证。胃主纳谷,若纳而不能则属胃虚有寒,故食谷欲呕。"属阳明"者言其属胃,故主以吴茱萸汤,温胃令其寒散,水谷得下,呕逆则止。若得汤反剧者,又表明不仅中焦有寒,且上焦胸膈有热,得汤以热助热,故呕反增剧。然此非误治,惟兼上焦有热者,则吴茱萸汤治而未全,宜当加减调治。

治则 温胃散寒止呕;宽胸调气除烦。

配穴 中脘,神阙;公孙,内关。

释义 属胃虚寒饮上逆作呕者,取胃募中脘穴,配任脉穴神

阙,徐徐灸之,大有温胃祛寒,散饮降逆功效。若上焦有热者,又属寒热相兼,当针通阴维脉的心包经之络穴内关,配通冲脉的脾经之络穴公孙,二穴八法相应,主治胃心胸间寒热虚实挟杂见证,功能理气宽胸膈,降逆除烦热,疏经通脉络,扶土健脾胃。是治疗上、中二焦疾患的重要配穴。

〔原文〕 太阳病,寸缓关浮尺弱,其人发热汗出,复恶寒,不呕,但心下痞者,此以医下之也。如其不下者,病人不恶寒而渴者,此转属阳明也。小便数者,大便必硬,不更衣十日,无所苦也。渴欲饮水,少少与之,但以法救之。渴者,宜五苓散。(246)

浅析 此言心下痞与渴的太阳、阳明辨证。脉寸缓者卫阳不足;关浮者心下有热;尺弱即阴弱,为荣阴不守。且外见发热汗出复恶寒,证属太阳中风。不呕乃表邪仍在,然误下邪气内陷,痞塞胸膈,故心下痞。此即热痞见于太阳中风脉证。若未经误下,渐见不恶寒而渴者,是太阳转属阳明,继而见心下痞塞不通,多为阳明里热渐盛化实之象,则当与太阳表证见心下痞者相辨。阳明病大便硬,有燥结与津竭两种,若仅为小便数致肠中津竭而便硬者,纵使十余日不大便,亦无潮热满痛之苦,言外不可攻下,见渴欲饮水者,当少少与饮之,润和胃气而已。然太阳病误下水饮内蓄,膀胱气化不利,水津不布之渴者,宜五苓散利水化气,而渴自止,又当与转属阳明之渴辨识。

治则 一、疏调气机,清热消痞;二、生津益胃,化滞调肠;三、化气利水,布津止渴。

配穴 一、膻中、巨阙;二、中脘、胃俞;三、中极、膀胱俞。

释义 针法当分三节论治:太阳病误下致心下痞者,乃下后里虚,邪陷心下,痞塞胸阳。取气之会穴膻中,又名上气海,宣畅胸阳,疏调胸膈气机,膻中又为心包络之募,是肺金和心火气血所藏之地,故亦可调肺气肃降,引心火下行;巨阙为心之募穴,能调心火下降以通肾,使阴阳上下交和,又火生土而健脾胃。二穴相配能清热理气,交通阴阳以消痞,此即一;若太阳转属阳明,渐涉胃腑,见津伤便硬尚无燥热征象者,针胃之募穴中脘,清热化滞、

169

理气调肠;配膀胱经之背俞穴胃俞,滋养胃阴而生津液。二穴俞募相配,润胃生津以通便,此即二;若太阳病误下里虚,形成水津不布之渴者,是水不行则津不升,治又从膀胱化气法,取任脉穴中极,为膀胱募穴,主行气化而利小便;配足太阳背俞穴膀胱俞,疏调膀胱经气以行水布津。二穴俞募相配,令水行气化津生而渴解,此即三。观此三节,以太阳始,于五苓终,首尾呼应,治又总不离太阳本气。而中插阳明者,又当从"燥"字着眼,审其轻重缓急,施以适当之法。

〔原文〕 脉阳微而汗出少者,为自和也;汗出多者,为太过。阳脉实,因发其汗,出多者,亦为太过。太过者为阳绝于里。亡津液,大便因硬也。(247)

浅析 言过汗津伤致便硬者。脉阳微即脉浮缓,"微"相对"实"言,当"缓弱"讲。太阳中风脉浮缓见汗出少者,为脉证协合,汗多则脉证不调,是为太过。同样,太阳伤寒之脉浮紧(即"阳脉实")本无汗,若多发其汗,亦为太过。太过则亡津液,胃中干,阳热独盛于里,故大便因硬。言外当观其轻重,审其燥屎有无而施润下或攻下之治。

〔原文〕 脉浮而芤,浮为阳,芤为阴,浮芤相搏,胃气生热,其阳则绝。(248)

浅析 辨阴虚有热脉证。芤者边实中空,主津血虚;浮为阳主热;"脉浮而芤"属阴虚有热之象。浮芤相搏必阳热盛而津血愈虚,热及胃腑,竭津而阳热独盛,则大便成硬亦可想而知。

〔原文〕 趺阳脉浮而涩,浮则胃气强,涩则小便数,浮涩相搏,大便则硬,其脾为约,麻子仁丸主之。(249)

麻子仁丸方

麻子仁二升 芍药半斤 枳实半斤,炙 大黄一斤,去皮 厚朴一尺,炙,去皮 杏仁一升,去皮尖,熬,别作脂

上六味,蜜和丸,如梧桐子大,饮服十丸,日三服,渐加,以知为度。

浅析 此言脾约证治。"趺阳"即足阳明胃经之冲阳穴处,脉

之以候胃气。盖胃与脾经脉络属,气息相通,互为表里。胃主纳谷腐熟,脾主输津运化,二者调合方可布精气以奉周身。今胃强脾弱,见趺阳脉浮而涩,浮为胃气强,属热盛;涩为脾阴弱,属津虚。强以制弱,脾阴被胃热穷约,津不能输而下渗,故曰"涩则小便数";进而胃肠干燥,无津以润,大便则硬。十分明显,此属津虚便硬,与燥屎内结者不同,治宜缓通,故用麻子仁丸滋脾润燥,扶阴抑阳以通便。

治则 益脾调肠,增津润便。

配穴 脾俞、上巨虚、太溪、飞扬。

释义 取膀胱经背部俞穴脾俞,运脾输津,益气统血以和润胃气;加上巨虚大肠之下合穴,主调大肠津液以通便。二穴扶脾和胃润肠,固属润降之法。加取太溪足少阴肾经之俞,亦即原穴,滋阴补肾壮水;配飞扬足太阳膀胱之络穴,疏调膀胱与肾之经气,助气化以复津。二穴原络相配,令脏腑表里调合,又为寻本之治。

〔原文〕 太阳病三日,发汗不解,蒸蒸发热者,属胃也,调胃承气汤主之。(250)

浅析 言汗后热邪入胃证治。太阳病三日,以法当汗,一般汗出则表解。今汗而不解,更见蒸蒸发热者,说明病象胃阳素盛,汗后邪陷与燥气相合,其势蒸蒸,自内达外,故宜用调胃承气汤,泻热和胃,遏止其势,可免燥结满痛之变。

治则 清泻阳明,调胃化滞。

配穴 中脘、天枢、曲池、内庭。

释义 针胃募中脘理气调胃,清热化滞;配天枢大肠之募,疏泄大肠蕴热以通腑气。次取手阳明之合穴曲池,清热调胃降逆;配足阳明之荣穴内庭,主泻阳明之积热,理气消胀。四穴合观,对阳明腑证初结尤见热盛者,针之可效。

〔原文〕 伤寒吐后,腹胀满者,与调胃承气汤。(251)

浅析 此言误吐津伤热实证治。邪在上者因而越之,今寒邪在表,医者不汗反吐,致津伤胃燥,助其胃热成实,证见"腹胀满",则大便不通可知。因腑实未坚,且已经误吐,胃气不和,不宜攻下,故与调胃承气汤调和胃气,泻热通便为宜。

按 针治同上。

〔原文〕 太阳病,若吐、若下、若发汗后,微烦,小便数,大便因硬者,与小承气汤和之愈。(252)

浅析 言误治后津伤气滞证治。太阳病误经吐下又发汗后,津液大伤,邪热内传阳明,入胃化燥,致成阳明腑证,见"微烦,小便数,大便因硬者",观此三症,可以这样理解:津已大伤又见小便数,知津液耗竭已甚;大便因津竭致硬,自当无所苦,而此又苦于微烦,则有别于脾约可知,说明热结又以津伤气滞为主。故可与小承气汤行气导滞以泻热,令肠胃调和,气机通畅则愈。

治则 疏调气机,泻热导滞。

配穴 上巨虚、大肠俞、气海、巨阙。

释义 针刺上巨虚大肠之下合穴,调肠理气,消胀导滞;配足太阳膀胱经之背俞穴大肠俞,调节大肠津液以润便,二穴主治阳明热结津伤,大便因硬。继取任脉穴气海,针用泻法,主行气分之闭滞;配巨阙心之募穴,清心祛烦,导邪热下行。二穴上下交贯,疏调气机以助其泻热通便。

172

〔原文〕 得病二三日,脉弱,无太阳、柴胡证,烦躁,心下硬,至四五日,虽能食,以小承气汤少少与微和之,令小安。至六日,与承气汤一升。若不大便六七日,小便少者,虽不能食,但初头硬,后必溏。未定成硬,攻之必溏。须小便利,屎定硬,乃可攻之,宜大承气汤。(253)

浅析 此言大、小承气汤的辨证使用。阳明病不见脉大而脉弱,则虚实尤当详审。今无太阳表证及少阳半表半里证,知"烦躁,心下硬"属阳明;然"阳明病,心下硬满者,不可攻之"。烦属热象,烦极则躁动不安。病见疑似之症,虚实难断,应作观察:至四五日见能食者,说明胃有热,知烦躁乃胃热使然,同时这期间亦未大便可知。惟烦躁、心下硬见于脉弱,故小承气汤少少与,微和胃气,于或虚或实中探求。待药后至六日,仍病状如前,证明胃中确有热实,故小承气可增至一升,令便下热去。观此,病兼虚实者,虽燥硬亦不可重攻,去实当顾其虚,与小承气和之即可。

再一种情况,阳明病烦躁兼六七日不大便,同时小便少者,知津液尚还入胃,肠中未有燥屎。虽胃肠皆满不能食,却无潮热谵语之象,且见初硬后溏,又知水谷不别。如此寒热挟杂,"未定成硬"见证,攻之必伤脾胃而作泻。故须审其小便利,屎定硬,方可断为燥结已纯而用大承气攻下。

此节于虚实寒热间详辨大小承气之用,层次严密,章法分明,为后世攻下法的辨证运用开了先河。

〔原文〕 伤寒六七日,目中不了了,睛不和,无表里证,大便难,身微热者,此为实也,急下之,宜大承气汤。(254)

浅析 此言阳明腑证阴精欲竭者急下。伤寒六七日,乃表邪传里内合阳明之期,病家突然目不明了,瞳子浑暗无神,乃燥热深伏,不但津血被耗,且阴精受劫,尤以肝肾为重之险候。盖肝开窍于目,肾之精为瞳子。肝肾阴伤,精不能注于目,便呈此重证。其病来之迅猛,反无明显之表里见证,仅是"大便难身微热者"而已,貌似平常,实则燥热如焚,阴精欲竭,故宜大承气急下存阴。

〔原文〕 阳明病,发热汗多者,急下之,宜大承气汤。(255)

浅析 此言阳明热极阴液欲亡者急下。阳明病本有蒸蒸发热,汗出溅溅。今程度甚剧,大汗如流,津液倾泻于外,足见燥热已极,稍缓必有阴液暴亡之变,故急宜大承气汤,釜底抽薪以救阴。

〔原文〕 发汗不解,腹满痛者,急下之,宜大承气汤。(256)

浅析 此言汗后即见阳明腑实者急下。一般表证发汗不解,津伤邪陷,化热内传阳明,以致邪入胃腑,耗津化燥成实。这一过程,当有大便难、大便硬、不大便、肠中燥结等程度渐重的过渡。今则不然,汗未能解,反一触即发而剧变于里,见阳明腑实之大满大痛。其变化之剧、程度之甚,必燥热炎炎可知,故当急以大承气迎头痛击,免其阴液濒绝之危。

按 以上阳明三急下证,针治均宜在大承气后,速取手足阳井,点刺以泻竭阴之燥火;针泻大肠募穴天枢与大肠俞,为俞募配

173

穴,主调气血,贯阴阳,逐秽化滞而通泄阳明腑实。加支沟清泄三焦郁火;上巨虚能调大肠津液而泄蕴热。继而再依具体病情选加:一、燥火灼阴见目中不了了、睛不和者,补足少阴肾经照海穴滋阴填精补髓;配足三阴经之会穴三阴交,益脾养肝补肾。二穴育阴潜阳,壮水生津,可救髓枯神散于万一;二、燥热盛极,大蒸阴津于外见发热汗多者,重泻手阳明大肠经原穴合谷,清热引邪下行;配足少阴肾经之经穴复溜,补肾滋阴止汗,以防阳亢阴竭之变;三、汗后遂发阳明燥结而腹满痛者,可针泻通冲脉的足太阴脾经之络穴公孙,配通阴维脉的手厥阴心包经之络穴内关,八法相配,能调气开郁,逐瘀化滞,疏经通络,以疗上、下腹痛胀满。

〔原文〕 腹满不减,减不足言,当下之,宜大承气汤。(257)

浅析 此言腹满属阳明腑证者宜下。阳明腑证见腹胀满,为满而不减,即或有所减亦微不足道,是为燥结于肠,浊热壅滞使然,虽较“急下”为缓,但属大承气证,故亦当下之。

治则 通腑行滞逐秽,理气消胀泻满。

配穴 上巨虚、大肠俞、建里、膈俞。

释义 上巨虚又名上廉、为大肠之下合穴,针泻功能理气疏经、导滞通肠,主治腹痛、腹胀、便燥属实热证者;大肠俞为膀胱经背俞穴,主津液,是调节大便失禁或秘结的枢纽,这里用于燥热津伤致阳明腑实证,功能生津润燥,调理大肠气机。六腑传化物而不藏,本证传导失职,糟粕凝结,而胃肠皆实,故再针泻建里,调气消积化滞以除胃满;配膈俞血之会,散瘀行滞、调血脉以润燥。与前二穴合用,可逐腹满之实。

〔原文〕 阳明少阳合病,必下利,其脉不负者为顺也。负者失也,互相克贼,名为负也。脉滑而数者,有宿食也,当下之,宜大承气汤。(258)

浅析 此据脉言阳明少阳合病的顺逆。阳明腑证是胃家实,不应有利,今下利,属少阳热邪迫于阳明,木来乘土,而生阳明少阳合病所致。若脉见阳明之“滑数”者,主里有宿食,说明宿食与邪热互结而生热结旁流的下利,故用大承气攻实泻热。据此而言一般：大凡阳明少阳合病之治，要依脉之顺逆来定。阳明脉大，少阳脉弦。若见大脉，乃阳明气旺，土不为木克，即"其脉不负者为顺也"；若见弦脉，知少阳邪盛而阳明土衰，木胜土也。负者克制，属"互相克贼"之脉，为逆。顺逆有别，则治法当变。

治则　清利胆腑，泻秽调肠。

配穴　合谷、下脘、支沟、阳陵泉。

释义　选针刺手阳明大肠经原穴合谷，清泻阳明热邪；配任脉与脾经之会穴下脘，行气消积化滞以开宿食之结。再助手少阳三焦经之经穴支沟，清泻三焦郁火；配足少阳胆经之合穴阳陵泉，泻热利胆调肠。四穴配伍可蠲泻宿食秽滞，以疗少阳迫于阳明之热利。

〔**原文**〕　病人无表里证，发热七八日，虽脉浮数者，可下之。假令已下，脉数不解，合热则消谷善饥，至六七日不大便者，有瘀血，宜抵当汤。若脉数不解，而下不止，必协热便脓血也。(259)

浅析　辨瘀血发热证治。病人本无明显的太阳阳明表里见证，惟发热经久不愈者，多属有瘀血。"虽脉浮数"言发热之甚，加"虽"字，表明热现于外而实发于内，故可斟酌施以下法平其热势。若下后脉浮不显，但热势不休，见脉数不解者，是为热已深入，必有瘀血内阻。于此可呈两种变证：一是下后血热内合于胃，见消谷善饥，食被瘀血蕴热化燥，至六七日不大便，属里实热证见于瘀血者，故宜抵当汤攻化；二是下后脉数不解，热邪下注于肠，见下利不止，必瘀血协热腐化，又为协热便脓血之变也。

治则　一、泻胃热、调脉络、通瘀滞；二、疏利肝胆，清热调肠。

配穴　太渊、偏历、天枢、膈俞、足临泣、合谷。

释义　肺主气而朝百脉。热邪太过，深入血分，血因热瘀，阻于脉络，下合胃肠之腑，取太渊脉之会、手太阴肺经之原，调理肺气以助脉络之行；偏历手阳明大肠经之络，别走肺经，疏经活络，散瘀泻热。二穴为原络相配，脏腑经脉相连，其气相通，故治肺与大肠表里相通之病。天枢为大肠募穴，可清泻阳明积热而逐秽通肠；配膈俞血之会，功能活血化瘀，降逆引热下行。四穴合观，行气通络以调合表里,泻热逐瘀而调胃通肠,可为阳明瘀血之治。若脉数不解,邪热迫血下行见便脓血者,又当取合谷手阳明大肠经原穴,可清泄内传大肠之热,疏通经气;足临泣为足少阳胆经之俞,能清热、疏肝、利胆,以断内传阳明之路;且通于带脉,可调引气血下行,使经脉舒畅调和。二穴相配、清热调肠,以治协热便脓血。

〔原文〕 伤寒发汗已,身目为黄,所以然者,以寒湿在里不解故也。以为不可下也,于寒湿中求之。(260)

浅析 辨太阴寒湿发黄证。"伤寒发汗已",则邪从汗越,表病当解。今汗后身目俱黄,原因是病人脾阳素虚,本有寒湿在里不解,而汗后愈虚其中,致寒湿阻滞不化,胆液散溢而发阴黄,其色晦黯,体现出寒湿之性,同时伴有喜温、便溏等太阴虚寒见症。故不可用湿热发黄偏于阳明之里的茵陈蒿汤泻下,治于太阴寒湿中求温阳化湿一法。

治则 温阳健脾,化湿祛黄。

配穴 脾俞、足三里、腕骨、丘墟。

释义 病本寒湿困脾,汗后中气愈虚,寒湿留滞见身目为黄,灸脾俞健脾利湿,扶振脾阳;配灸胃经合穴足三里,益胃通阳,调运气血,升清降浊,以达温中散寒利湿之能。继针腕骨小肠经之原穴,针用补法以助小肠分清别浊而利湿祛黄;配丘墟胆经原穴,能疏调胆经经气以行滞利筋节。四穴合为温阳化湿之治。

〔原文〕 伤寒七八日,身黄如橘子色,小便不利,腹微满者,茵陈蒿汤主之。(261)

浅析 阳明湿热发黄证治。伤寒七八日,表邪入里化热内传,当见汗自出,小便自利等阳明里热见证。今阳明内合太阴,湿热内郁,气机不畅,肝胆疏泄不利,故身黄色泽鲜明如橘,乃热多于湿可知。湿不得泻故小便不利;湿热阻滞胃肠故腹微满。治宜茵陈蒿汤泻热除秽利湿。

治则 清胆腑、泻积热、利浊湿。

配穴 腕骨、内庭、阳池、章门。

释义 阳明病热当自汗出,小便利。今小便不利腹微满者,乃阳明里热与湿相搏,胶着粘滞,必蒸而身黄,当针刺小肠经原穴腕骨,疏经活络通滞,以调胆热之郁,利浊湿于下;配内庭足阳明胃经之荥,荥主身热,可清泻阳明积热、理胃调肠。阳池为手少阳三焦经之原穴,功能清热利湿,是疏调上、中、下三焦气机的要穴;章门为脾之募穴,肝经与胆经之会,有舒肝解郁,清热利胆,调脾利湿,通络化瘀之功,主治身黄兼调二便。则四穴相配,是为得当。

〔原文〕 伤寒身黄发热,栀子柏皮汤主之。(262)

栀子柏皮汤方

肥栀子十五个,擘 甘草一两,炙 黄柏二两

上三味,以水四升,煮取一升半,去滓,分温再服。

浅析 言身黄里热外现证治。伤寒见身黄发热者,乃湿热郁蒸而热发于外也。既非可汗之表,更无可下之里,属湿热郁阻、兰焦失枢见证,治用栀子柏皮汤清热利湿祛黄。

治则 开郁清热,利湿祛黄。

配穴 窍阴、关冲、胆俞、腕骨。

释义 取关冲、足窍阴,手、足少阳之井穴,点刺出血,祛少阳郁热之邪,疏通三焦气机。胆俞为膀胱经背俞穴,可清泄肝胆,调气开郁;与腕骨手太阳小肠经之原穴相配,针刺迎而夺之,清热祛湿,疏经活络,以治身黄。

〔原文〕 伤寒,瘀热在里,身必黄,麻黄连轺赤小豆汤主之。(263)

麻黄连轺赤小豆汤方

麻黄二两,去节 连轺二两(连翘根是) 杏仁四十个,去皮尖 赤小豆一升 大枣十二枚,擘 生梓白皮切,一升 生姜二两,切 甘草二两,炙

上八味,以潦水一斗,先煮麻黄,再沸,去上沫,内诸药,煮取三升,去滓,分温三服,半日服尽。

浅析 此言身黄表邪未解证治。伤寒表邪无汗,热郁于内不

177

得外散,与湿蕴结,蒸而身黄。惟其表邪未解,故用麻黄连轺赤小豆汤宣表清热利湿。

治则 解表清热,通络化瘀,利湿祛黄。

配穴 至阳、腕骨、行间、章门。

释义 至阳为督脉穴,功能解表清热、疏导督脉、通调诸阳、宽胸利膈,主治热病黄疸;腕骨为手太阳经之原,功能疏经活络、散风解表,且内可清热利胆化滞。二穴同取,针用泻法,主宣散表邪以治身黄。章门为脾募,五脏之会,带脉可起,主治瘀热发黄,有清热利湿,通络化瘀之功,可调运脾气而利小便,配行间肝经荥穴,可增强舒肝解郁,清热化瘀之能,故四穴配伍,主治表邪未解瘀热身黄见证。

按 中医临床上将黄疸一般分为“阳黄”“阴黄”两大类。尽管二者临床表现不同,但均由于肝胆疏泄失常,胆液不循常道而外溢肌肤所致。祖国医学认为黄疸病“病在百脉”(即周身血脉之意),一般治疗总不离清热祛湿大法;又因黄疸的湿热最易瘀阻血脉,故兼用活血化瘀法。活血即可祛瘀,祛瘀即可生新,因而活血通络在退黄中是个积极的治疗方法。对此古人早有“瘀热发黄”,“瘀血发黄”的论述。

笔者在针灸治疗过程中体会到:①退黄常需利胆:肝主疏泄,肝胆互为表里。利胆穴与疏肝穴不可分,肝胆同取。如太冲配光明,阳陵泉配期门,丘墟配蠡沟等是。②“气为血帅”,“气行则血行”,“气滞则血瘀”。在治疗中须注意气血的调理,取三阴交、膈俞、肝俞、委中等有调气行血,气血双补之功。③健脾开胃,调理后天之本,开气血化生之源。脾胃得健,不致留湿为患。取足三里、三脘、章门、脾俞、胃俞,有疏通经络,补脾益胃,消纳水谷,运化精微,荣筋利节之效。④阴黄病久,子病累母,肾水亏虚,治疗时又须滋肾阴,补益先天之本,水旺才能涵木。取肾俞、关元、气海、太溪、复溜等穴。总之,无论用针或用药,治疗黄疸(阳黄、阴黄)用清热解毒,调气利湿,活血化瘀,健脾开胃,益气养血,滋阴补肾等为法。这六个法则又是互相联系,相辅相成的。但清热祛

178

湿是其常法,活血化瘀,解毒,健脾补肾等法,应在清热祛湿的基础上进行。

《 第五节　辨少阳病脉症并治 》

〔原文〕　少阳之为病,口苦咽干目眩也。(264)

浅析　此言少阳病提纲证。少阳属半表半里之阳,内合三焦与胆而主枢。经云"少阳之上,火气治之,中见厥阴",邪犯少阳,三焦气机失枢,胆木受郁,木郁化火上炎,走于空窍,则见口苦咽干;胆附于肝,肝开窍于目,目锐眦为胆经循行之始,胆火气郁则肝风内动而目眩。少阳病提纲三症,以口苦在前,苦者火之味,属少阳胆火气郁的标准见症。凡此三症,均为少阳本气发病的典型表现,唐容川讲:"仲景以此提纲,既见胆中风火之气化,又见三焦膜膈之路道,凡少阳与各经相通之理,欲人从此会通矣"。

按　少阳为一阳初生,本气为火,火在少阳如火之始燃,病则炎炎上走空窍,故以口苦咽干目眩为纲,旨在讲少阳本经本气自生所生。少阳主枢,经脉起于目锐眦、入耳中、会缺盆、下胸膈、循胁。针治惟握其出入枢纽之机,抓住少阳本气发病眼目,始得要领。取阳池、内关、丘墟、蠡沟试言其治:三焦为元气之别使,内连脏腑,外通皮毛,一身上下内外无所不至,阳池为手少阳三焦经之原穴,是调理少阳枢机、特别是三焦气机的重要穴位。心包与三焦相表里,心包经起于心中,下膈、历络三焦;三焦经散络心包,下膈、循属三焦。故凡胸、腹腔及脏腑间隙皆为两经所行。内关为手厥阴心包经之络、别走三焦,而三焦经病候是主气所生病,故内关善能调气、开郁、降逆;与阳池原络相配,疏经通络,调和少阳内外之枢。同时,肝胆二经互为表里,病则少阳胆火挟厥阴风木相因为患。丘墟为足少阳胆经原穴,清泻胆火,引热下行,蠡沟足厥阴肝经之络穴,疏肝理气,调风木之郁。二穴原络相配,令肝胆气机怫畅,又为少阳本气之治。四穴两两相依,又相辅相成,主治少阳,又统治表里,可谓理法贯通。

179

〔原文〕 少阳中风，两耳无所闻，目赤，胸中满而烦者，不可吐下，吐下则悸而惊。(265)

浅析 言少阳中风见证及禁忌。风邪中于少阳本经发病者，谓之少阳中风。风为阳邪，少阳之脉起于目锐眦，从耳后入耳中出走耳前，今风热之邪挟少阳火气循经上窜，风火交攻于耳目，则两耳无所闻，目赤；经郁热甚，枢机不利，火气内郁，则胸中满而烦。因邪在少阳，里无实滞，故不可吐下。否则，虚其胃阳，饮动则悸；损其胸阳，火扰则惊。

治则 疏经通络，清热祛风。

配穴 关冲、风池、足临泣、外关。

释义 关冲为手少阳三焦经之井穴，点刺出血可清少阳经热之邪，主治头痛目赤，热病心烦；风池为手足少阳与阳维脉之会，清头明目以疗耳聋目痛，是祛风清热、通达脑目脉络之要穴。二穴相配，可清少阳之风火。再取通阳维脉的手少阳经之络穴外关，配通带脉的足少阳经之俞穴足临泣，通经活络，清解表里以疗胸中烦满。且二穴八法主客相应，主目外眦、耳后、颊颈、肩、胁肋疾患，当无不合。

180

〔原文〕 伤寒，脉弦细，头痛发热者，属少阳。少阳不可发汗，发汗则谵语。此属胃，胃和则愈，胃不和，烦而悸。(266)

浅析 言少阳伤寒脉证及禁忌。弦为少阳本脉，细主津虚血少，"弦细"并见，反映了在表之血弱气尽，寒邪伤于半表半里而发为少阳病。少阳经脉上头角，见头痛而不项强；热发于表里之间，自与"翕翕发热"、"蒸蒸发热"有别；寒为阴邪，故无少阳中风之耳聋目赤见症。然邪居半表半里，少阳火郁气滞，误汗则津伤胃燥，火炽入胃，"谵语"属邪实于阳明胃腑，当泻热和胃则愈。若胃不和谵语不止，致使热邪扰心而心虚不宁，则见"烦而悸"。此皆因少阳误汗所致，于汗法不可不禁。

治则 疏经散寒，和解表里。

配穴 丝竹空、风池、阳池、内关。

释义 丝竹空为手、足少阳经之会，功能清热祛邪；风池为手、足少阳与阳维脉之会,功能疏调少阳经气,散寒清头目。二穴针刺主少阳病见头痛发热证。同时取三焦经之原穴阳池,调理三焦气机,解表清热,滋阴润燥;配心包经之络穴内关降逆安神,开郁通络,疏肝调胃。二穴原络相配,疏通表里经气助少阳枢解。

〔原文〕 本太阳病不解,转入少阳者,胁下硬满,干呕不能食,往来寒热,尚未吐下,脉沉紧者,与小柴胡汤。若已吐、下、发汗、温针,谵语,柴胡汤证罢,此为坏病。知犯何逆,以法治之。(267)

浅析 言病传少阳证治及误治辨证。太阳病不解,表邪完全进入半表半里而发为少阳病者,谓之转入少阳,胆附于肝,经脉布于两胁,少阳为病,肝胆疏泄不利,故胁下硬满;胆木受郁逆于胃土,则干呕不能食;病居少阳,正邪交争出没于表里,则往来寒热;脉沉紧者,说明少阳之邪偏于半里,但尚未见可吐可下之里,故与小柴胡枢解。若误施以汗吐下火等法,则津伤胃炽而谵语,知病已逆变不在少阳,当审其邪之所犯,以法救治。

治则 枢解少阳,清热利胆。

配穴 风池、申脉、支沟、阳辅。

释义 病传少阳且尚未吐下者,针风池手、足少阳与阳维之会,清热解表,转枢外达;配申脉,足太阳膀胱经穴、通阳跷脉,可疏调太阳经气,祛风散寒。二穴能疏导太阳转入少阳之不解。少阳病邪内入,肝胆疏泄不利者,加支沟手少阳经之经穴,清三焦热,通阳络之脉;配阳辅足少阳经之经穴,疏调肝胆气机,以治胁下硬满。四穴共调少阳以枢利开阖之机。

〔原文〕 三阳合病,脉浮大,上关上,但欲眠睡,目合则汗。(268)

浅析 言三阳合病偏于少阳脉证。太阳脉浮,阳明脉大,浮大之脉显现于关上,乃热邪偏盛于胸膈,为半表半里属少阳。三阳热邪弥漫于表里,且以少阳气机壅滞,木火交郁为甚,人则沉昏欲睡;目合热邪随阳入阴,阳热迫阴外渗,故见盗汗。

治则 清胃利胆,疏调气机。

配穴 厉兑、窍阴、合谷、太冲。

释义 先求阳明、少阳根结之术，取胃井厉兑，胆井窍阴，点刺出血，可清泻胆胃热邪，调引气血下行。继开四关，针合谷手阳明大肠经之原穴，疏经宣窍，解表清热；太冲足厥阴肝经之原穴，平肝潜阳，醒神通闭，协调肝胆气机，补能滋阴养肝和血。四穴配伍，令阴平阳秘，气机调和则愈。

〔原文〕 伤寒六七日，无大热，其人躁烦者，此为阳去入阴故也。(269)

浅析 言太阳病入少阴见证，病有循经相传，有表里相传。六七日为阳气来复之期，病当出于太阳而解。今邪去而阳亦去，虽表无大热，但邪入少阴之里，故其人见肾躁心烦；盖太阳与少阴经脉络属，脏腑表里相通，是为阳去入阴、表病传里也。

治则 调和阴阳，透邪出表。

配穴 神门、大钟、太溪、飞扬。

释义 既见阳去入阴之证，则宜于阴经求之。神门为手少阴心经原穴，疏调心气，养血安神；大钟为足少阴肾经络穴，别走太阳膀胱，滋肾壮水，调和表里。二穴相配，上下交贯，阴阳相合，以平躁烦。太溪为足少阴肾经之俞、亦即原穴，飞扬为足太阳膀胱经之络、别走肾经，二穴原络相配，补肾益气，疏经活络，透邪达表外出。又为太阳与少阴表里相通之治。

〔原文〕 伤寒三日，三阳为尽，三阴当受邪。其人反能食而不呕，此为三阴不受邪也。(270)

浅析 此言病机的阴阳进退见证。陈修园说："经气之传有定。至于病气，或随经气而传，或不随经气而传，变动不居。"伤寒三日，三阳经气至少阳已尽，四日当传太阴。太阴为病，"腹满而吐、食不下、自利益甚"，今见其人反能食而不呕者，说明脾阳不虚，拒邪不受，经气虽至，而病气未传，自可从少阳之枢以转外。三阴之首不病，则少阳、厥阴俱不会受邪而病。观此可悟，若言病传，则少阳主枢，既主表里之枢，也主阴阳之枢，故于病机之表里阴阳进退，实不可轻视。

〔原文〕 伤寒三日，少阳脉小者，欲已也。(271)

浅析 此言少阳欲愈脉象。伤寒三日为少阳经气所主。若邪随气盛其脉当弦，今见脉小，为病气已衰，值少阳主枢之日而外解，故为"欲已也"。

〔原文〕 少阳病欲解时，从寅至辰上。(272)

浅析 言少阳病欲解之时。少阳者小阳也，为春木之气所发，出于寅位。以昼夜言，日之初出犹如春气初发，故寅至辰为少阳气旺之时。若病，可得时气之助而欲解。

第六节 辨太阴病脉症并治

〔原文〕 太阴之为病，腹满而吐，食不下，自利益甚，时腹自痛。若下之，必胸下结硬。(273)

浅析 此言太阴病提纲证。太阴以湿为本气，足太阴脾主腹，行湿土之用。唐容川说："究湿之气化，非寒非水，乃水与火交而后成湿"。脾之功用，其理同然，饮食入胃，要赖脾阳之运化与输布，阳气作用于水谷，方能化津液生精气以周身贯体，营养四肢百骸。若脾阳不运，则饮留于中，因虚生寒，故太阴为病的主要表现是脾虚寒证。足太阴脉，入腹属脾络胃。脾虚不运，寒凝气滞于中，故腹满时痛而喜温喜按；中虚寒盛，气机升降失常，胃逆不降则吐不纳食；脾阳下陷，水寒下注于肠则自利益甚；如此法当补脾温中散寒。若误以满痛为实而妄施泻下，则脾阳虚甚，阴寒内盛无阳以化而冷结于全腹，是为胸下结硬之变。

按 湿为阴类。太阴主湿，太阴为病，即湿气为病。湿与燥反，二者必互通交济，始可各抵于平。若湿气太过则困脾，脾困不得健运，则饮留湿滞而腹满。故太阴之为病，即阴为之、湿为之。言治，则太阴本气为湿，故当燥湿；本气根于脏腑，故当健脾益胃。取中脘、脾俞、足三里、阴陵泉为是。中脘正在胃中，为胃之募、六腑之会，主消纳水谷，运化精微，针可调中行滞，灸能温中散饮；脾俞为膀胱经之背俞穴，功能健脾利湿益气，为水湿内困、脾阳不振

183

的要穴,对脘腹胀满、喜温喜按、纳差便溏、四肢困乏等寒湿挟虚者,灸有显效。二穴针灸兼施,温中燥湿,扶土益气,脾温则气运而水湿自化。次取胃经合穴足三里,调运上下,和胃降逆止呕;脾经合穴阴陵泉,健脾利湿,导水湿从小便而出,即所谓利小便以实大便。二穴均为合穴,合主逆气而泄,相配主脾胃气机升降,合观更有其温中健中之义。

〔原文〕 太阴中风,四肢烦疼,阳微阴涩而长者,为欲愈。(274)

浅析 此言太阴中风脉证预后。太阴脾虚复中风邪者,谓之太阴中风。风为阳邪,脾主四肢,风湿相搏,则四肢烦疼,属太阴外证,脉当见浮。今脉不浮而微,且按之脉涩而迢长者,为风邪已衰,脾虚渐复,病见从阴出阳之象,故"为欲愈"。

〔原文〕 太阴病,欲解时,从亥至丑上。(275)

浅析 此言太阴病欲解之时。太阴为脾阴之脏,五行属土,六气主湿,脾为阴中之至阴,故太阴即阴之盛大者。以昼夜言,太阴生于酉时,至亥时小盛,至丑时盛极,故太阴病可值本经气旺之时而欲解。唐容川说:"亥至丑,皆夜气所存,是为至阴。脾经得夜至阴之气,则旺相而病解也……故人有白昼不能食,至夜能食者,得脾阴之旺气故也"。

〔原文〕 太阴病,脉浮者,可发汗,宜桂枝汤。(276)

浅析 言太阴表脉辨治。太阴病属里虚阴寒,脉当沉而无力。见脉浮者,是阴病现阳脉,欲从太阴经表外解之象,则中阳复振可知。因脾肺同属太阴,脾主肌肉,肺主皮毛,故宜桂枝汤取微似汗,解肌达表。言发汗者,陈道著曰:"太阳以皮毛为表,太阴以肌腠为表,桂枝汤在太阳为解肌,在太阴为发汗"。故不可强作太阳病解而隔阂文义。

治则 健脾理肺,外调营卫。

配穴 大都、风府、列缺、商丘。

释义 大都为足太阴脾经之荥穴,功能健脾利湿,畅达气机,疏散表邪;风府为督脉、膀胱经、阳维脉之会,针之疏导督脉之脉气,通调诸阳,驱风邪外出。二穴平补平泻,取微似汗,可助正驱邪。然惟有手太阴肺之布散,足太阴脾之运行,乃得其血脉周流,精气四布,以司太阴主开之职,故继取手太阴肺经之络穴列缺,调理肺气,疏通经络;配商丘足太阴脾经之经穴,健运脾气以输散精微,始合安中解肌,调和营卫之义。

〔原文〕 自利不渴者,属太阴,以其脏有寒故也,当温之,宜服四逆辈。(277)

浅析 此言太阴虚寒证治大法。脾虚不运,水寒内盛则自利;太阴湿土为病,湿气侵淫,无中见之燥化则不渴。"四逆辈"者,乃言其理中、四逆、附子、真武一类,统属"温之"一法,括尽太阴虚寒变证之治。故医可量其主次轻重,因证而施。

〔原文〕 伤寒脉浮而缓,手足自温者,系在太阴,太阴当发身黄。若小便自利者,不能发黄。至七八日,虽暴烦下利日十余行,必自止,以脾家实,腐秽当去故也。(278)

浅析 言邪系太阴及脾阳复振辨证。缓为脾之本脉。伤寒无汗,当有脉浮紧,发热等证,今邪系太阴湿土,故脉浮而缓;脾主四肢,此湿与热合,则手足自温而不发热,若见小便不利,则湿不得下反郁于里,热不得散反蒸于内,湿热内蕴,胆汁溢散,当发身黄。若小便自利湿得以去,自然不能发黄。至七八日未见阳明燥化,惟暴然间发烦,即呈下利,且日十余行者,则"烦"非阳明燥热,"利"非太阴脾虚,乃脾之阳气充实,肠中腐秽自当排出,邪尽去则利必止,病可不治自愈。于此说明太阴与阳明的相互作用和病理转机:同属里证,正虚下利者为太阴虚寒;正不虚而腐秽不去者为阳明热实;其正复下利者最为理想,即"腐秽当去"而病愈。

治则 健脾利湿祛黄;行滞去秽调肠。

配穴 公孙、腕骨;中脘、天枢。

释义 针公孙脾经之络穴、通冲脉,有健脾利湿,理气降逆,通调胃肠之功。可疏调脾胃气机以治湿热郁蒸;配腕骨手太阳小肠经之原,清热疏经活络,调降胆火之上浮以治发黄。二穴健脾调胃,利湿祛黄。

若脾阳复振见下利腐秽者,可助以胃募中脘,配大肠募天枢,功能行气通络,清热化滞,运调胃肠,令腐秽尽去。

〔原文〕 本太阳病,医反下之,因尔腹满时痛者,属太阴也,桂枝加芍药汤主之。大实痛者,桂枝加大黄汤主之。(279)

桂枝加芍药汤方

桂枝三两,去皮 芍药六两 甘草二两,炙 大枣十二枚,擘 生姜三两,切

上五味,以水七升,煮取三升,去滓,温分三服。

桂枝加大黄汤方

桂枝三两,去皮 大黄二两 芍药六两 生姜三两,切 甘草二两,炙 大枣十二枚,擘

上六味,以水七升,煮取三升,去滓,温服一升,日三服。

浅析 此言太阳误下致腹满的辨证。病本太阳,误下邪陷,表未解而脾络已伤,气滞血凝,脉络阻而不通,故腹满时痛。"属太阴"者,言其满而不实,痛而不剧。亦非太阴本病误下,故用桂枝汤倍加芍药,内和气血,外调荣卫,则脾络通而腹痛止。言"大实痛者",是相对腹满时痛言,非阳明腑实之大满大痛。不过,脾胃脉络相连,经气相通,误下伤及太阴,亦可累及阳明,见胃肠失其传导而秽滞肠中的。又于前方加少量大黄运其传导,则表解里行,无邪陷之弊。

治则 一、益脾通络止痛,疏经调卫和营;二、调肠理气行滞。

配穴 一、脾俞、三阴交、后溪、委中;二、公孙、上巨虚。

释义 太阳病误下转属太阴,脾虚邪陷,气滞血凝见腹满时痛者,取脾俞膀胱经之背俞穴,健脾益气统血;配三阴交足三阴经之会,泻可行足三阴之血气而祛瘀结,补能荣血益气而养经脉,二穴主疏调腹部气机以通络止痛。后溪为手太阳小肠经之俞,通督脉,小肠经与督脉会于大椎,且足太阳膀胱经与小肠经在目内眦衔接,经气息息相通,故取后溪可宣通小肠、膀胱经气与督脉之气,使之上下贯通,疏解表邪;委中足太阳经之合兼血之郄,功能通阳降逆,活血逐瘀。与后溪相配,可调气血而和营卫。若兼秽

滞阳明而传导不利者,泻公孙为脾经络穴,别走胃经,主理气消胀,通调胃肠,配大肠之下合穴上巨虚,逐秽行滞以止腹痛。且二穴疏经活络,脾胃兼顾,不留滞于太阴,又有别于纯阳明腑证的下法。

〔原文〕 太阴为病,脉弱,其人续自便利,设当行大黄芍药者,宜减之,以其人胃气弱,易动故也。(280)

浅析 承上申明太阴病之禁。太阴病的腹满时痛,必伴有脉弱,续自下利的脾虚寒脉证。原因是胃气本弱,脾阳无以资藉,则虚而生寒。而大黄、芍药属苦降酸寒之品,最易动犯脾胃之气,故不宜用。仲师补出此论,意在申明:"属太阴"不等于"太阴为病"。由太阳误下、脾络阻滞而腹满痛者,大黄、芍药可以酌用;若纯系太阴脏虚有寒者,则万不可施。

按 脾胃为后天之本。李东垣说:"元气之充足,皆由脾胃之气无所伤,而后能滋养元气。若胃气之本弱,饮食自倍,则脾胃之气既伤,而元气亦不能充,而诸病之所由生也"。本此要义,宜施脾胃两经原络配穴法。原穴是本经经气流注旺盛之处;络穴有协调经络表里、疏通气血之用。太白为脾经之俞、亦即原穴,配丰隆胃经络穴,可调脏腑经气,运化精微,助气血化生之本。脾失健运则积湿不化,湿积则气逆,气逆则水道不利,故二穴亦可健脾理气、降逆利湿。冲阳为胃经之原穴,配公孙脾经络穴,可疏通脏腑表里,益胃通阳,助胃消纳水谷,司升清降浊,且"十二原者,主治五脏六腑之有疾者也"《灵枢·九针十二原》篇。灸脾胃太白、冲阳二原,能温运中宫,散寒补虚,亦即壮一身之阳,补脏腑虚损,令血脉周流,津气四布,则邪不可侵。

第七节　辨少阴病脉症并治

〔原文〕 少阴之为病,脉微细,但欲寐也。(281)

浅析 此言少阴病提纲脉证。言少阴必合心肾,心肾为火水之脏,阴阳之属。心属火主血脉,肾属水主元气,水火相交,阴阳相贯，方能化气上腾是为热。故少阴以热为本气，反映了心肾交合为用的相成相制之理。若心肾阴阳两虚，或偏盛偏衰而亢泛无制，皆可成为少阴病。肾虚阳气无力则微，心虚血脉不充则细，"脉微细"反映了心肾阴阳两虚又以阳虚为主的病理。阳气为肾所生发，肾虚阳光不振，真阳内困不出，故但欲寐。"欲寐"者，言其寐而不熟，状态昏沉。仍是阴阳俱虚以阳虚为甚。故病及少阴，实为病及阴阳气血之本，治当以此脉证着眼。

按 少阴本热而标阴，以天的六气，配人的六经，手少阴心，足少阴肾，阴阳水火正比相反。提纲是就少阴手经、足经两方面言，微者肾气不能鼓荡，细者心血不能充盈。心肾二脏，一为阳中之阳，一为阴中之阴，本是水火阴阳的界畔。然未济之水火不能生化，惟水上滋以行阳，火下降以行阴，成水火既济，则阴中有阳，阳中有阴，始能化生不息。且心肾之中，肾为阴阳之根，《难经·八难》云："诸十二经脉者，皆系于生气之原，所谓生气之原者，谓十二经之根本也，谓肾间动气也"。《类经》亦载："卫气之行，昼在阳分，然又兼足少阴肾经方为一周"。据此要旨，针治当取关元、气海、太溪、神门，以调补阴阳气血生化之本。关元、气海均为任脉穴，任脉为阴脉之海，由玉泉上行腹里、贯脐、至胸中而散，能主生化之本，气血之源。灸关元足三阴经与任脉之会，小肠之募，既能益命门真火而扶振元阳，又能调补三阴助其经气上升；气海为生气之海，灸能益元真不足，壮一身阳气，凡属气病是其职权。太溪为足少阴肾经以俞代原穴，功能补肾、益气、填精，调治三焦；神门为手少阴心经以俞代原穴，调养血脉而安神志。肾主阳气，心主血脉，此心肾两原同取，使阴阳相贯，气血周流。四穴合观，补阴阳之根，助气血之源，实为重要。

〔原文〕 少阴病，欲吐不吐，心烦，但欲寐，五六日，自利而渴者，属少阴也。虚故引水自救。若小便色白者，少阴病形悉具。小便白者，以下焦虚，有寒，不能制水，故令色白也。（282）

浅析 言少阴虚寒辨证。少阴主水火之脏，病则水火未济，阴阳不交。偏于阳虚者，初起可见水寒上逆、动犯胃气的欲吐不吐。烦当不得眠,而仍但欲寐者,乃虚阳内困,入而不出所致;则烦非实热,纯系欲吐不吐,乱于心胸使然。五六日值阴经主气而水寒愈盛,困于脾阳则自利;同时少阴阳虚不能化津上承,无根之火虚张,则渴而引水自救。然渴非热证,故小便色白。此少阴病形内外俱见,治当益根火而调阴阳。

治则 补元益火,调和阴阳。

配穴 关元、太溪、照海、承浆。

释义 少阴阳虚有寒,失火热之化,灸关元能补阳益气,健脾化湿,暖肝散寒,明·张介宾《类经图翼》云:"关元主诸虚百损……但是积冷虚乏皆宜灸,多者千余壮,少亦不下二三百壮,活人多矣"。与肾经原穴太溪同灸,更能助寒之化。少阴体备阴阳,功兼水火,少阴之脉,从肾上贯肝隔入肺中……其支者从肺出络心注胸中。取肾经照海穴,通阴跷脉,补肾生津以滋上渴;配任脉穴承浆,为任、督、手足阳明之会,可交通上下阴阳,调运气血,以平心胸逆烦之势。

〔原文〕 病人脉阴阳俱紧,反汗出者,亡阳也,此属少阴,法当咽痛,而复吐利。(283)

浅析 辨少阴亡阳脉证。脉阴阳俱紧,紧者紧束有力,主寒盛;若为太阳伤寒,自当发热无汗。今反汗出而未见发热者,乃少阴阴寒内盛,虚阳外亡之属,则脉必沉紧可知。如此邪实正虚脉证,无根之火循经上浮,故咽痛;继之真气散乱,阴寒独盛,中土虚衰而吐利并作。病已岌岌可危,试与破阴回阳一法急救。

治则 交通心肾,益火消阴,生津润咽。

配穴 百会、命门、列缺、照海。

释义 督脉总督诸阳,为阳脉之海,此脉由尾骶上行脊里入络脑,外可统摄诸阳,内可沟通脏腑经气,故取百会督脉与手足三阳之会,灸能升举下陷真阳;命门为督脉穴,灸能温肾壮阳,为治疗命门火衰的要穴。二穴相配,亦可助督脉贯通诸阳之气,对治少阴寒盛、虚阳外亡者尤宜。少阴之脉入肺中,循咽喉。列缺为肺经络穴、通任脉,照海为肾经穴、通阴跷脉,二穴八法相配、补肾滋阴,生津养血润咽,以制浮游之火。四穴合用,使上下交贯,阴阳通合、令其回阳温中而止吐利。

〔原文〕 少阴病,咳而下利,谵语者,被火气劫故也,小便必难,以强责少阴汗也。(284)

浅析 言少阴火劫发汗变证。少阴病精血俱虚,治当禁汗,尤其禁用火劫发汗。今"被火气劫",火邪击动里水,上逆波及于肺则咳;下迫奔泻于大肠则利。盖肺与大肠,一为清金、一为燥金,邪火克金,必见咳而下利。同时肺为火邪所逆,肃降失司,亦必影响膀胱气化。更有甚者,以火强责少阴汗液,则精血愈耗,火邪焚心,扰乱神明,故发谵语。肾阴虚耗,二便失调,气化不行,故小便必难。

治则 滋阴养血,清心润肺,调达气机。

配穴 通里、大钟;内关、筑宾。

释义 心与小肠相表里,手少阴经脉,属心而络小肠;手太阳经脉,属小肠而络于心。通里为心经之络,别走小肠经,可疏调心与小肠经气,清心降火以平谵语;分别清浊以利小便。大钟为肾经络穴,别走膀胱经,主滋阴降火以调心肾;清润肺金而止咳逆。更能补肾益阴,助膀胱气化。二穴相配,固能交通心肾,育阴潜阳。内关为心包经之络、别走三焦,通阴维脉,而阴维脉发于肾经的筑宾穴,亦为阴维之郄。二穴相配,通脉活血而清心开窍;行滞开郁以调达气机。且阴维脉与足三阴经联系,会于任脉,二穴亦有调补肝肾,滋阴养血,收敛心神之功。故当为切合本证病机之治。

〔原文〕 少阴病,脉细沉数,病为在里,不可发汗。(285)

浅析 言少阴虚热者禁汗。细数之脉为阴虚有热,见之于沉,则病在少阴之里,故当禁汗,以防津血耗竭、阳气亡脱之变。

治则 滋阴清热,交通心肾。

配穴 太溪、神门;郄门、交信。

释义 取足少阴肾经原穴太溪,与手少阴心经原穴神门,滋阴补肾,清热宁心,固为交通心肾之法。复针手厥阴心包络之郄穴郄门,通经活络,降逆除烦;配足少阴肾经之郄穴交信,调补肝肾之阴。二穴能引血归经以平虚热。

〔原文〕 少阴病,脉微,不可发汗,亡阳故也;阳已虚,尺脉弱涩者,复不可下之。(286)

浅析 言少阴禁汗下之脉。少阴主气血生化之根,心主血脉,肾主阳气。少阴病见脉微,是元阳不足、阳气不能外充之象,发汗则虚阳无根,随汗而亡,故不可发汗;尺脉弱涩者,又言其里虚阴血不足,误下则精血劫竭而阴亡,故更不可下之。观此,少阴阴阳两虚者当禁汗下。

〔原文〕 少阴病,脉紧,至七八日,自下利,脉暴微,手足反温,脉紧反去者,为欲解也。虽烦下利,必自愈。(287)

浅析 言少阴病自愈脉证。少阴病见脉紧,手足厥冷,是为阴寒内凝、阳虚气闭。值七八日阳经主气而见下利,脉暴然间由紧变微,尤其见手足不厥而转温者,知胃阳尚在,得时气之助而外达。于是少阴阳光复振,证见"自下利","紧反去"等阴霾消散之象,故"为欲解"。烦属热象,阳气骤开亦可见烦,寒凝得暖必"下利"而出,寒邪去则利止烦宁,故病"必自愈"。

按 此言病之向愈转机,非教人坐等七八日而候其自愈,故当于七八日前,诊得少阴寒凝气闭,灸关元、气海等穴,温阳散寒、行滞开凝,以助其阳复。

〔原文〕 少阴病,下利,若利自止,恶寒而踡卧,手足温者,可治。(288)

浅析 此言少阴病胃气尚存者可治。少阴病肾虚及脾,则阳虚下陷而作利。若利止后更见恶寒踡卧之形,知阳气虚极,一派阴寒笼罩,则"利自止"并非阳回,属津竭,知病现真阳欲脱之危。然独见"手足温"者,犹幸胃气尚支,于病尚可救治,以期阳回。

治则 补中益气,温肾回阳。

配穴 公孙、内关、大杼、肾俞。

释义 公孙为脾经络穴,别走胃经,通于冲脉,脾之经脉,入腹属脾络胃,冲脉起于气街,并足少阴肾经,挟脐上行,至胸中而散。取公孙功能扶助脾阳,理中降逆,健脾和胃以助运化精微;与内关同取是为八法相配,疏经调气,温通脾络。二穴针用补法,能复中土之气。肾藏精主骨,取大杼骨之会、督脉别络、手足太阳少阳之会,可调诸阳经气,多灸能兴阳壮骨;配灸背之俞穴肾俞,温阳益气,补肾固精。二穴多灸亦为回阳之方。

〔原文〕 少阴病,恶寒而蜷,时自烦,欲去衣被者,可治。(289)

浅析 言少阴病心阳不虚者可治。《素问·至真要大论》云:"诸寒收引,皆属于肾"。少阴病肾阳虚微,水寒内盛,人见恶寒而蜷。烦属热象,烦甚则欲去衣被,说明少阴心阳未虚,火浮于上而水病见。阴病见阳则生,故曰"可治"。

治则 壮阳温肾,引火归元。

配穴 大椎、命门、神门、支正。

释义 督脉统摄诸阳,亦维系人身元阳,少阴阳虚,诸阳经气不足而卫外不固,则外见恶寒而蜷。灸大椎督脉与手足三阳之会,扶阳益气固表;与督脉穴命门同灸,更有疗命门火衰、壮阳温肾之功。继用原络配穴法,取心经原穴神门与小肠经络穴支正相配,沟通脏腑表里,益阴清心除烦,引火下交于水中。四穴两两相依,针灸互用,则上下表里经气贯通,血脉和畅,病可获愈。

〔原文〕 少阴中风,脉阳微阴浮者,为欲愈。(290)

浅析 言少阴中风欲愈之脉。风中少阴经者名少阴中风。"阳微阴浮"即寸微尺浮之脉。风为阳邪,袭表则寸脉浮,入里则尺脉沉。今尺脉不沉反浮,是少阴阳气渐充,抗邪外达的反映;寸脉见微,又为邪衰之象,如此脉见邪衰正复,故"为欲愈"。

〔原文〕 少阴病,欲解时,从子至寅上。(291)

浅析 言少阴病欲解之时。昼夜的交替反映了阴阳的消长。足少阴肾为水脏,水中一点真阳为少阴热力之由。子至寅上正是阴尽阳生、阴中之阳时,故可助少阴本气之化而病欲解。

〔原文〕 少阴病,吐利,手足不逆冷,反发热者,不死;脉不至者,灸少阴七壮。(292)

浅析 辨少阴吐利预后及灸治。少阴虚寒,病至吐利,多是真阳欲亡、水土同崩恶候,若中土衰败,于病不治。今吐利后见"手足不逆冷,反发热者",说明不仅胃阳依在,且阳光复振,其病从阴转阳。则知吐利实非"水土同崩",乃是正气暴然间拒邪外出的反映,故"不死"。因吐利交作,人呈暴虚,脉气可能一时不充,亦不要紧,可"灸少阴",令阴阳脉气调和即愈。

按 肾主元阴元阳,亦为脉气之根,脉不至者,仲师言"灸少阴七壮",体会宜取肾经之原,因原穴为本经经气流注最盛处,灸肾经原穴太溪,功能温肾壮阳益气。亦可配灸背之俞穴肾俞,益火以生土、能助其阳复。盖取膀胱经之背俞穴,可调节经络与所属脏腑的功能输转出入于内外,且背俞穴位居督脉两侧,其脏腑经气与督脉相互沟通,督脉为阳脉之海,肾阳为阳气之根,故这里灸肾俞,实有"内应外合"之妙。

〔原文〕 少阴病,八九日,一身手足尽热者,以热在膀胱,必便血也。(293)

浅析 言少阴热移太阳变证。少阴为水、火之脏,少阴热证,多属阴虚火旺的病变。今病少阴,值八九日阳经主气,火借阳助,脏邪传腑,病虽由阴转阳,然阳复太过,亦生变证。少阴太阳脏腑互为表里,少阴心火之热经小肠下合膀胱,足太阳膀胱主一身之表,热移膀胱,循经现于周身,故"一身手足尽热";心主血脉,热淫则血溢,必随膀胱之水下行而便血。

治则 疏经清热,泻火滋阴。

配穴 养老、金门、少府、筑宾。

释义 郄穴有输导经气、调整脏腑之用,凡脏腑及所属经络的热证急证,皆可取用。养老为手太阳小肠经之郄,金门为足太阳膀胱经之郄、阳维脉之别属,二穴相配可疏通膀胱与小肠经气,清热利湿散风,主治热在膀胱之一身尽热。少府为心经荥穴,主清心导火下行;筑宾肾经与阴维脉之会、兼阴维之郄,能清利膀胱、调补肝肾、泻火滋阴。二穴相配又能引血归经、交通心肾,则便血可愈。

〔原文〕 少阴病，但厥无汗，而强发之，必动其血，未知从何道出，或从口鼻，或从目出者，是名下厥上竭，为难治。(294)

浅析 言少阴病致下厥上竭重证。少阴元阳衰微，温煦无力，化津作汗不能，故人见但厥无汗；血汗异名同类，少阴作汗不能，精血亦必虚少，医反强发其汗竟无汗以发，必动经脉之血上出而竭。盖少阴之脉循咽喉、挟舌本、系目。故见血从口鼻、或从目出。因之形成阳衰于下而厥、血出于上而竭的"下厥上竭"重证，是为难治。

按 本证少阴阴阳气血俱伤，致生阴阳欲将离绝危候，顷刻之际，于治实难措手。试用针法补救：查阴跷为肾经别出的经脉，起于跟中、循内踝而上、以交信穴为郄。上循胸里入缺盆、至咽喉、入鼻旁、至目内眦与足太阳经相合。取肾经交信穴，为阴跷脉之郄，功能调补肝肾，养血滋阴；配郄门心包络之郄，降逆理气，通调脉络，主治口鼻出血。二穴先行引血归经之术。继而速回元阳，取任脉穴气海、为生气之海，功能补元益气而祛下焦阴寒；配阴陵泉脾经之合，健脾运中，导利水湿，助阳气布化。若见血止厥回者为生，反之阴阳离绝必死。

〔原文〕 少阴病，恶寒身蜷而利，手足逆冷者，不治。(295)

浅析 言少阴病纯阴无阳危候。《素问·生气通天论》云："阳气者，若天与日，失其所，则折寿而不彰"。少阴肾中元阳为人身阳气之本，少阴病的不治危证均与元阳虚脱、阳生无根直接关联。阳虚则恶寒，寒甚则身蜷，肾阳不生则脾阳下陷并而作利。如此阴寒已极，若手足温者，是为阳存，尚可有一线生机。若更见"手足逆冷"，即冷由手足末端渐逆于上，说明中阳已败，谷气不达，生阳已绝可知，故为不治。

〔原文〕 少阴病，吐利，躁烦，四逆者，死。(296)

浅析 言少阴病阳不胜阴危候。少阴病见吐利，乃真阳虚及中土，阴寒内盛之象。躁者乱，属阴；烦者热，属阳。"躁烦"者以躁为主，多为阳不胜阴。阴无阳济，人见恍恍然躁动无主；生阳之根欲绝，致中阳虚败而四逆，故病属不治。

〔原文〕 少阴病,下利止而头眩,时时自冒者,死。(297)

浅析 言少阴病孤阳上脱危候。少阴阳微,寒甚则利。虚寒下利无度,"止"为阴竭;进而虚阳无所依附,拔根上脱故头眩;眩甚则时时自冒。是为阴竭阳脱败象,治已不及。

〔原文〕 少阴病,四逆,恶寒而身蜷,脉不至,不烦而躁者,死。(298)

浅析 言少阴病阴盛阳绝危候。少阴真阳虚微,中阳不生则四逆;阴盛无阳以布,则恶寒而身蜷;阳气虚极,进而心火衰微,气不足于脉则脉不至;已显阳绝之兆。且更见不烦而躁,证属纯阴无阳,故死。躁属阴,阴主静,然阴极真阳欲脱时,人则躁动不宁神无所知,陈修园喻此为"火将绝而暴张之状",病已不治。

〔原文〕 少阴病,六七日,息高者,死。(299)

浅析 言少阴病肾气下绝危候。一呼一吸谓之息,出于肺而纳于肾。"息高者"言其吸气困难,呼多吸少而喘迫,气似有出无入。少阴病缠绵六七日见此,是真阳涣散、根气已绝而不复纳,以致肺气不降而浮游在上。证属生阳不生,故死。

〔原文〕 少阴病,脉微细沉,但欲卧,汗出不烦,自欲吐,至五六日,自利,复烦躁不得卧寐者,死。(300)

浅析 言少阴病阴盛阳脱危候。脉微细但欲卧,属少阴提纲脉证,主阳虚有寒。且微细见于沉,为里阴寒盛。阳虚不能化气固外,反而外亡,则汗出且凉;真阳不足,君火亦衰则不烦;进而阴寒上逆犯胃,则自欲吐。值此应急施回阳温中一法,令其阳复为宜。若反拖至五六日,时值阴经主气而阴盛转加,阳虚见危,且更见阳气内绝之"自利",阴寒内逼、真气外现之"烦躁不得卧寐"、虚火暴张败象,病属不治。

按 观第295～300节,均言少阴病种种危候。少阴为阴阳之根,病及少阴即病及阴阳之根。而少阴病预后,阳存则生,阳亡则死。论治我以为当考虑这样几个方面:一、《素问》中有"上工不治已病治未病"的论述。张介宾《类经》亦载:"上工救其萌芽,下工救其已成;救已成者,用力多而成功少,吉凶各半矣",说明凡病

195

必须于"疾病之渐而未深,微而未甚"的早期阶段予以救治,这是防止阴阳竭绝的一条重要原则。二、针治宜观其脉证、知犯何逆,先开时穴以调整周身气血,继配以病穴。若生气还,或可以救。按时开八法或流注,《针灸大成》讲:"凡值生我、我生及相合者,乃气血生旺之时,故可辨虚实而刺之;克我、我克及合闭之时,气血正值衰绝,非气行未至,即气行已过,误刺则妄引邪气,坏乱真气,虚虚实实,其害非小也"。三、当选用回阳九针穴救治。凡脏腑气血衰弱,阳气亡脱者,取之可回阳救逆。如少阴寒盛,肢厥下利重证,取涌泉、足三里、太溪、中脘等。临证时取穴之多少,或针或灸,则据病情的寒热虚实,病势的轻重缓急,适当取用。四、对少阴真阳欲脱者,惟灸能补元益气、回阳固脱,取关元、气海、足三里、神阙(隔盐灸),各灸数十壮至百壮;以脉起、厥回、利止为度;继而针用补法,取百会升提陷下之阳,令真气上达;太溪补肾滋阴,配涌泉(为地才穴)可引导浮阳下潜。始为全面。

〔原文〕 少阴病,始得之,反发热,脉沉者,麻黄细辛附子汤主之。(301)

麻黄细辛附子汤方

麻黄二两,去节　细辛二两　附子一枚,炮去皮,破八片

上三味,以水一斗,先煮麻黄,减二升,去上沫,内诸药,煮取三升,去滓,温服一升,日三服。

浅析　言少阴表证辨治。《素问·六微旨大论》云:"少阴之上,热气治之,中见太阳"。少阴以热气为本,少阴真阳之热蒸动太阳膀胱之水,化气循经外达,是为太阳之气(亦称标阳),知少阴与太阳经脉络属,脏腑气息相通,故太阳表证的发热,是少阴真阳作用的外现。若病少阴,肾阳气虚,则不会发热。今寒邪初犯少阴之里,反现太阳之表热,乃少阴阳复之象,病阴转阳,欲从表解。惟其脉沉未复,难以自愈,故用麻黄附子细辛汤助其阳复以解表。

治则　疏经解表,助阳和里。

配穴　腕骨、通里、太溪、飞扬。

释义　取手太阳小肠经之原穴腕骨,疏经解热;配手少阴心

经络穴通里,调心阳,通脉络,二穴固为表里兼顾之法。太溪为足少阴肾经之俞,亦即原穴,功能补肾滋阴,调理三焦;飞扬为足太阳膀胱经之络、别走肾经,有疏经活络之用,太阳为诸阳主气,气为血之帅,气行则血行。二穴原络相配,脏腑经气相通,令气血调畅,助其阳复而促进表解。

〔原文〕 少阴病,得之二三日,麻黄附子甘草汤微发汗。以二三日无里证,故微发汗也。(302)

麻黄附子甘草汤方

麻黄二两,去节　甘草二两,炙　附子一枚,炮去皮,破八片

上三味,以水七升,先煮麻黄一两沸,去上沫,内诸药,煮取三升,去滓,温服一升,日三服。

浅析 承上辨表证稍长证治。少阴病见表证的发热,毕竟还不同于表热充盛的纯太阳表证,仅是阳复的反映。故治当表里兼顾,助其阳复而促进表解。若发热始得之而未治,至二三日发热仍在,且无下利厥逆等里证,仍可表解。但因发热时间较长,正必有所耗伤,故于前方减辛加草,微发其汗,助阳和中以解表,是为得当。

治则 疏经解表,助阳和中。

配穴 神门、支正、太溪、足三里。

释义 取神门手少阴心经以俞代原穴,疏通心气、调养血脉;配支正手太阳小肠经之络穴,疏经解表。二穴原络互用,调和表里阴阳。补太溪培本固源,配胃经合穴足三里,和中益气,运化精微以营养周身,又是扶正解表之治。

〔原文〕 少阴病,得之二三日以上,心中烦,不得卧,黄连阿胶汤主之。(303)

黄连阿胶汤方

黄连四两　黄芩二两　芍药二两　鸡子黄二枚　阿胶三两,一云三梃

上五味,以水五升,先煮三物,取二升,去滓,内胶烊尽,小冷,内鸡子黄,搅令相得,温服七合,日三服。

浅析 言少阴病水虚火旺证治。少阴病水火不交,既可阳虚

生寒,又可阴虚生热。若病阴虚,肾水不足以上承,值二三日阳经主气而化热,以致热灼真阴,心火无制而炎上,故心中烦,少阴本"但欲寐",烦甚则阳不入阴,故欲卧而不得,更见其心火独亢之剧。治用黄连阿胶汤降火壮水,滋阴和阳。

治则 壮水制火,清热除烦。

配穴 少冲、涌泉、照海、郄门。

释义 取少冲,手少阴心经井穴,点刺出血以清心火;涌泉为足少阴肾经井穴,有滋阴泻火、交通心肾之功,且阴阳二气之根皆从下而上,虚火上炎可壮水制火,实火独亢亦能釜底抽薪。与少冲同取可益阴潜阳使水火相济。郄门为心包经之郄,对烦甚欲卧不得之疾,有活血通络、降逆除烦之用;肾经支脉,从肺出络心、注胸中,配肾经照海穴、通阴跷脉,功能滋阴泻火,使津液上承。故对于少阴病阴虚火旺而心中热烦者,针二穴确有显效。

〔原文〕 少阴病,得之一二日,口中和,其背恶寒者,当灸之,附子汤主之。(304)

附子汤方

附子二枚,炮去皮,破八片 茯苓三两 人参二两 白术四两
芍药三两

上五味,以水八升,煮取三升,去滓,温服一升,日三服。

浅析 言少阴阳衰阴盛证治。少阴肾阳为水中真阳,少阴病真阳虚衰,阳气不能充达,尽管初病一二日值阳经主气,亦不能得其助。阳虚阴盛,自无燥渴之热象,故口中和;背为阳中之阳,亦为太阳、督脉所行。太阳者肾之府,督之支脉贯脊络肾,为诸阳脉之海,今肾阳虚微,在上则心阳不生而火衰,在外则卫阳不布而失固,因之督脉无以统摄诸阳,维系元气,故其背恶寒。十分明显,此是寒从内生而外现于背,属虚极之象。与寒从外来,郁闭太阳之表的恶寒大相径庭;更与阳明口燥渴、里热泄津之背微恶寒迥然有别。故治当灸药并行,用附子汤温经扶阳消阴。

按 仲师言"当灸之",结合本证病机,宜灸大椎、膈俞、关元、气海四穴。因督脉统一身之阳,若元阳衰微,督脉失其统摄,则诸阳经气不足而卫外不固,故灸大椎督脉与手足三阳之会,挟阳益

气,固其表阳以治背恶寒,膈俞为膀胱经之背俞穴兼血之会,肾与膀胱相表里,灸膈俞可调肾与膀胱脏腑精气之输转,使表里气血充盈。少阴病见背恶寒者,属少阴火衰,寒从内生而外现于背,故益火之源是为必用之法,《难经·八难》云:“凡十二经脉者,皆系于生气之原,所谓生气之原者,谓十二经之根本也,谓肾间动气也。此五脏六腑之本,十二经脉之根,呼吸之门,三焦之原”。灸任脉穴关元,补肾元而益命火,又因是小肠之募,亦可助小肠化物吸收而生血。如此气血双补,确有“阳生阴长”之妙,气海为生气之海,灸能振扶阳气,补脏腑之虚损,而祛阴寒,与关元同取又为固本之治。

〔原文〕 少阴病,身体痛,手足寒,骨节痛,脉沉者,附子汤主之。(305)

浅析 言少阴阳衰阴凝证治。少阴阳衰阴凝,气血滞涩不畅,则身体痛;节为骨之末梢,水寒浸注,则骨节痛;少阴火衰及中,阳虚不达于四末,则手足寒;证属真阳不振,阴寒凝闭,故见脉沉。治用附子汤速振元阳,健运中土,以防下利之败脱。又太阳伤寒,卫闭营郁,亦有身痛,骨节疼痛等,但彼是发热脉浮,此是无热脉沉,当于表里阴阳辨之。

治则 益火消阴,通调诸阳。

配穴 关元、中极、身柱、命门。

释义 关元正在胞中,为小肠之募,灸能补元益火以散寒凝,属培元固本要穴;中极又名玉泉,为膀胱之募,主气化而利水湿。二穴同灸,益火兴阳,壮骨而祛散下焦阴寒。督脉为阳脉之海,其支脉贯脊络肾,与人身元气密切相关,能统摄元阳,故复取督脉穴身柱。身柱为气俞,可疏调督脉之气及诸阳经气;再配督脉穴命门培补肾阳。二穴针用补法,可运调气血,能助脏腑经脉之气贯通。合观既有益火之灸,又有行阳之针,则一身上下表里之阳皆通,故脉沉可起,手足可温,身体、骨节诸痛可除。

〔原文〕 少阴病,下利便脓血者,桃花汤主之。(306)

桃花汤方

赤石脂一斤,一半全用,一半筛末 干姜一两 粳米一升

199

上三味,以水七升,煮米令熟,去滓,温服七合,内赤石脂末方寸匕,日三服。若一服愈,余勿服。

〔原文〕 少阴病,二三日至四五日,腹痛,小便不利,下利不止,便脓血者,桃花汤主之。(307)

浅析 此二节俱论少阴病下利,气血不固证治。少阴病下利,证属肾虚及脾,阳气下陷不举,为气分虚寒。若虚滑不固,久利不止,则气虚及血,邪犯络脉,病为血分虚寒。脾统血,久利则脾阳衰微,统摄无权故便脓血;其色暗不泽,味腥不臭,自与热利便脓血者不同。久利为水并大肠,则小便反少不利;寒甚则腹痛。故治用桃花汤温养中宫,涩肠固脱。

〔原文〕 少阴病,下利便脓血者,可刺。(308)

浅析 此承上二节言其可以针刺。纵观三节,同出一辙,其便脓血者,证虚非实,病寒非热,属病及血脉。故可施以针法通其经脉、调养气血。

按 观少阴病下利便脓血三节,仲师言"可刺",可选关元、天枢、脾俞、膈俞配治。肾主阳气,脾主运化,查十二经是动所生病,主肾所生病者有"肠澼",主脾所生病者有"溏瘕泄"。知肾阳不足则寒从内生,脾失健运则积湿不化,肾虚及脾必下利不止。湿为阴邪,其性粘滞,湿积则水道受阻而小便不利。寒湿过甚,胶着络脉,则气病及血,治宜温肾健脾、和血调肠。补关元小肠募穴,助小肠化物吸收而益气生血,培元固脱,且分清别浊而利小便;补天枢大肠募穴,能温散大肠寒气,调中脉络而排脓秽。脾统血而主运化,补脾俞,功能健脾利湿,引血归脾;凡脾阳不振所致的水湿内停、腹痛作泄者,取之多验。膈俞为血之会,统治血病,功能补血调瘀,荣血以养络脉;是为与脾俞必配之治。四穴俞募两两相依,使脾肾之脏气血调和,令气机健运,经脉通利,则腹痛自愈,下利便脓血可止。

〔原文〕 少阴病,吐利,手足逆冷,烦躁欲死者,吴茱萸汤主之。(309)

浅析 辨少阴病寒浊犯胃证治。少阴病见吐利,多为阳虚致中土衰微之象,但这里当有分析:同为虚寒吐利,若偏于脾寒者,为利多吐少,如太阴病的"自利益甚"即是;若偏于胃寒者,为吐多利少,如"食谷欲呕者属阳明"即是。若脾胃皆虚,以致吐利无度,并作而发者,每有阳绝之变,如"少阴病,吐利、躁烦四逆者死"即是。联系方治,本证吐利当是以吐为主,利并不甚,属水寒犯胃,浊阴上逆病机。逆冷仅限于手足而未及四肢,说明胃气尚存,但被寒浊闭阻;"烦躁"者以烦为主,"烦躁欲死"是言寒浊犯胃,冲逆之甚,并非死证,故治用吴茱萸汤取其大辛大温,温胃祛寒,降逆安冲。

治则　温胃散寒,升清降浊。

配穴　中脘、足三里。

释义　中脘正在胃中,为胃之募、腑之会,主消纳水谷,调理肠胃,和中降逆;对少阴病寒浊犯胃者,用屋漏之术重捣,有温胃散寒降浊功效。足三里是胃经之合,合主逆气而泄,功能健脾和胃,升清降浊,调运升降气机,用针推内进搓,可与中脘异曲同工,使之升降调则吐利烦躁可止,胃阳布则手足转温而诸症悉拔。

〔原文〕　少阴病,下利,咽痛,胸满,心烦,猪肤汤主之。(310)

猪肤汤方

猪肤一斤

上一味,以水一斗,煮取五升,去滓,加白蜜一升,白粉五合,熬香,和令相得,温分六服。

浅析　言少阴虚热在经证治。少阴病下利,亦有损及肾阴而虚热循经上犯者。盖足少阴之脉,其直者从肾上贯肝膈、入肺中、循咽喉、挟舌本;其支者,从肺出络心,注胸中。少阴病下利日久,阴液亦随之耗夺,致真阴不足,阳虚蒸化无力,阴虚经脉失濡,进而虚热借火循经上浮,证见胸满、心烦、咽痛。证本阴阳两虚,苦寒温燥之品均非所宜,故宜用甘润敛热之猪肤汤,润清金、和中土,则少阴虚热自消,而咽痛诸症可除。

治则　滋阴润肺,降火除烦。

配穴　少商、复溜、照海、列缺。

释义　少商为肺经井穴,井主心下痞满,点刺出血能宽胸泄满，清肺利咽；复溜为足少阴肾经之经穴，经主喘咳寒热，能滋阴补肾兼清在上之虚热。列缺为肺经之络、通任脉，功能调肺疏经活络；配足少阴肾经照海穴，通阴跷脉，有滋阴降火、清心祛烦、利咽生津之用；二穴八法有名，主治肾阴不足，精血不能上荣之咽喉干痛。对少阴病虚火上浮之咽痛、胸满心烦，针之有效。

〔原文〕　少阴病，二三日，咽痛者，可与甘草汤；不差，与桔梗汤。（311）

甘草汤方

甘草二两

上一味，以水三升，煮取一升半，去滓，温服七合，日二服。

桔梗汤方

桔梗一两　甘草二两

上二味，以水三升，煮取一升，去滓，温分再服。

浅析　言少阴火犯咽痛证治。少阴之脉，从心系、上挟咽。少阴病初犯二三日见咽痛者，乃心火之热值阳经主气而循经上犯使然，当有红肿可知。治与生甘草一味，清火利咽缓痛。若火气壅遏，红肿较重者，再加苦桔梗以开结利咽。言"可与"者，是仲景示人以法，非限于一方一药之治。法则既明，自可举一而反三。

治则　泻火滋阴、利咽止痛。

配穴　少冲、少商，照海、承浆。

释义　取心井少冲，肺井少商，二穴点刺出血，固能清心泻火，清肺利咽；继而取通阴跷脉的肾经照海穴，补肾壮水导火下行。若火邪壅咽、气机闭滞者，可加任脉穴承浆，为任、督、手足阳明之会，有清热开窍、疏通任督、调和阴阳之用。与照海相配，更能润燥以疗咽痛。

〔原文〕　少阴病，咽中伤，生疮，不能语言，声不出者，苦酒汤主之。（312）

苦酒汤方

半夏洗，破如枣核十四枚　鸡子一枚，去黄，内上苦酒，着鸡子壳中

上二味，内半夏苦酒中，以鸡子壳置刀环中，安火上，令三沸，去滓，少少含咽之。不差，更作三剂。

浅析 言少阴痰火伤咽证治。《内经》云:"诸痛痒疮,皆属于心"。少阴心火无制而循经上炎,不仅咽痛,甚可灼炽肺金而痰火闭阻咽喉,致咽中伤,生疮。"咽中"泛指咽喉,"伤"、"生疮"指溃破后化脓。"言"、"声"乃心、肺所主,痰火郁裹,胶着咽喉,则不能言语,声不出。治用苦酒汤,少少含咽,助其开郁泄火、涤痰润金。

按 痰浊脓秽胶着咽喉,我以为先局部消毒,采用排脓措施。然后点刺少商、少冲,以疏泻经中火邪;继开八法,取列缺、照海,滋阴降火、生津润咽,是为少阴咽痛之常用配穴法。再取通里手少阴心经之络、别走小肠经,可泻心火经小肠而下;大钟足少阴肾经之络、别走膀胱经,功能滋阴清肺,与通里相配,主治咽伤喉肿、咳血、暴哑等。

〔原文〕 少阴病,咽中痛,半夏散及汤主之。(313)

半夏散及汤方

半夏洗　桂枝去皮　甘草炙

上三味,等分,各别捣筛已,合治之,白饮和,服方寸匕,日三服,若不能散服者,以水一升,煎七沸,内散两方寸匕,更煮三沸,下火令小冷,少少咽之。半夏有毒,不当散服。

浅析 言少阴寒闭咽喉证治。寒邪外束,阳郁不伸,以致邪干动少阴经脉见咽中痛者,证属寒闭阳郁、客于会厌,与火亢灼金者大有不同,治当禁用寒凉,以辛温开达之半夏散及汤,解客寒之气,劫散咽喉怫郁之热。

按 唐容川讲:"少阴为枢者,手少阴心经内合包络、下生脾土,故能为二经之转枢;足少阴肾经上济肺金、下生肝木,亦能为二经之转枢也"。少阴经脉贯肝膈、入肺中,循喉咙、挟舌本。寒闭咽喉,逆于经脉,不能环转四散,郁而咽痛者,治当宣里解表,以调少阴之枢。取心经原穴神门,行气活血以通心阳;配肾经原穴太溪补肾益气,调治三焦气机。二穴疏调少阴经气,使之上下交贯、阴阳相合。复取京骨足太阳膀胱经之原,疏经散寒解表;与足少阴肾经之络穴大钟合取,为原络相配,可协调脏腑表里,滋肾清肺利咽。四穴令上下表里贯通,是本少阴为枢取义。

〔原文〕 少阴病,下利,白通汤主之。(314)

203

白通汤方

葱白四茎　干姜一两　附子一枚,生去皮,破八片

上三味,以水三升,煮取一升,去滓,分温再服。

浅析　言少阴病阴盛寒凝证治。少阴病,证见虚寒下利尤其明显,必是阴寒大盛,真阳虚衰,中阳不举之象,则脉微细沉、但欲寐等,当亦在其中。观方治表明,阳气不但虚微,且尤为阴寒所凝闭,其势之盛,四逆汤亦不能救,惟急取白通汤之性速,破阴扶阳而散寒凝。

治则　破阴开凝,回阳固脱。

配穴　关元、神阙,百会、足三里。

释义　关元小肠之募,正在胞中,为三焦元气所发,联系命门真阳,灸能补肾元、益命火、散寒凝;神阙位于脐中,为真气所系,属任脉,灸时用炒盐置于脐中,上覆姜片,以大艾柱频频灸之,确有破阴回阳功效。百会为督脉与手足三阳经之会,补能升举阳气以固脱,对阴寒气虚下陷之久泄者尤其适用;配胃经合穴足三里温运脾阳,培后天之本以止泄。

〔**原文**〕　少阴病,下利,脉微者,与白通汤;利不止,厥逆无脉,干呕烦者,白通加猪胆汁汤主之;服汤脉暴出者死,微续者生。(315)

白通加猪胆汁汤方

葱白四茎　干姜一两　附子一枚,生去皮,破八片　人尿五合
猪胆汁一合

上五味,以水三升,煮取一升,去滓,内胆汁、人尿和令相得,分温再服。若无胆亦可用。

浅析　承上辨汤后证治及预后。以热治寒,本属正法,然阴盛寒凝过重,骤投大热之剂,冷被热激而阴阳气反不相顺接,遂见利不止、厥逆无脉、干呕烦等真阴下脱、虚阳上越危候。此非误治,惟其照顾不周,大热无寒相佐。故仍用白通汤通阳,佐以猪胆汁、人尿性寒苦咸之品,使药力与病气相求,令心肾相交,而阴阳相合。服汤后脉气徐徐渐复者为生;若脉暴出旋即修止,是为肾根已拔、油尽焰张败象,病已不治。

治则 交通心肾,回阳益阴。

配穴 关元、巨阙、阴谷、足三里。

释义 脉为血之府,血为阴精而肾主藏精。血生化于中焦水谷之气,血脉之行归心所主,然必借命门真火的温养,始能化气生津,营养周身。本证真阳真阴俱微,火衰而利不止,水亏而干呕烦,其厥逆无脉者,正是阳衰阴竭、阴阳行将离绝的险候。故先急灸关元,补命门之火而扶阳止利;因关元为足三阴与任脉之会,正在胞中血海,亦能补阴血而养精气;且为小肠之募,又可助小肠消化吸收而生血复脉。配巨阙心之募穴,调心火下降以济肾,使水火既济。二穴扶阳益阴,交通心肾,以固阳脱阴竭。继之针用补法,取肾经合穴阴谷,配胃经合穴足三里,能补肾益精、调胃和中,以助阳回利止,脉气复生。且二穴戊与癸合,更是兼顾先后二天之治。

〔**原文**〕 少阴病,二三日不已,至四五日,腹痛、小便不利、四肢沉重疼痛、自下利者,此为有水气,其人或咳,或小便利,或下利,或呕者,真武汤主之。(316)

真武汤方

茯苓三两 芍药三两 白术二两 生姜三两,切 附子一枚,炮去皮。破八片

上五味,以水八升,煮取三升,去滓,温服七合,日三服。若咳者,加五味子半升、细辛一两、干姜一两;若小便利者,去茯苓;若下利者,去芍药,加干姜二两;若呕者,去附子,加生姜足前为半斤。

浅析 言少阴阳虚水停证治。少阴病,值二三日阳气用事并未得其化,至四五日阴经主气而增剧。少阴阳虚气化无力,水寒内停,故见自下利、小便不利;阳虚水寒上泛,困及中土而寒凝气滞,则以腹痛、四肢沉重疼痛为显。治以真武汤温阳化气利水。水气为病,变动不居,水至之处皆可为患,而呈或然之症,当随方加减施治。

治则 温阳益气,化气利水。

配穴 气海、中极、中脘、阴陵泉。

释义 灸任脉穴气海，为元气之海，功能扶阳益气，补元真不足，对脏腑虚损偏于气虚者尤宜；中极为膀胱募穴，灸能补肾培元，助膀胱气化而利小便。下焦阳虚水泛中土则下利，困脾则腹痛，胃阳不达则四肢沉重疼痛，当继灸胃募中脘穴，温运中宫以行气散寒；配脾经合穴阴陵泉先针后灸，健脾导水利湿而调运升降，是为必用之法。

〔**原文**〕 少阴病，下利清谷，里寒外热，手足厥逆，脉微欲绝，身反不恶寒，其人面色赤，或腹痛，或干呕，或咽痛，或利止脉不出者，通脉四逆汤主之。（317）

通脉四逆汤方

甘草二两，炙　附子大者一枚，生用，去皮，破八片　干姜三两，强人可四两

上三味，以水三升，煮取一升二合，去滓，分温再服，其脉即出者愈。面色赤者，加葱九茎；腹中痛者，去葱加芍药二两；呕者加生姜二两；咽痛者去芍药，加桔梗一两；利止脉不出者，去桔梗，加人参二两。

浅析 言少阴病阴盛格阳证治。下利清谷见于少阴病，是为阳虚里寒已重。病至虚极，脏气衰微，往往真阳外浮而内里一片沉寒，外见"身反不恶寒，其人面色赤"的假热；内呈"手足厥逆、脉微欲绝"的真寒。如此生阳既离，亡在顷刻，当于脉气欲绝未绝之际，急投通脉四逆汤生阳复脉。其或然见症，或在脾而腹痛、或在胃而干呕、或在少阴本经而咽痛、或纯见阴阳衰竭而利止脉不出等，统以此方加减救治。

治则 益火温中、回阳复脉。

配穴 关元、脾俞、太溪、神门。

释义 关元居脐下丹田，主诸虚百损，尤其能补救元真不足、脏气衰微，对少阴阴寒盛极见手足厥逆、脉微欲绝者，重灸每有回阳之功。且心与小肠相表里，关元为小肠募穴，可助小肠消化吸收以生血养心，通阳复脉；同时，脾统血主升清阳，下利清谷为脾肾之阳皆虚，故配灸背之俞穴脾俞，能振扶脾阳，益气统血。二穴同灸以脉起、厥回、利止为度。复针取太溪、神门，为手、足少阴之

两原,交通心肾,调治水火阴阳,引外浮之阳归于下元,是为必要。至于或然见症,可据脏腑病理与经脉的关系灵活加减选用,而不必执定某症一定取某穴之套法,贵在辨证。

〔原文〕 少阴病,四逆,其人或咳,或悸,或小便不利,或腹中痛,或泄利下重者,四逆散主之。(318)

四逆散方

甘草炙 枳实破,水渍,炙干 柴胡 芍药

上四味,各十分,捣筛,白饮和,服方寸匕,日三服。咳者加五味子、干姜各五分,并主下利;悸者加桂枝五分;小便不利者,加茯苓五分;腹中痛者,加附子一枚炮令坼;泄利下重者,先以水五升,煮薤白三升,煮取三升,去滓,以散三方寸匕内汤中,煮取一升半,分温再服。

浅析 辨少阴阳郁四逆证治。少阴病四逆多系命门火衰,阴寒内盛。然亦有少阴阳郁四逆者,这因为手少阴心经内合心包,心主血脉,心包亦主脉所生病,而心包起于心中、下膈、历络三焦;另方面,足少阴肾经上济肺金,而三焦又统领肺肾两脏、主气所生病,即《灵枢》所谓:“少阳属肾,肾上连肺,故将两脏”。《难经》亦有三焦为“原气之别”而“主持诸气”的记载,可见,少阴虽为三阴主枢,实与三焦气机联系密切,若少阴枢机不利,则水火阴阳环转不调而逆于经脉,致使三焦气机受阻,成阳郁四逆证。因病机为阳郁气滞,故外无明显的寒热虚实征象,惟宜用四逆散疏畅阳郁,调达气血,是为正治。

治则 疏经通络以畅达阳郁,助气养血而交通心肾。

配穴 大陵、外关,气海、三阴交。

释义 大陵为手厥阴心包络之俞、亦即原穴,心包为心之外围,代心受邪,心主血脉,而心包络主脉所生病,故针之能疏调心气,通脉活血;外关为手少阳三焦经之络穴,通阳维脉,三焦为原气之别,肾主原气,而三焦经主气所生病,故针之能清热开郁,通调三焦气机。二穴原络相配,通经活络,调达表里气血,则可助手足少阴经脉之气的环转。然经气出于少阴本脏,少阴心肾为火水之脏,阴阳之属,治又当阴阳兼顾,助气养血。故复取气海,调补

207

周身之气;配足三阴之会穴三阴交,调补三阴,补肾益脾养肝以生血。则神机生化,又为固本之治。其或然见症,宜需结合具体病情,灵活加减,兹不一一赘列。

〔原文〕 少阴病,下利六七日,咳而呕渴,心烦不得眠者,猪苓汤主之。(319)

浅析 言少阴病水热互结证治。少阴病肾水不化,脾津不布,进而阳虚下陷则下利。下利日久,真阴亦虚,且津液偏渗,水谷不别,必小便不利可知。值六七日阴尽阳出之期利仍未止,以致阴虚火旺则心烦不得眠;小便不利,水不化气、津不上承则渴;心火之热与里水相搏,泛溢三焦、逆于肺胃则咳而呕。凡久利不止者皆当利其小便,同时证属阴虚有热,故治用猪苓汤,清热育阴,分利小便,则诸症悉拔。

治则 清热育阴利水。

配穴 太溪、阴陵泉、腕骨、通里。

释义 肾为水脏,少阴阴虚,水热互结于下而泛溢三焦,先取足少阴肾经原穴太溪,补肾滋阴以固本,且能调治三焦以镇水泛之咳呕,清降火热以除心烦之不眠;配阴陵泉脾经之合穴,主通调水道,清利下焦湿热而利小便。腕骨为小肠经之原穴,可疏通小肠经气,助阴陵泉分利小便以止下利;通里为手少阴心经络穴,有行气活血、清心导火之用,能助太溪交通心肾以治心烦不得眠。且腕骨与通里又为原络相配,功能协调脏腑气机。四穴配伍,于病机理法贯通,自有清热育阴利水、交通心肾功效。

〔原文〕 少阴病,得之二三日,口燥咽干者,急下之,宜大承气汤。(320)

浅析 此言少阴津伤火亢化燥者宜急下。少阴上火下水,病有水火之分。病本阴虚,火无水济则亢,亢则愈灼肾阴,仅得之二三日,突然见口燥咽干者,说明内热素盛,值阳经主气而少阴之火迅速合于阳明燥土。盖胃开窍于口,胃络上通于心,少阴脉循咽喉、挟舌本。舌下阴津无出而口中燥气复灼则"口燥",火热循经上焚则"咽干"。真阴本虚,且燥火内劫之剧,当急用大承气急下以存阴。

〔原文〕 少阴病,自利清水,色纯青,心下必痛,口干燥者,急下之,宜大承气汤。(321)

浅析 此言少阴津伤热结旁流者宜急下。少阴真阴为人身津液之根,真阴不足,心火之热并入阳明,必成燎原之势。火燥相合,一方面聚敛糟粕粪便,横结肠中而不下;另方面逼迫水液下注,徒见自利清水,其色青褐浑浊、臭秽难闻。后世把这叫做“热结旁流”,十分贴切,这种燥结肠中,水从旁侧而流的险象,可迅速导致津竭阴亡之变。且下注愈甚则燥结愈坚,肠实胃满,腑气不通,故心下必痛实拒按。若再见口干舌燥者,乃燥火深入,真阴欲竭,故用大承气急下燥结以救真阴。

〔原文〕 少阴病六七日,腹胀不大便者,急下之,宜大承气汤。(322)

浅析 此言少阴病热化太过致阳明腑实者宜急下。《内经》云:“诸胀腹大、皆属于热”。少阴病持续多日未见自下利,说明虚寒不甚,阳气可以复振。今值六七日阴尽阳出之期,骤然见腹胀不大便者,知并非阳虚,乃少阴本气热化太过,真阴耗伤,且更见脏邪还腑,从太阴之开而热入阳明,化燥成实,则小便数多阴津下渗亦在其中。真阴本虚,燥热最易致阴亡,故用大承气急下燥热以存阴。

按 以上少阴病三急下证,皆因少阴肾水亏耗,心火独亢,以致并于阳明燥热而生,下法之急,刻不容缓,当于大承气下后,速配针治泻热救阴,以全未竭之水。取手足阴井,点刺能泻竭阴之火;天枢为大肠募穴,足少阴冲脉之会,行气通腑而导积滞,调节大肠功能;配上巨虚,手阳明大肠之下合穴,逐秽泻热,主调大肠津液以润燥。继开八法,取照海与列缺相配,一通任脉,一通阴跷,可发肺肾两脏阴津之源,令其上下交贯,清心神、利咽喉、滋阴壮水、泻火通肠,实为少阴病三急下证的必用之法。若见自利清水、口干燥者,可重泻足少阴肾经井穴兼根穴涌泉,釜底抽薪以泻火,交通心肾以护阴;同时加配大肠俞,是大便秘结或失禁的枢纽,主生津液以调便。若腹胀不大便甚剧者,取中脘配胃俞,属俞募配穴法,二穴频施屋漏,雀啄之术,清热化滞,生津润燥,运调胃

209

肠以助燥结之下。

〔原文〕 少阴病,脉沉者,急温之,宜四逆汤。(323)

浅析 言少阴病阴寒深伏者宜急温。微细属少阴虚寒之本脉,若更见脉沉,则微者愈微、细者愈细,状若欲绝已明。此为阴寒深中于里,真阳衰微已不能化气上达。危象之机已伏,宜急用四逆汤温肾回阳,若待危象显露,形散气脱,则治已不及。

治则 补元益火、回阳救逆。

配穴 关元、气海、命门、大椎。

释义 灸关元小肠募穴,大有补元益火,温肾回阳作用,张介宾《类经图翼》记载:"关元主诸虚百损……积冷虚乏皆宜灸,多者千余壮,少亦不下二三百壮,活人多矣"。配灸任脉穴气海,能补元真不足,脏气虚惫,助关元行阳气而散阴霾。命门为任脉要穴,生命之门户,针用补法能回阳救逆;配大椎手足三阳与督脉之会,扶阳益气,通调诸阳,对少阴真阳衰微、脉沉不起者,可散寒化气上达,使脉气复行。

〔原文〕 少阴病,饮食入口则吐,心中温温欲吐,复不能吐,始得之,手足寒,脉弦迟者,此胸中实,不可下也,当吐之;若膈上有寒饮,干呕者,不可吐也,当温之,宜四逆汤。(324)

浅析 辨胸中痰实与膈上寒饮证治。少阴病的欲吐不吐,为阳虚于下,水寒上逆犯胃气所致,故伴见脉微细,但欲寐。而此是"心中温温欲吐,复不能吐",属痰实胶着于上,阻塞胸阳,气机不畅,故始得之便见手足寒;气血运行受阻,故脉弦迟而不微细;痰实胸中,故饮食入口则吐;在上者因而越之,不可下也,当拒邪实从吐而出。此与少阴病有本质区别,少阴阳虚,寒邪上犯入胃与饮合聚,其欲吐不吐的程度很轻,每每见于干呕,说明虚阳无力与阴争。故治宜四逆汤回阳温中,散寒蠲饮。若以实治虚,妄施吐法,必有生阳立绝之变,故辨证实不可轻视。

按 针灸治法,亦当分两段看,一是病在上者因而越之,针刺气会膻中配丰隆,俾解胸中之实,宣通气机以豁痰,复开四关(两合谷、两太冲),通经宣闭,调达气血,以缓厥逆之凝;一是阳虚、膈上有寒饮见干呕者,取任脉穴上脘,配足少阴肾经与冲脉之会穴

210

幽门,以陈艾频频灸之,能祛上腹之寒;继而加灸足三阴与任脉之会穴关元,温肾健脾,暖肝散寒。

〔原文〕 少阴病,下利,脉微涩,呕而汗出,必数更衣,反少者,当温其上,灸之。(325)

浅析 言少阴病气虚血少证治。少阴病虚寒下利为真阳不升、中阳不举之象。"脉微涩"表明,不但阳气衰微,津血亦见耗伤。阴寒上逆则呕;阳虚卫外失固则汗出且凉;阳虚下陷则频频入厕,津血枯涩故又利之反少。此以下利为主,其津血耗伤为阳虚气陷所致,阳生才能阴长,且病机是以中阳土衰为甚,中阳不复则气机升降不调,因之也就直接阻碍少阴水火阴阳的交通。故"当温其上",应是温脾胃之阳;继而"灸之",引阳气上行。

按 仲师言"当温其上",可灸胃募中脘穴,因中脘正在胃中,为六腑之会,主消纳水谷,运化精微,灸能温运中宫以调和升降气机。"灸之",多数注家认为灸百会,诚有卓识。因百会为诸阳之会,属督脉,督脉为阳脉之海,有统摄全身阳气和维系元阳的重要作用。灸百会能升举阳气、通调诸阳、沟通脏腑经气、使心肾相交、气血调畅、阴阳相贯,在久泄中气下陷时尤其适用。

211

《 第八节 辨厥阴病脉症并治 》

〔原文〕 厥阴之为病,消渴,气上撞心,心中疼热,饥而不欲食,食则吐蛔,下之利不止。(326)

浅析 此言厥阴病提纲证。厥阴者阴尽之谓,阴尽阳生,是为阴中有阳。按《素问·六微旨大论》:"厥阴之上,风气治之,中见少阳"。风为厥阴本气,风木之气禀少阳冲和之性而敷布、条达,方可和阴通阳,调畅气血。故厥阴中见少阳之化,正是肝与心包内寓相火,体阴而用阳的生理特点。若厥阴为病,阳不为其所用而相火内郁,风火交煽,以致肝气横逆,挟相火上冲,见气上撞心,心中疼热;相火亢而无制,心包之火不得下通而上炎灼津,故消渴、饮水无度;"饥而不欲食"表明火热在上而虚寒在下;"食则吐蛔"言其胃中虚冷。此是火聚于上而寒凝于下,若徒以苦寒泻火,必下寒愈甚、水土俱衰而泻利不止。故上热下寒证,为厥阴病理变化规律的主要表现。

按 厥阴主风,心包与肝两脏同属厥阴。心包内寄相火,肝为风木之脏而喜条达,病则肝木不调,内郁化火生风。提纲所列之上热下寒证,因肝膈下连于肾系、上连于心包,邪犯厥阴风木不调,挟肾水之寒犯胃则为下寒;挟心包之火灼上则为上热。故病寒热并见、上下昭显。治宜疏调气血、泻热降逆、柔肝和胃。心包为心之外围,代心行令,病候主脉所生病,取内关手厥阴心包经之络以活血通脉,且别走三焦经,又能调气开郁;太冲为肝经俞穴、亦即原穴,肝主藏血,肝之经脉,自足大趾上行、挟胃属肝、贯膈、布胁肋、上出与督脉会于巅顶。取太冲针灸兼施,可舒肝理气降冲、暖肝和血熄风。故二穴相配,使厥阴气机调畅,血脉充和,是为本经之治。木来克土,继之取足三里胃经合穴、胃之枢纽,培补后天之本、和中益气、中兴肠胃;配巨阙心之募穴,调心火下降以济肾,引火归元,又火生土以健脾胃。四穴补泻并用,针灸兼顾,使冲和之阳贯通上下,则气机调畅,如春风之拂煦。

〔原文〕 厥阴中风,脉微浮,为欲愈,不浮为未愈。(327)

浅析 言厥阴中风凭脉预后。厥阴为风木主气,病则疏泄不利、相火内郁,自然脉不见浮。若脉由微见浮,是木性条达、风邪还表、病阴而转阳之象,故为欲愈。"不浮"是阴未见阳脉,则为未愈。

〔原文〕 厥阴病,欲解时,从丑至卯上。(328)

浅析 言厥阴病欲解之时。厥阴即阴尽之谓,阴尽则阳生,故经云:"阴中之阳,肝也"。丑至卯时即阴尽内寓生阳之气,正合厥阴本义。同时厥阴中见少阳,少阳气旺于寅至辰,厥阴病解于丑至卯,又是中见少阳之化,而恢复体阴用阳之性。

〔原文〕 厥阴病,渴欲饮水者,少少与之,愈。(329)

浅析 言厥阴病邪去阳复证治。厥阴脉挟胃、上贯膈,病本上热下寒,胃中虚冷。今厥阴诸症悉罢,惟见渴欲饮水者,是病邪已去,胃阳初复,被劫之津一时不及上承之象。故少少与水助其布化,则渴止而病愈。很明显,与厥阴病之消渴不同,此属病后邪去正复的表现。

〔原文〕 诸四逆厥者,不可下之,虚家亦然。(330)

浅析 此申明厥逆禁下范围。一般而言,凡一切手足厥冷甚至四肢厥逆者,均虚多实少,故于治不可用下法,犹如虚家禁下一样。同时以"虚家"作陪,亦是相对"实"言,明确范围,即除去实证以外的一切四逆厥者(不只限于虚寒),均在禁下之例。

〔原文〕 伤寒先厥,后发热而利者,必自止,见厥复利。(331)

浅析 辨厥利与发热的阴阳进退。厥阴者阴尽阳生,厥阴病的正邪交争,表现为厥与热的往来,反映着阴阳进退的病机。这是因为,足厥阴肝木下连肾水,是为乙癸同源;手厥阴心包代心行令,且与肝木合为一经,又成母子相应。寒中厥阴,诱肝木挟肾水之寒气肆发,木乘水侮,必中土虚衰而厥逆且利;寒邪循经贯膈凌犯心阳,心包挟心火拒而不受,其势向外,则发热而厥回利止;然下焦阳虚,正气抗邪不能持久,继之热退而见厥复利。这种厥热交错、胜复不定的外观,便构成了厥阴为病的特征。唐容川讲:"盖厥阴之热,出于心包;厥阴之厥,发于肝肾,惟不热不厥,化而为少阳冲和之气则愈"。所言诚有见地。

〔原文〕 伤寒始发热六日,厥反九日而利,凡厥利者,当不能食,今反能食者,恐为除中,食以索饼,不发热者,知胃气尚在,必愈。恐暴热来出而复去也,后三日脉之,其热续在者,期之旦日夜半愈。所以然者,本发热六日,厥反九日,复发热三日,并前六日,亦为九日,与厥相应,故期之旦日夜半愈。后三日脉之而脉数,其热不罢者,此为热气有余,必发痈脓也。(332)

浅析 言厥热预后与除中证判断法。厥热交替,反映着厥阴病的阴阳进退、正邪斗争的过程。但作为一种病理表现,须厥热相应,以平为顺,双方无太过与不及,则可有向愈的转机。如病起于伤寒,始见发热六日,后厥九日,是为厥多热少、寒盛而利。凡厥冷下利,均为中土虚衰之象,当不能食。若反见能食、恐为胃气败绝之除中证。是凶是吉,可以用易消化之"索饼"食验,若食后即发暴热,须臾复去,这种回光返照,当为胃气已败、中气已除之

213

死证;若食后续见微热,知胃气尚存,阳气渐复,能化谷散精达于四末,则热来必厥回利止。继后三日其热续在,则厥热日数相等、阴阳进退已趋相对平衡,故"期之旦日夜半愈"。"旦日"者时居寅卯,少阳主气;"夜半"者时居子丑,阴尽阳生。是厥热得少阳冲和之化而病解。可见,厥热相应只是具备了向愈的转机,要达到最后病愈,必得其少阳之化,变厥阴寒热为冲和之气。若热之太过,与厥不等,又三日脉之而脉数,则太过之热必灼伤阴血,腐而生成痈脓,是亢则害,病必不愈。

〔原文〕 伤寒脉迟,六七日,而反与黄芩汤彻其热,脉迟为寒,今与黄芩汤复除其热,腹中应冷,当不能食,今反能食,此名除中,必死。(333)

浅析 言厥阴误治致除中危候。厥阴为病,又感寒邪直中而脉迟,则阳虚寒盛,必有厥逆下利可知。至六七日阴尽出阳之期、发热初作而利尚未止,医者误以为太阳少阳合病,竟反与黄芩汤彻其热,于是虚阳愈虚,腹中一派阴寒,人不能食。若暴然间于一派衰微证中见食欲亢进,乃胃阳不支、中气已除危兆,必阳脱于外而死。由此可以体会:医生治病当注重胃气,尤其病见厥利,有一分胃气,便有一分生机。若于病机不明,舍本逐末甚至倒行逆施,确是医之大过,责有攸归。

治则 生阳益胃,补虚固脱。

配穴 中脘、足三里、百会。

释义 误投黄芩汤彻其热,脉迟腹冷,当于败象未现前,速灸胃募中脘,温运中宫,补后天生化之本,且中脘为足三阴与任脉之会,任脉统摄一身诸阴为阴脉之海,故灸亦可行阴中之阳;配足三里,胃经之合,运调升降、补脏腑之虚损。二穴同灸能固护胃阳之气。百会为手足三阳经与督脉之会,能升阳固脱。与中脘、足三里同取以复其生气,或可望愈。

〔原文〕 伤寒先厥后发热,下利必自止,而反汗出,咽中痛者,其喉为痹;发热无汗,而利必自止,若不止,必便脓血,便脓血者,其喉不痹。(334)

浅析 辨厥阴病阳热太过之两种变证。寒中厥阴,见先厥后发热,发热则厥回利必自止。若热亦随罢又不复厥利者,是为水寒火热交合,化为冲和之阳故愈;若反见汗出、咽中痛者,属亢热之阳,非冲和之阳。厥阴之脉循喉咙。阳热太过,热势外发则汗出;循经上亢则咽中痛甚、闭阻不通,故其喉为痹。又有发热无汗者,若属厥热相应,则利必自止,是为向愈转机;若热太过又利不止,则热势下趋、腐灼阴络,必便脓血。因随利而热势向下,故其喉不痹。十分明显,先厥后热无疑反映了厥阴病的从阴转阳,但病理之热毕竟不等于生理之阳,热仅仅作为一个向愈转化的条件而存在,且不言太过与不及,即便厥热相应,也只有最后服从于厥阴本身的生理机制,即中见冲和之阳化,才可病愈。

治则 清热利膈通咽,舒肝和血调肠。

配穴 大敦、窍阴、天突、廉泉;期门、上巨虚、承浆、照海。

释义 取肝井大敦,胆井窍阴,二穴点刺出血,能清泻肝胆经的邪热,调肝和血,疏经利咽喉,属上病下取法。再针天突配廉泉,二穴均系任脉与阴维脉之会,擅治热壅气闭之咽喉肿痛、吞咽困难,有清热降气,化浊利膈通咽之效。又肝与大肠通、肝主疏泄,大肠主传导、肝经热邪传腑,肠府壅滞,灼伤络脉而见便脓血者,刺肝经募穴期门,舒肝泻热;配上巨虚、大肠之下合穴,疏通腑气,行瘀降浊。继取承浆,为任、督二脉与手足阳明之会,滋阴和阳,行气调血;配补照海,补肾壮水以涵木。同取可消厥阴便脓血之利。

〔**原文**〕 伤寒一二日至四五日厥者,必发热;前热者后必厥,厥深者热亦深,厥微者热亦微。厥应下之,而反发汗者,必口伤烂赤。(335)

浅析 此言热厥病理与治禁。厥阴为三阴之尽,病则阴阳互有进退,厥与热交替出现。然热厥是厥者自厥、热者仍热,热伏于内而阻碍阴阳之气正常的顺接贯通,则外现厥冷,言"厥者必发热"。一个"必"字,说明发热起于伤寒,至四五日传里,热邪内伏而始厥。此是厥因热致,故曰"前热者后必厥";观厥逆的轻重便可知伏热的深浅。此种厥反映出一种内伏的实热,故原则上宜用下法攻里。若误作表寒施以汗法,必津伤热甚,化火上炎,证见口

215

伤烂赤。

治则　泻热行滞、调达气机。

配穴　关冲、窍阴、支沟、阳陵泉。

释义　热邪壅闭于里而外见厥冷,治宜泻热行滞开郁。取三焦井穴关冲,胆井窍阴,二穴点刺出血,疏经通滞,清热养阴;对热邪弥漫三焦、肝胆不利、木郁火灼者,尤见其长。继取三焦经之经穴支沟,通关开闭,清利热壅;配胆经之合穴阳陵泉,泻热行滞,疏筋利节;同取更为应下邪热壅滞之方,令经络通和,气机调畅,而厥逆可回。

〔原文〕　伤寒病,厥五日热亦五日,设六日当复厥,不厥者,自愈。厥终不过五日,以热五日,故知自愈。(336)

浅析　言阴阳平和病可自愈。厥阴病的厥热往复,最终要达到平衡、交合,则病可愈。何以知之?当察其日数。寒中厥阴,致厥五日,继之见发热五日;厥热往来,当六日复厥而不厥,且发热亦罢,则厥去热自恢复如常,不仅厥热日数相等,而且反映了机体对病的制约与自身调节,故知病必自愈。

〔原文〕　凡厥者,阴阳气不相顺接,便为厥。厥者,手足逆冷者是也。(337)

浅析　言厥证病机与外观。厥证的外观是手足逆冷,即由指(趾)末端起向上逆冷,重可冷至肘(膝)。一切厥证,不论其寒热虚实,基本病机是阴阳之气不相顺接交贯。或阳不能与阴接而生寒厥;或阴不能与阳贯而生热厥。特别是厥阴病,集中反映出人体阴阳二气的消长进退在病理上的变化,故厥证也就尤其多地出现于厥阴病。明乎此,对于厥证与厥阴病关系的认识,自可相得益彰。

〔原文〕　伤寒脉微而厥,至七八日肤冷,其人躁无暂安时者,此为脏厥,非蛔厥也。蛔厥者,其人当吐蛔,令病者静,而复时烦者,此为脏寒。蛔上入其膈,故烦,须臾复止,得食而呕,又烦者,蛔闻食臭出,其人当自吐蛔。蛔厥者,乌梅丸主之,又主久利。(338)

乌梅丸方

216

乌梅三百枚　　细辛六两　　干姜十两　　黄连十六两　　当归四两　附子六两，炮去皮　　蜀椒四两，出汗　桂枝去皮，六两　　人参六两　　黄柏六两

上十味，异捣筛，合治之，以苦酒渍乌梅一宿，去核，蒸之五斗米下，饭熟，捣成泥，和药令相得，内臼中，与蜜杵二千下，丸如梧桐子大，先食，饮服十丸，日三服，稍加至二十丸，禁生冷、滑物、臭食等。

浅析　辨脏厥与蛔厥及蛔厥证治。脏厥即少阴脏气虚败之厥，属少阴阴寒重证。真阳不足，感寒即见脉微，阴盛阳衰则厥，值七八日阳经主气厥不但不回，且更见肤冷，说明真阳虚极已外现于营卫不支；进而人见躁动不安，是为正不胜邪、脏气败脱的恶候。可见脏厥证属纯阴无阳，与厥阴病寒热错杂的蛔厥不同。蛔厥是其人吐蛔而外现厥冷。因厥阴病脏寒是寒在膈下、热在膈上，蛔虫避寒就热，则上入其膈故烦；蛔上安身不得，须臾烦因蛔下而复止；寒在膈下本不能食，得食胃气上逆则呕；蛔因食动上串入膈，故又见其烦；此呕烦并见，蛔必不下而闻食臭出，证见其人吐蛔。可以认为，蛔厥证本质上反映了厥阴病寒热错见的病机。观"又主久利"四字，知寒温并施的乌梅丸，既主治蛔厥，更统治厥利相因的厥阴病。

治则　调合阴阳寒热。

配穴　公孙、内关、中脘、期门。

释义　本证寒热错见，上热下寒，属厥阴病机。加之蛔动而生烦呕、逆乱气机、升降不调、阴阳失和，而外现厥逆，治宜运调升降、开郁顺逆、温中土以安蛔动，清上热以止吐烦，使阴阳贯通、气机和畅则愈。先开八法，取公孙与内关相配。公孙为脾经之络穴、别走胃经、通冲脉，冲脉起于气街，并少阴之经挟脐上行、至胸中而散。冲脉为病，逆气里急。取公孙功能健脾止利，和胃降逆，升清降浊而祛烦呕、安蛔动；更有内关手厥阴心包经之络、别走三焦、通阴维脉，功能舒肝和胃，调气开郁，通脉活络，令气血调畅、镇痉止痛，是治疗上、中二焦疾患的要穴。故二穴同取，使阴阳二气通和而厥逆可复。因虑其胃肠有寒，故配灸胃募中脘穴，又为

217

腑之会,温运中宫,安蛔镇痛;其膈上有热者,又当治从厥阴,针肝募期门穴,疏泄肝郁而潜阳降逆。

按 蛔厥证类似于今之胆道蛔虫病,发作时会有剧烈的绞痛,乌梅丸(汤)疗效虽佳,但可能因病者常伴有剧烈的恶心与呕吐而影响服药,故先宜针灸疏调经气,令胆道收缩,使蛔逆行退出胆道,可迅速镇痛止呕。再服乌梅丸(或其他驱蛔药)为宜。

〔原文〕 伤寒,热少厥微,指头寒,嘿嘿不欲食,烦躁,数日,小便利,色白者,此热除也。欲得食,其病为愈;若厥而呕,胸胁烦满者,其后必便血。(339)

浅析 言热厥轻证的向愈和向逆转归。热厥是外厥内热之证。热深则厥亦深,此"热少厥微",故仅为"指头寒",里有郁热,影响气机宣畅,则情志默默不欲进食;热郁不甚,欲向外达,则人见烦躁;数日后,若见小便利,色白者,说明郁热已除,气机调畅,必厥回欲得食而病愈。若反此见厥逆加重而呕,更见邪热内郁之胸胁烦满者,是为热厥已深,久则伤阴,其后必便血。

治则 疏经通络开郁;清泻肝胆壅滞。

配穴 大陵、外关、足临泣、合谷。

释义 大陵为手厥阴心包络之俞,亦即原穴,有理气活血、疏通心络、清热散邪以宁心神之功,故对热郁不甚的微厥、情志嘿嘿不欲食等,针之当效;配外关三焦之络穴、别走心包,主疏经活络,清利三焦,且外关通于阳维脉,阳维主阳主表,故又能助郁热外达,而除烦躁。若郁热未达,反热厥已深,致成便血者,当于前二穴中,加配胆经之俞穴足临泣,通带脉,主治胸胁烦满、热病阳郁。有疏肝解郁、清利肝胆、理气止痛之功;合谷为手阳明大肠经之原穴,主泻热壅而清利络脉之滞,通经开闭宣窍以调达气机。二穴针刺,迎而夺之,能除厥深热深,胸满便血之重证。

〔原文〕 病者手足厥冷,言我不结胸,小腹满,按之痛者,此冷结在膀胱关元也。(340)

浅析 言冷结膀胱致厥证。病见手足厥冷且无其他热象;"言我不结胸"知病不在上而在下;脐下谓之小腹,乃膀胱关元所居。沉寒痼冷结于此,故小腹满、按之痛。盖厥阴之脉过阴器抵少腹,关元又为足三阴经与任脉之会,冷结于下,必元阳不化,真火不升,故外见手足厥冷。此属寒疝癥瘕一类,为寒厥的一种。

治则 补元益火,温散寒凝。

配穴 关元、气海。

释义 足三阴经与任脉会于关元,足三阴经与任脉皆主升,灸关元可疏调足三阴之经气以行阳,补元益火,暖肝散寒。且关元正在胞中,为小肠之募,对寒入少腹、冷结膀胱,以及诸虚百损、厥冷脉微等真阳欲脱者,灸有显效;气海属任脉穴,为元气之海,功能补元益气,祛散寒凝。二穴重灸,复频施雀啄之术,令其周围发生红晕,则冷结可解。

〔**原文**〕 伤寒发热四日,厥反三日,复热四日,厥少热多者,其病当愈。四日至七日热不除者,必便脓血。(341)

浅析 言热多于厥者,过则伤阴。寒中厥阴,阴阳错杂,见厥热往复,由厥热的多少,验病机进退。今厥少热多者,知其病当愈。然"病当愈"不等于病愈,因厥阴之热,为包络挟心火而生,厥退而热不止,太过则灼伤血脉,侵及阴络,见便脓血,是未得中见之阳化,故当愈不愈。

治则 滋阴养血,清热调肠。

配穴 太溪、三阴交、劳宫、上巨虚。

释义 取太溪足少阴肾经之俞,亦即原穴,滋阴补肾以固下焦之阴,且能调治三焦引热下行;配三阴交,脾、肾、肝足三阴之会穴,调补三阴,益精气而和血脉。二穴滋阴补血以固本。复取劳宫,手厥阴心包络之荥穴,清包络之热以通脉活血;配上巨虚,大肠之下合穴,调理肠道,行瘀降浊。二穴疏经活络,逐瘀生新以治脓血之便。

〔**原文**〕 伤寒,厥四日,热反三日,复厥五日,其病为进,寒多热少,阳气退,故为进也。(342)

浅析 言厥多于热者则为病进。寒中厥阴,厥热交替的结果是厥多热少,且复厥五日而热不见复,则寒厥已甚,是为病进。

〔**原文**〕 伤寒六七日,脉微,手足厥冷,烦躁,灸厥阴,厥不还者,死。(343)

219

浅析 言脏厥灸而不还危候。寒中厥阴,六七日为阴尽出阳之期,病不得阳助而反见脉微、手足厥冷、烦躁者,是少阴真脏之阳衰微、水火不交、阴阳离绝的预兆。因未至肤冷、躁无暂安的地步,尚可有救。但脏厥以药缓图恐已不及,惟灸之一法。言"灸厥阴",旨在借时气之助而取生阳之义。若灸后厥冷不还,则阳气不复,阴阳离绝,病属不治。唐容川讲:"厥阴之厥,原是肝木挟肾水而生寒;厥阴之烦,原是包络挟心火而生热。故厥阴俱见少阴之死证"。

按 仲师言"灸厥阴",当取太冲、百会二穴为宜。盖足厥阴肝之经脉,自足大趾上行与督脉会于巅顶,灸肝经以俞代原穴太冲,功能温经散寒、暖肝调补气血;配灸足厥阴与督脉之会穴百会,升阳固脱,行阴通阳,且百会又为督脉与手足三阳之会,外可统摄诸阳经气,内可沟通脏腑精气,借督脉以维系元气,灸能壮元真之不足,使阳气内外调畅而达于四末。故二穴同灸,以求脉起厥回之机。

〔原文〕 伤寒发热,下利厥逆,躁不得卧者,死。(344)

浅析 言厥阴病阴极阳脱危候。寒中厥阴,发热当厥回利止,若反下利不止手足厥逆不回者,则热非阳进阴退。尤其更见躁不得卧,知热为阴极阳脱,神气散乱败象,病属不治。

〔原文〕 伤寒,发热,下利至甚,厥不止者,死。(345)

浅析 言厥阴病阴竭阳亡危候。寒中厥阴,发热与厥利俱见,且厥利的程度十分严重,"下利至甚"必阴竭于下;发热反"厥不止",则热为阳亡于外。《金匮》谓:"六腑气绝于外者,手足寒;五脏气绝于内者,利下不禁"。如此脏腑阴阳俱绝之象,病属不治。

〔原文〕 伤寒,六七日,不利,便发热而利,其人汗出不止者,死,有阴无阳故也。(346)

浅析 言厥阴病独阴无阳危候。寒中厥阴,六七日但厥不利,若继之发热厥回,则有阳进阴退的可能。今发热、下利、汗出骤然间俱现,确是凶多吉少。知"发热"为阴寒日久逼阳外浮之象,"其人汗出不止"更说明孤阳尽脱于外、阴寒独盛于里,是为

220

"有阴无阳"之败局,故死。

〔**原文**〕 伤寒,五六日,不结胸,腹濡,脉虚,复厥者,不可下,此亡血,下之,死。(347)

浅析 辨血虚致厥证及禁下。伤寒五六日,经气周行至尽,表证或愈或传。今表里热象均无、且腹部按之濡软,无结胸、腹满之实。惟脉虚复厥者,说明病不在气而在血,属血虚致厥证。脉为血府,阴血虚不能与阳气交贯,则脉虚而手足厥冷,此与热邪深伏之厥迥然有别。误下必致精血虚竭、阴亡而阳脱于下,故死。

治则 生血养血,益气行阳。

配穴 关元、巨阙、肝俞、章门。

释义 心主血,小肠主液,二者互为表里,脏腑经气相通。"小肠者受盛之官,化物出焉",心所主之血,乃源于小肠对水谷精气的不断地吸收供应,故血虚致厥者,于未误下之前,当急复血脉之生化,灸关元小肠募穴,助小肠消化吸收,使阳生阴长,气血双补,且关元又为脾肾肝足三阴经与任脉之会,能助足三阴经脉气之升而贮藏营养,益阴补血;配巨阙心之募,调血脉以通心阳,又火生土而和中。二穴同灸,能助血脉之生化运行,使阴阳相贯。又肝主藏血,补肝俞养血荣筋;配章门脾之募、五脏之会,运化精微,补五脏之虚,且二穴俞募表里相助,益气养血相得益彰。

221

〔**原文**〕 发热而厥,七日下利者,为难治。(348)

浅析 言厥阴病阴寒复胜者难治。厥阴病正邪交争见厥热往复,今发热而后厥,是阴进阳退。若至七日阴尽出阳之期,厥仍不止反更兼下利者,乃正衰邪甚,阳得时气之助亦不能复,故病为难治,预后凶多吉少。

〔**原文**〕 伤寒脉促,手足厥逆,可灸之。(349)

浅析 言厥逆见格阳脉者宜灸。促脉数中一止,一般主阳主热。若"手足厥逆"属郁热内伏之热厥,则灸法当忌用。今言"可灸",知属阳虚阴盛的寒厥。阴寒盛极、虚阳为阴所格拒,故脉亦见促,必促而无力。是阴盛格阳在脉象上的反映,属阳虚欲脱之象,用灸法令其阴消阳回。

治则 温经散寒,潜阳固脱。

配穴 大敦、百会、太冲、太溪。

释义 肝之经脉,自足大趾上行与督脉会于巅。大敦为肝经井穴并根穴,灸能促使肝经脉气上升,调肝和血,功长升举下陷;百会为督脉与足厥阴之会,又为诸阳之会,灸能回阳固脱,疏调诸阳经气。且二穴系厥阴肝经之上下两端,同灸使其上下贯通,暖肝散寒。又肝肾同体,肾经直者,从肾上贯肝膈,继灸足少阴肾经以俞代原穴太溪,补肾壮阳,益气消阴;配足厥阴肝经以俞代原穴太冲,针灸兼顾,散寒行滞,引浮阳下潜。则四穴合观,可平格阳之脉促,能回手足之厥逆。

〔原文〕 伤寒,脉滑而厥者,里有热,白虎汤主之。(350)

浅析 言热厥脉证治宜清者。滑脉往来流利,属阳,主有热。伤寒脉滑而厥,必是热邪内伏,阳气郁阻不能外达于四末,是为"里有热"之热厥,当脉见沉滑可知。因里未燥实,故只宜白虎汤清透伏热即可。

治则 清热生津,宣达阳郁。

配穴 行间、二间、合谷、胃俞。

释义 行间为足厥阴肝经之荥穴,功能舒肝解郁,理气活血;二间为手阳明大肠经之荥穴,主清阳明里热。二穴相配,乙与庚合,针刺有疏经清热开郁之功。然热邪深伏于里不能透达,又当重泻手阳明大肠经之原穴合谷,清泻阳明,通经开闭,宣达阳郁;同时配胃俞滋养胃阴而益胃生津止渴,则热去津气布达而厥逆可回。

〔原文〕 手足厥寒,脉细欲绝者,当归四逆汤主之。若其人内有久寒者,宜当归四逆加吴茱萸生姜汤。(351)

当归四逆汤方

当归三两 桂枝三两,去皮 芍药三两 细辛三两 甘草二两,炙 大枣二十五枚,擘,一法十二枚 通草二两

上七味,以水八升,煮取三升,去滓,温服一升,日三服。

当归四逆加吴茱萸生姜汤方

当归三两 芍药三两 甘草二两,炙 通草二两 桂枝三两,去皮 细辛三两 生姜半斤,切 吴茱萸二升 大枣二十五枚,擘

上九味,以水六升,清酒六升和,煮取五升,去滓,温分五服。一方,酒、水各四升。

浅析 言厥阴病血虚寒厥证治。足厥阴肝主藏血,手厥阴心包代心用事主血亦主脉。血虚寒滞厥阴,精气不能充达四末,故见手足厥寒;言"厥寒"不言"厥冷",寒者冷甚之谓。足见血虚寒凝之剧,故脉应之细小欲绝。沈尧封讲:"少阴论中脉微欲绝,用通脉四逆主治,回阳之剂也。此之脉细欲绝,用当归四逆主治,补血之剂也。两脉阴阳各异。"若属平素有胃寒患者,可伴见呕吐、腹痛等,又当防其木克,宜前方加吴茱萸生姜,暖肝和胃、降逆散寒。

治则 温养血脉以散寒凝;温运中宫以蠲饮邪。

配穴 关元、太冲、中脘、足三里。

释义 寒滞厥阴、血脉虚涩而外见手足厥寒者,当重灸关元、脾、肾、肝、任四脉之会,主温通血脉,补阴血而散寒凝。且下纪关元功能补元益气,暖肝散寒,温肾健脾,更有气血双补之妙用;配灸肝经以俞代原穴太冲,温经和血,以散厥阴之寒滞。二穴频频灸之,以脉起厥回为度,则气为血帅,血为气母之义概括其中,于血脉之生化确有良效。若兼胃寒有饮、气机升降不调者,又当针灸胃募中脘与胃之合穴足三里,温运中宫、散寒蠲饮、振兴中阳、调运升降。故合观补气生血,益阴和阳,不失为血虚寒厥之治。

〔原文〕 大汗出,热不去,内拘急,四肢疼,又下利厥逆而恶寒者,四逆汤主之。(352)

浅析 言厥阴病误汗致变救逆。言"大汗出,热不去",知汗出以前就有热。本属厥阴病的厥热往复,医者不识,误以发热为表邪而令其大汗出,致使阳气重伤,肝木挟水寒之邪盛极,则格阳之热外现而不去;寒主收引,肝主筋。津泄阳亡,阴寒内盛,则腹中拘急,四肢筋挛疼痛;若更见下利厥逆而恶寒者,是病已深入,不仅阳气外亡,且真阳下脱。病变危重,故用四逆汤回阳固脱救逆。

治则 回阳固脱,散寒消阴。

配穴 神阙、曲泉、命门、大椎。

223

释义 灸任脉穴神阙(隔盐灸),功能培元固本,驱腹中冷痛,为回阳救逆之要穴;配针灸肝经合穴曲泉,调气活血,疏筋利节,且有升举下陷之用。故二穴相配,主治肝木挟风寒逆犯之腹内拘急、四肢疼等。若真阳欲脱,更见下利厥逆而恶寒者,又当急取命门、大椎重灸,二穴均属督脉穴,督脉支脉贯脊络肾,总督诸阳和统摄元阳,为"阳脉之海"。故灸二穴功能温肾、壮阳、固脱,疏调诸阳,固护表阳,以求厥回利止、寒散阴消。

〔原文〕 大汗,若大下利而厥冷者,四逆汤主之。(353)

浅析 言误治阴盛阳衰救逆。大汗、大下则津液亡失过甚,致使阳气衰微而手足厥冷。外无假热之象,犹幸阳气衰而未脱,治仍以回阳为先务,防暴脱之变,阳回则津生,故用四逆汤回阳以复津。

按 针灸配穴同上。

〔原文〕 病人手足厥冷,脉乍紧者,邪结在胸中,心下满而烦,饥不能食者,病在胸中,当须吐之,宜瓜蒂散。(354)

浅析 言痰实致厥证治。厥冷有虚实之分,紧为实象,"脉乍紧者"必有实邪结聚。此是由于痰聚胸中,遏阻胸阳畅达,邪实于上,气机壅滞,阴阳气不相顺接,故外见手足厥冷;内见心下满而烦;病在胸中无涉于胃,故但饥而不能食;同时"心下满而烦,饥不能食者",均反映出气逆欲吐、拒邪上出的病势。故治宜瓜蒂散,顺其势而越之。实邪去则胸阳宣畅,阴阳气贯通,自然厥回烦清。

治则 化痰蠲浊,调畅气血。

配穴 膻中、丰隆、合谷、太冲。

释义 取膻中心包络之募穴,又为气之会,宣通胸阳使之畅达;配丰隆胃经之络穴,长于理气降逆,化痰蠲浊,二穴针用泻法以去胸中痰实。合谷为大肠经之原穴,功能调气开闭,引热下行,以清解心下之烦满;泻太冲足厥阴肝经之俞,亦即原穴,可疏调经气之壅滞,通经活络,宣导气血。二穴通达四关,使阴阳交贯则厥回烦清。

〔原文〕 伤寒,厥而心下悸者,宜先治水,当服茯苓甘草汤,却治其厥。不尔,水渍入胃,必作利也。(355)

224

浅析 此言厥悸辨治。伤寒见厥,证属阳虚里寒;又心下悸者,则亦有水邪可知。"心下"即胃上脘,水停心下,在上凌犯心阳则悸;在下侵渍胃阳,谷气不达四末则厥。厥证最忌下利,而水寒同气相求,其性下趋,最易牵引阳气下陷而作利。故宜先治水,当服茯苓甘草汤利水安中。水去则悸止,因而有阳复厥回之机。若虚寒较甚,厥逆一时不回,再可专复其阳。

治则 温中利水通阳。

配穴 足三里、阴陵泉、中脘、心俞。

释义 胃为后天之本,五脏六腑之海。中阳虚寒,水停心下之厥悸,先取胃经合穴足三里,调运升降、通达经脉、中兴肠胃而壮阳益气;配脾经合穴阴陵泉,健脾利水以消水邪。二穴宜针灸兼施。继而灸胃募中脘,温运中宫、振兴中阳、令谷气布达以回厥;配心俞温补心阳而止动悸。四穴补虚散寒,温阳理中,可防水渍入胃之利。

〔原文〕 伤寒六七日,大下后,寸脉沉而迟,手足厥逆,下部脉不至,喉咽不利,唾脓血,泄利不止者,为难治,麻黄升麻汤主之。(356)

麻黄升麻汤方

麻黄二两半,去节 升麻一两一分 当归一两一分 知母十八铢 黄芩十八铢 萎蕤(一作菖蒲)十八铢 芍药六铢 天门冬六铢,去心 桂枝六铢,去皮 茯苓六铢 甘草六铢,炙 石膏六铢,碎,绵裹 白术六铢 干姜六铢

上十四味,以水一斗,先煮麻黄一两沸,去上沫,内诸药,煮取三升,去滓,分温三服,相去如炊三斗米顷,令尽,汗出愈。

浅析 言误下致上热下寒重证论治。上热下寒是厥阴病的主要证型,阴经本不可下,误下必邪实正虚,病情转加。今寒中厥阴,值六七日阴尽出阳之期热象较显,医者不察阴阳而竟大下,欲出之阳遂即内陷,故寸脉沉而迟;厥阴病下本虚寒,下后虚寒愈甚,必下部脉气不充,见泄利不止;即提纲证所谓"下之利不止"义。足厥阴肝主藏血,其脉上贯膈、循喉咙之后、上入颃颡、又上注肺。下后亡阴,在上之郁热循经淫于肺、迫于喉,故咽喉不利、

唾脓血;误下气机逆乱,阴阳二气不相顺接,故手足厥逆;属厥阴病上热下寒重证的必然表现。病致邪实正虚,诚为难治。仲师立麻黄升麻汤一方,寒热互投,虚实并治,旨在阴阳上下调和。

治则 温肾暖肝以治下寒,疏清肺络以疗上热。

配穴 涌泉、大敦、内关、太渊。

释义 上热下寒重证,阴阳势必不调,而阴阳二气之根皆从下而上。灸肾经井穴兼根穴涌泉,固阴阳之根,交通心肾,使水升火降上下相贯;同时配灸肝经井穴大敦,暖肝散寒,调肝和血,升举下陷之阳。二穴主治下寒,灸之以脉起厥回利止为度。内关为手厥阴心包经之络穴、别走三焦经,心包主脉所生病,三焦主气所生病,而两经循行遍及整个胸腹腔间。故凡五脏六腑之气滞血阻者,取内关开郁行滞,通脉活血,尤其对厥阴风火上炎、灼伤肺络者,针泻能舒肝降逆,清火涤痰;配太渊手太阴肺经之俞、亦即原穴,利肺气、止咳血、清咽喉,且为脉之会,能主百脉。四穴两足两手,有针有灸,治分寒热,功在调合阴阳。

〔原文〕 伤寒四五日,腹中痛,若转气下趣少腹者,此欲自利也。(357)

浅析 言伤寒传里欲作自利证。伤寒三日,三阳为尽,三阴当受邪。今太阴脾虚,值四五日阴经主气而邪从寒化,故腹中痛。若寒气急转向下趋于少腹者,是为病已深入内合厥阴。寒气下注,故欲自利。

治则 健中通阳,升举下陷。

配穴 冲阳、公孙、神阙、太冲。

释义 脾主腹。脾之经脉,入腹、属脾络胃。太阴脾阳不振、水谷不化、阴寒凝结、气机不运而腹中痛者,取足阳明胃经原穴冲阳、配足太阴脾经之络穴公孙,二穴原络相配,针用补法,健脾益胃通阳,疏经通络以祛散寒凝,健运气机而止腹痛;若寒滞厥阴,阳气下陷,见转气下趋少腹者,又当速灸任脉穴神阙,固本培元,回阳救逆,主治腹中冷痛,阳虚欲脱;配灸肝经以俞代原穴太冲,温经散寒、暖肝和血,助神阙以升举下陷之阳。

〔原文〕 伤寒本自寒下,医复吐下之,寒格,更逆吐下,若食

入口即吐,干姜黄芩黄连人参汤主之。(358)

干姜黄芩黄连人参汤方

干姜　黄芩　黄连　人参各三两

上四味,以水六升,煮取二升,去滓,分温再服。

浅析　言误施吐下致寒格证治。虚寒下利之体又感寒邪,医不分表里虚实而反施吐下,致使中气大虚,升降无常,形成寒甚于下反格热于上的寒格证,进而吐利俱现。"食入口即吐"表明胸膈有热,而热因寒格,寒格又本于中虚。故以干姜芩连人参汤,苦辛甘并投,补中开寒降热。

治则　调运气机升降,固本培元和中。

配穴　内关、公孙、足三里、阴谷。

释义　先开八法,取内关与公孙相配,调治中、上二焦。内关为心包经之络穴、通阴维脉,阴维脉起于肾经筑宾穴,上行过腹、循胁肋、上胸膈至颈,故针内关统主胸、胁、腹之疾,有舒肝解郁、降逆止呕、宽胸利膈、调和脾胃之功;公孙为脾经之络,通冲脉,冲脉起于气街,并少阴肾经挟脐上行,至胸中而散,病候逆气里急,故针公孙助脾胃运化以止吐利,调和气机升降。二穴配合,令气机健运以通利寒格。复取肾经合穴阴谷,补肾益气,升举下焦之阳;胃经合穴足三里扶土和中。二穴戊与癸合,先后二天兼顾以治寒下。

〔原文〕　下利,有微热而渴,脉弱者,今自愈。(359)

浅析　言虚寒下利自愈脉证。厥阴病下利,多为木克土衰,证属虚寒。若见"有微热而渴",是厥阴本气得冲和之阳、木不横犯而胃阳渐复的佳兆;则"脉弱"实为邪衰正复的反映,必带有和缓之象。故病可自愈。

〔原文〕　下利,脉数,有微热,汗出,今自愈;设复紧,为未解。(360)

浅析　言虚寒下利凭脉预后。厥阴病阴阳的进退,往往反映着向愈或向逆转机。若寒性下利见脉数者,为阴病见阳脉,阳气行内达外,则见"有微热、汗出",属邪退正复、表里调和之象,故病可自愈。若继而复紧者,为阴寒又进,故"为未解"。

〔原文〕　下利,手足厥冷,无脉者,灸之不温,若脉不还,反微

喘者死；少阴负趺阳者为顺也。（361）

浅析 言厥利无脉危候及预后。"下利，手足厥冷"本是阴寒内盛，阳气衰微已甚而下陷不举重证，若再见"无脉者"，为阳气濒绝危候。盖脉气根于肾生于胃主于心，若灸后手足不温，且脉气不还，反见微喘者，是下焦之生气不能归元而反上脱，必死。当然，亦可于阳气未脱前，据肾之太溪脉与胃之冲阳脉的胜负预后生死：因肾为水脏，通于冬气，性主蛰伏，脉象以沉为常；而胃为后天之本，禀受于先天肾气而生发。若切之肾脉小于胃脉（即少阴负趺阳者），表明戊癸相合，脉气有根，故为顺；反之，封藏之本不藏，肾脉大于胃脉，则根气已拔，必然中气不支，为逆。

按 仲景脉法强调要三部合参，属于《内经》的"三部九候"诊脉法，即把人体分为头、手、足三部，头部人迎动脉（即两侧颈动脉）为上；手部寸口动脉（即两侧手桡动脉）为中；足部趺阳动脉（即两足胫前动脉）为下。而每部又各有三处以候察脉位，称三候，分别以天、地、人三种名称指代，三而三之，合则为九。如《素问·三部九候论》云："上部天，两额之动脉；上部地，两颊之动脉；上部人，耳前之动脉；中部天，手太阴也；中部地，手阳明也；中部人，手少阴也；下部天，足厥阴也；下部地，足少阴也；下部人，足太阴也；故下部之天以候肝，地以候肾，人以候脾胃之气"。这种三部九候遍诊法后来虽然逐渐演变为独取寸口诊脉法，但对于病重或病危见寸口脉欲绝、或切之无脉的特殊情况，施以三部合参，查趺阳、人迎或太溪脉的有无以预后生死，确有其重要意义。观《伤寒论》序中"按寸不及尺，握手不及足，人迎趺阳，三部不参……尽不见察，所谓窥管而已"等批评文字，足见仲景对全面诊脉的重视。本条即是一实际说明。其下利、厥冷、无脉，若灸（吾以为宜灸关元、百会）后陷下之阳不起，厥冷不温，寸口脉不还，则当取"少阴"（内踝后跟骨旁之太溪穴动脉）与"趺阳"（足跗上之冲阳穴动脉）进行判断。因足少阴肾为牝脏而居下，属阴中之阴，其性蛰伏，主"冬石"之脉；足阳明胃属土而居中，禀先天肾气始得发生。故少阴负（小于）趺阳者，为脉气有根，真阴真阳内守，是为顺；若封藏之本不固，少阴大于趺阳者，犹树之无根、水之无源，属油尽

228

焰张危象,则预后多凶。

〔原文〕 下利,寸脉反浮数,尺中自涩者,必清脓血。(362)

浅析 言厥阴病便脓血脉辨。厥阴病下利,脉当沉迟。今寸脉反浮数,为太过之热盛于心包,热壅脉络,迫血下行,煎炽阴络则必便脓血;尺脉应之见涩。唐容川讲:"盖厥阴包络主血脉,包络热甚则血脉伤。厥阴肝经主风气,风火交煽,血化为脓……则迫注下利"。

治则 清包络之热,调脉络之滞。

配穴 大陵、外关,合谷、太冲。

释义 热盛心络,见寸脉浮数,针取手厥阴心包经之俞、亦即原穴大陵,疏通心络,清心包热邪,调血脉之滞;外关手少阳三焦经之络穴、别走心包,功能清利三焦。二穴原络相配,调达表里,疏经活络,主厥阴热伤血脉之治。厥阴之热,多挟肝经风木内郁,热郁化火,随风气下迫于肠之便脓血,取手阳明大肠经之原穴合谷,清热开闭宣窍,疏调大肠风邪;配足厥阴肝经以俞代原穴太冲,舒肝解郁、和血熄风。二穴通达四关,疏通脉络壅滞,宣导气血,则脓血之便可调。

〔原文〕 下利清谷,不可攻表,汗出必胀满。(363)

浅析 言里虚寒者误汗变证。脾胃虚寒,谷不得腐熟运化,则下利清谷。这种情形,即或有表亦不可汗,治当舍表救里。若令其汗出,则津气外泄而中阳益虚,必腹中气滞而生虚胀虚满。

治则 健脾胃,调气滞,消胀满。

配穴 气海、脾俞、内关、足三里。

释义 误汗中气大虚,气机不得健运而生胀满,取任脉穴气海为元气之海,功能补肾益气,疗脏腑之虚损,而扶中土;配脾俞健运脾阳,益气统血。二穴针用补法以扶正固本。继取心包经之络穴内关,理气降逆,行滞开郁,亦可调血脉而益阴和营;配胃经合穴足三里,为胃之枢纽,调运气血,健脾益胃,升清降浊。二穴行中有补,则气机得以健运不息,津气四布,而胀满可除。

〔原文〕 下利脉沉弦者,下重也;脉大者,为未止;脉微弱数者,为欲自止,虽发热,不死。(364)

浅析 言热利脉辨及预后。热利见"脉沉弦者"为邪气实,沉主里,弦主急,是为里急后重之脉,故曰"下重也";"脉大"是邪热盛,故利不会止;若见"脉微弱数者",为邪热之势已衰,故"为欲自止",因脉数已见微弱,尽管发热仍在,必利随邪去而止,故曰"不死"。言外热利下重,见脉实大而发热不止者,则易生险候,不可不防。

〔原文〕 下利,脉沉而迟,其人面少赤,身有微热,下利清谷者,必郁冒汗出而解,病人必微厥,所以然者,其面戴阳,下虚故也。(365)

浅析 言下利阳复见瞑眩者可愈。"下利,脉沉而迟",证属下焦虚寒。寒甚则下利清谷;然病人面少赤、身微热,又知证非亡阳,乃是阴病见阳、邪欲出表的反映,故"必郁冒汗出而解,病人必微厥"。郁冒即昏昏然眩冒,其"郁冒"、"微厥"见于未汗之时,属欲愈前的瞑眩现象,反映了阳回表和的转机,《尚书·说命上》云:"若药不瞑眩,厥疾弗瘳"。大凡虚证,无论自愈或治愈前,往往会发生此种情形,属正欲胜邪的反映。此因"下虚"之故,则病解前发生瞑眩,继之汗出而病解。

〔原文〕 下利,脉数而渴者,今自愈;设不差,必清脓血,以有热故也。(366)

浅析 言阳复自愈与太过变证。厥阴病下利,若见脉数而渴者,是为阴病得阳,寒热调和,则利当止而自愈。若热太过而脉数不解,且下利不止,则热必循经下迫于肠,侵及阴络,故便脓血。

治则 清热滋阴,和血通络。

配穴 曲泽、中都、照海、郄门。

释义 曲泽为手厥阴心包经之合穴,主疏通心络而除烦热;中都为足厥阴肝经之郄穴,主疏调肝胆经气。二穴点刺以清厥阴太过之热;复取足少阴肾经照海穴,滋阴壮水,清热利湿;配手厥阴心包经之郄穴郄门,通调血脉以清血中之热,则二穴又为治疗厥阴便脓血之法。

〔原文〕 下利后脉绝,手足厥冷,晬时脉还,手足温者生,脉不还者死。(367)

浅析 言下利脉绝之生死预后。下利后见脉绝、厥冷,若属虚寒久利,则为阴竭阳绝危候,必无复生之机。今厥阴为暴寒所中而骤然间泄利,则寒邪与津气俱下,故寒去利止后人亦呈虚极之象。若救治后脉证依旧,须候至昼夜周时再断其生死。这是因为,脉证反映出阴阳之气不续,而脉气昼夜五十周于身,昼行阳二十五周,夜行阴二十五周。周时见脉气复还,说明阴阳气已相顺接,故手足转温而生,反之,若周时脉气仍不见还,知确是真阴真阳已败,自然手足不温而死。

〔原文〕 伤寒下利,日十余行,脉反实者,死。(368)

浅析 言正虚邪实败象。寒中厥阴见下利日十余行,为阳虚下陷已甚,脉当沉微。若脉反坚实绝无柔和之象,是病实而脏衰、属正不胜邪、阳脱胃败的反映,故已不可救治。

〔原文〕 下利清谷,里寒外热,汗出而厥者,通脉四逆汤主之。(369)

浅析 言厥阴病格阳证治。木乘土衰,中阳下陷完谷不化,故下利清谷;阴寒内盛而阳热外浮,进而阴阳之气格拒不通,虚阳外泄,则见汗出而厥逆。治用通脉四逆汤破阴回阳,令阴阳贯通则汗止厥回。

治则 益火通阳复脉,扶土柔肝潜阳。

配穴 关元、脾俞、太冲、足三里。

释义 寒滞厥阴,脾肾阳衰之下利清谷、脉微肢厥者,灸关元足三阴与任脉之会,可升举足三阴之经气而调补诸虚百损,且关元位居脐下,为小肠募穴,擅能补元益火消阴,助小肠消化吸收以生血通阳复脉;配灸背之俞穴脾俞,健运脾阳,益气统血,以助精气之布化,亦能协调脏腑表里。故二穴重灸令其脉起厥回利止。厥阴之脉挟胃属肝,寒滞厥阴,肝邪犯胃,虚阳浮越见外热汗出者,针灸肝经之俞,亦即原穴太冲,温经散寒,舒肝和血,引浮阳下潜,配胃经合穴足三里,运调气机升降,扶振胃阳,阳气复则表阳固而汗出可止。

〔原文〕 热利下重者,白头翁汤主之。(370)

白头翁汤方

白头翁二两　黄柏三两　黄连三两　秦皮三两

231

上四味,以水七升,煮取二升,去滓,温服一升,不愈,更服一升。

浅析 言厥阴湿热下利证治。厥阴肝木内寄相火,肝主疏泄。若厥阴经热邪下注于肠,火郁湿蒸,致使气机壅塞,肠中秽物滞而难出,热邪下迫灼伤络脉,证见里急后重而利下脓血。方用白头翁汤,寒以清热、苦以坚肠、燥以除湿,且疏达肝木之郁,是为切合病机之理想方剂。

治则 清热利湿行滞,舒肝和血调肠。

配穴 合谷、上巨虚、曲泉、阴谷。

释义 大肠为传导之官。厥阴邪热下注于肠,气血壅滞,湿热内蕴,阴络受损,大肠传导不利,见热利下重者,取手阳明大肠经原穴合谷清泻大肠之风热;配上巨虚大肠之下合穴,调理大肠气机而通腑气,行秽滞。且二穴亦能宣导气血之壅。曲泉为足厥阴肝经之合,主清厥阴之湿热下注,疏调肝木郁滞,理气活血,正中病机;配阴谷足少阴肾经之合,助曲泉清利下焦湿热而养血滋阴。故二穴是为厥阴病热利下重之治。

〔原文〕 下利,腹胀满,身体疼痛者,先温其里,乃攻其表。温里宜四逆汤,攻表宜桂枝汤。(371)

浅析 言虚寒下利兼表证治。此"下利腹胀满"是阳虚下陷、阴寒上逆、寒凝气滞于中的里虚寒证;"身体疼痛"是外有表邪。故此属里寒兼表之证。里不温则正气不复而表不会解,治宜四逆汤先温其里;俟阳气恢复自有抗邪之力,再助以桂枝汤解表。则表解而正亦不伤,是为得法。

治则 生阳温中,和内解外。

配穴 气海、中脘、合谷、冲阳。

释义 中虚里寒。凝闭气机而见下利腹胀满者,灸任脉穴气海,益气生阳以散寒凝;配灸胃募中脘,扶土温中以降阴寒之上逆。二穴相配,主升举下陷之阳而固本培元。若兼身体疼痛之表邪未解者,可于上二穴灸后,针手阳明之原穴合谷,疏散表邪,通经开窍;配足阳明胃经之原穴冲阳,调和胃气,祛风通络。二穴针宜平补平泻法,又是解外和内之治。

〔原文〕 下利，欲饮水者，以有热故也，白头翁汤主之。
（372）

浅析 补述白头翁汤见证。白头翁汤之热利下重，是厥阴化热，下注肠间已明；而包络之火挟热上炎灼津，又可见欲饮水者。换言之，渴欲引水确属里热外现，则"下利"必热无疑。同属厥阴化热病机，则于白头翁汤之治，自可相互印证。

按 针治同第（370）节。

〔原文〕 下利，谵语者，有燥屎也，宜小承气汤。（373）

浅析 言厥阴化热成实证治。下利见谵语者，知胃肠燥热成实，必伴见脐腹坚痛拒按，则"下利"属屎结肠中、燥热逼津下渗所致。此为厥阴风火之气与阳明燥气相合，风火交煽，灼伤阴津化燥，遂成阳明腑实。惟虑其变证始于厥阴，下法尤当慎重，故与小承气汤微和胃气为度。

治则 平肝泻热醒神，逐秽调肠生津。

配穴 合谷、太冲、曲池、上巨虚。

释义 阳明为多气多血之经，病则气血壅滞。取合谷手阳明大肠经之原，清泄阳明蕴热，宣导气血，泻太冲足厥阴肝经之原，疏调经气的壅闭，平肝熄风，潜阳镇惊。二穴相配，开四关以清泻厥阴阳明之风燥谵语。曲池为大肠经之合穴，走而不守，功擅宣气行血以通腑调肠；配上巨虚大肠之下合穴，主调大肠津液而逐秽降浊。二穴泻热消胀，增津润燥，不乏其用。

〔原文〕 下利后，更烦，按之心下濡者，为虚烦也，宜栀子豉汤。（374）

浅析 言利后虚烦证治。烦为热象，热去利止后本不当烦，今利虽除而烦转甚，知下利伤阴，未尽之热上扰心胸，蕴郁心火生烦。且按之心下濡软，则知烦非实邪结滞，故谓之"虚"。治宜栀子豉汤宣降火郁以除烦。

治则 降火滋阴，开郁除烦。

配穴 大陵、外关、郄门、交信。

释义 余热上扰、火郁致烦者，取大陵心包络之俞、亦即原穴，疏通心络，清热除烦；与三焦经之络穴外关为原络相配，功能

233

清利三焦之郁,疏经活络,调畅气机,固为开郁除烦之治。同时复取郄门、心包络之郄穴,降火宁心祛烦,配肾经交信穴、阴跷脉之郄,滋阴补肾调肝。二穴调和阴阳上下,亦为回转心血之术。

〔原文〕 呕家有痈脓者,不可治呕,脓尽自愈。(375)

浅析 言痈脓致呕者脓尽自愈。厥阴藏血亦主血,厥阴病化热伤阴最易动血,在肝有便脓血,在心包亦有呕脓血。此因热伤心包,血为热腐成脓、痈脓腐秽欲去而作呕,治当因势利导,令脓尽热除则病愈。若见呕止呕,逆其病机,致邪热内壅欲出不能,必生坏证,不可不知。

〔原文〕 呕而脉弱,小便复利,身有微热见厥者,难治,四逆汤主之。(376)

浅析 言虚寒作呕证治。呕而脉弱,是厥阴肝木挟水寒之邪上逆而致中土虚衰。呕势向上,一般当小便不利,然木乘土衰之寒呕,表明上虚不能制下,水无土制故"小便复利";阴寒内盛,阳气不达四末,甚则外脱,证见身有微热而厥。本证阳气濒危又以呕为主,恐不为药力所及,故曰"难治",试用回阳温中之四逆汤一法验后。

治则 益火温中,扶土降逆。

配穴 中脘、关元、内关、足三里。

释义 中土虚衰、寒呕频作,且现微热见厥之危,先重灸胃募中脘与小肠募关元,补元益火、温运中宫以回阳;继取胃经合穴足三里,配心包经络穴内关,针用补法,扶土益气、调运升降以止呕,可望其生。

〔原文〕 干呕,吐涎沫,头痛者,吴茱萸汤主之。(377)

浅析 言厥阴病浊阴上逆证治。厥阴之脉挟胃,上巅。厥阴受邪,肝木挟浊阴之气犯胃则干呕,挟饮上逆则吐涎沫,上冲于巅则头痛。治用吴茱萸汤温胃暖肝降冲。

治则 温胃化饮,暖肝降冲。

配穴 大敦、百会、中脘、足三里。

释义 肝之经脉,自足大趾上行与督脉会于巅顶。厥阴寒邪循经上冲,当灸肝经最下之井兼根穴大敦,暖肝散寒,升清降浊;

配百会头气之街,针灸并施,功能疏通头巅部之经气以行阳,善治巅顶头痛。二穴上下交贯,降冲逆而升清阳。继取胃募中脘穴重灸,温胃散寒化饮;配足三里胃之合穴,针灸并用,功能健脾和胃,运调升降。令胃气和则呕吐可止,寒饮去则涎沫可除。

〔原文〕 呕而发热者,小柴胡汤主之。(378)

浅析 言厥阴病外出少阳证治。厥阴与少阳为表里,经脉络属,脏腑之气相通。厥阴病最忌呕而厥利。今无厥利,惟呕与发热并见,是为脏邪还腑,病则出阳,外现少阳主证,故应本着"柴胡证、但见一证便是。不必悉具"的原则,助以小柴胡汤,从少阳枢解。

治则 调和肝胆,枢解少阳。

配穴 太冲、光明、足临泣、外关。

释义 太冲为足厥阴肝经之原穴,针刺功能舒肝解郁,清热散风;光明为足少阳胆经之络穴、别走厥阴,能疏经活络,调和肝胆。盖厥阴与少阳脏腑互为表里,二穴原络相配,固为从阴转阳之法。继取通阳维的手少阳三焦经之络穴外关,配足少阳胆经之俞穴足临泣,又为八法配,止呕退热,调气行郁,助其枢解外达,是为少阳专主之方。

〔原文〕 伤寒,大吐大下之,极虚,复极汗者,其人外气怫郁,复与之水,以发其汗,因得哕。所以然者,胃中寒冷故也。(379)

浅析 言误治胃哕变证。伤寒误经大吐大下,致胃气极虚,津液化生无由,纵有外气怫郁之表,亦当舍表救里。然医者不识,又舍本逐末而发表,因虑其津伤,竟复与之水以发其汗,以致虚阳尽脱而极汗出,饮聚胃中,无阳以运化,致生哕逆。则中宫一派寒冷亦明。

治则 益胃生阳,温中止哕;外调营卫。

配穴 中脘、足三里;后溪、申脉。

释义 本证几经误治,胃阳虚极,病已危重。当急灸胃募中脘穴,正在胃中,为六腑之会,主温运中宫,补脏腑虚损,功能消纳水谷、运化精微。与胃之合穴足三里同灸,益胃生阳、和中降逆,同补后天之本。若生气还,可复开八法,取通督脉的手太阳小肠经之俞穴后溪,配通阳跷脉的足太阳膀胱经之申脉穴,针宜随济之术，通阳益气，调和营卫以解表。

〔原文〕 伤寒，哕而腹满，视其前后，知何部不利，利之则愈。（380）

浅析 辨哕而腹满证治。哕者，声作哕哕，出于胃。张锡驹说："伤寒至哕，非中土败绝，即胃中寒冷。然亦有里实不通，气不得下泄，反上逆而为哕者。"此"哕而腹满"即属实证。邪结实于里必腹满，满则胃气不降而哕。治当察其前后二便，究系何部不利，因证而通利之。总令其邪有去路，则气降而哕可止。

按 此哕而腹满之实，若属食滞中焦、肝木横逆致气机升降遏阻、传导失职、见大便不通者，可针泻腑之会穴中脘，调理肠胃，清热化滞；配肝俞泻热潜阳，舒肝调气；加大肠募穴天枢，清肠导滞，通腑消胀；胃之合穴足三里，通运上下气机升降。若属痰湿中阻、水饮内蓄、三焦水道不通、见小便不利者，又当化痰湿、利水饮。取太白，脾经之俞，亦即原穴，清热化湿、消痞积、泻腹满；配丰隆胃经之络穴，降逆豁痰，疏经通络。二穴原络相配，逐痰湿之邪以疗腹满之哕。继而针脾之募穴章门，又为足厥阴肝经与足少阳胆经之会，主治哕逆呕吐、腹胀如鼓、二便不利，功长疏调肝脾，通络化瘀；配阴陵泉、脾经之合穴，消腹胀满，通调水道，清利下焦以利小便。当然，仲师言"哕而腹满"之实，提示医者从利二便着眼，意在审症求因，抓住"实"之所在，故配穴要详究病机，因势而利导之。

附一　子午流注操作规程

针灸的操作规程是多种多样的,总括来说,不外三种:一是"辨证取穴"法,一是"循经取穴"法,二者之外又有"按时取穴"法。而按时取穴,古人所流传者,又分三种:一是"子午流注",二是"灵龟八法",三是"飞腾八法"。灵龟、飞腾各有专论,此处不赘,此处仅就"子午流注"的操作规程,扼要谈谈如下。

要了解子午流注的操作规程,首先要了解下面几个重要问题:

一、什么叫子午

子午这两个字,原是对立的名词,可以代表天地、山泽、风雷、水火、春秋、寒暑、日月、夜半与日中两个时辰的符号。如天文家测诸曜经度所用之器叫做"子午仪"。地球上通过某地点及南北极之经线,即为某地之"子午线"。《群芳谱》所载之金钱花,以其午开子落,一名"子午花"。凡此皆以阴阳对立表示子午二字的含义。

用在医学上,尤其是用在针灸学上,"子午"有下列几种含义:

（一）子午是代表十二个地支的,地支子午之外如丑未、寅申、卯酉、辰戌、巳亥,虽能代表六气,而莫不以子午为推算的开始。

（二）子午是代表阴阳的,华佗《中藏经》说:"阳始于子前末于午后,阴始于午后末于子前,阴阳盛衰各在其时,更始更末无有休息,人能从之亦智也",据此则子午是代表阴阳的。

（三）子午是代表年月日时的,如每年冬至一阳生在十一月。夏至一阴生在五月（农历）。一日十二个时辰,子为夜半,午在日中,是阴阳起点的分界线。

（四）子午是代表寒热的,如暑往则寒来,夜往则昼来,子时

237

寒生,午时热至,事实如此,凡此皆能代表气候的寒热。

(五)子午是代表经脉的,一日十二时辰,是以十二地支的往复循环来表示人体气血流行的阴阳盛衰,一时一经,周而复始,与天同纪。

由于以上的几种含义,可知子午和人体是有密切关系的。

二、什么叫流注

流是水流,注是灌注,流注二字在这里是用来代表人体气血流行如水灌注的意思,以"井荥俞经合"来作比喻,据《针灸大成》项氏说:所出为井,井象水之泉;所溜为荥,荥象水之陂;所注为俞,俞象水之窬;所行为经,经象水之流;所入为合,合象水之归;皆取水义也。归者言气血归于正经,如川谷之于江海一样,所以称它为流注。

三、什么叫"子午流注"

子午流注,是针灸于辨证循经外,按时取穴之一种操作规程方法。它的含义,就是说人身之气血周流出入皆有定时,《针灸大成》徐氏有"刚柔相配,阴阳结合,气血循环,时穴开阖"之说。血气应时而至为盛,血气过时而去为衰,逢时为开,过时为阖,泄则乘其盛,即经所谓刺实者刺其来,补者随其去,即经所谓刺虚者刺其去,刺其来迎而夺之,刺其去随而济之,按照这个原则取穴,以取其更好的疗效,这就叫子午流注法。

四、子午流注的由来和发展

它是注重时间条件,以自然界周期现象,与人体气血周流的情况相配合的。在《灵枢·经脉》篇、《营气》篇,以及《难经·一难》、《二十三难》都有记载。《灵枢·九针十二原》篇、《本输》篇,记载井荥俞很详明,惟于井荥俞配属五行,仅有阴井木、阳井金,其余均无配属。《难经·六十四难》对井荥俞配属五行和十干运用,才有进一步的说明。《灵枢·卫气行》篇云:"岁有十二月,日有十二辰,子午为经,卯酉为纬"。《灵枢·五乱》篇说:"经脉十二者,以应十二月。十二月者,分为四时"。《灵枢·顺气一日分为四时》篇说:"以一日分为四时,朝则为春,日中为夏,日入为秋,夜半为冬"。《素问·八正神明论》说:"凡刺之法,必候日月星辰四时八正之气,气定乃刺之"。是谓"得天时而调之"。《甲乙经》说:"随日之长短,各以为纪,谨候气之所在而刺之是谓逢时。病在于阳分,必先候其气之加于阳分而刺之。病生于阴分,必先候其气之加于阴分而刺之。谨候其时,病可与期,失时反候,百病不除"。凡此皆与子午流注有密切之关系。南唐·何若愚著《流注指微赋》,将子午流注的应用和方法,作了概括的说明,元·窦汉卿著《标幽赋》,内有"一日取六十六穴之法方见幽微,一时取一十二经之原始知要妙,推于十干十变知孔穴之开阖,论其五行五脏查时日之旺衰",由此可见子午流注到了元代已经成为一种独特的针刺方法。其他如明代的《针灸节要》、《医学入门》、《针灸大成》等书皆有论述。而《针灸大全》徐凤氏又推而广之著"子午流注逐日按时定穴歌诀",学者多为习诵以便应用。可知子午流注法由来已久,是千百年来劳动人民所注重的一种高级的针灸疗法。

239

五、子午流注的分类

子午流注的操作方法,主要分两大类:一是纳甲法(按日干的子午流注),一是纳子法(按地支时辰的子午流注)。

(一)纳甲法:

要懂得纳甲法的组成,首先要了解天干与地支的配合。查子午流注是按日、按时的干支配合取穴方法。干支是古来用以记述年、月、日、时的。《素问·六微旨大论》云:"天气始于甲,地气始于子,子甲相合,命曰岁立,谨候其时,气可与期"。《素问·六节脏象论》说:"天以六六为节……天有十,日六竟而周甲,甲六复而终岁,三百六十日法也"。又曰:"五日谓之候,三候谓之气,六气谓之时,四时谓之岁,而各从其主治焉"。张隐庵注:"此言天以六六为节而成一岁,十干主天,故曰天有十"。按天干有十:即甲乙丙丁戊己庚辛壬癸。地支有十二：即子丑寅卯辰巳午未申酉戌亥。首由天干的"甲"和地支的"子"相配则成"甲子"，次递相配则成乙丑、丙寅、丁卯……癸亥，构成六十个不同的名词，复还甲子，周而复始，循环不已，这就是古人用以记载年月日时的方法。五日为六十个时辰，子午流注纳甲法，即将十二经手不过肘，足不过膝的井荥俞六十六个穴道，按干支配合的不同，而运用在六十个时辰上，寻得开穴，而各从其主治的一种独特的针灸疗法。

1. 天干与地支各有阴阳的区别：

天干：以甲、丙、戊、庚、壬为阳。乙、丁、己、辛、癸为阴。地支：以子、寅、辰、午、申、戌为阳。丑、亥、酉、未、巳、卯为阴。一、三、五、七、九、十一为阳。二、四、六、八、十、十二为阴。干支配合是阳配阳、阴配阴而合成的。

2. 年上起月与日上起时的推算法：

古时历法，计算年月日时，皆由甲子开始，一年分为十二个月，一日分为十二个时辰，为便于计算《医学入门》有一首歌诀（就是五子建元法）：

甲己还生甲，乙庚丙作初，丙辛生戊子，丁壬庚子头，戊癸生壬子，周而复始求。（熟读）

《针灸大成》又有五虎建元法，其歌诀如下：

甲己之辰起丙寅，乙庚之日戊寅行，丙辛便起庚寅始，丁壬壬寅亦顺寻，戊癸甲寅定时候，五门得合是元因。

3. 一日十二辰与二十四小时的关系：

古时十二个时辰，等于现代的二十四个小时，也就是说古时一个时辰，就是现在的两小时，子为夜半，午为午中，兹为便于计算，列表如下页。

（二）纳子法：

本法的应用是和纳甲法互相辉映，并行不悖的。因为本法是根据人身十二经络通行之自然顺序，而所纳地支亦皆为每日各经流注之时，然后再依各经症候和虚实配合五腧，掌握生我我生的穴位去治病的（注："我"指本经说）方法。

240

时辰与时间的关系表

昼夜时间 时辰时间	夜		黎 明		昼					黄昏		夜	
	子	丑	寅	卯	辰	巳	午	未	申	酉	戌	亥
	23 — 1	1 — 3	3 — 5	5 — 7	7 — 9	9 — 11	11 — 13	13 — 15	15 — 17	17 — 19	19 — 21	21 — 23

241

如属于实性的疾病,须在气血注在本经的时间,取本经所属五行之子穴泻之。例如肺经属金,金生水,属水的穴即为子,所以尺泽为肺经的泻穴,而当寅时上半时取之,主治咳嗽、胸满、肺胀,并有气盛脉大等现象的病证。如属于虚性的疾病,须在气血始流过本经的时间,取本经所属五行之母穴补之。例如肺经属金,土生金,属土的穴即为母穴,所以太渊为肺经的母穴,如患者仍属肺经的症候,但是气弱脉微,诊断为肺虚证,则于寅时下半时取太渊补之。一经如此,它经亦然。

六、十二经与天干的配合

《素问·脏气法时论》云:肝主春,足厥阴,少阳主治,其日甲乙;心主夏,手少阴,太阳主治,其日丙丁;脾主长夏,足太阴,阳明主治,其日戊己;肺主秋,手太阴,阳明主治,其日庚辛;肾主冬,足少阴,太阳主治,其日壬癸。《内经》里关于这类的脏腑与干支配合很多,子午流注就是根据这些道理发展而来的。这是个很重要的环节,因为"主经"和"开穴"在子午流注来说,是居首要地位,必须熟此,才能运用子午流注。《针灸大成》有十二经纳天干歌诀如下:

甲胆乙肝丙小肠,丁心戊胃己脾乡,庚属大肠辛属肺,壬属膀胱癸肾藏,三焦亦向壬中寄,包络同归入癸方。

七、十二经与地支的配合

十二地支与脏腑的配合,是以经脉的循行相配合的。《十四经发挥》云:"经脉者,行血气,通阴阳,以荣于身者也。其始从中焦注手太阴、阳明。阳明注足阳明、太阴。太阴注手少阴、太阳。太阳注足太阳、少阴。少阴注手厥阴、少阳。少阳注足少阳、厥阴。厥阴复还注于手太阴。其气常以平旦为纪,以漏水下百刻,昼夜流行,与天同度,终而复始。"杨继洲注以平旦为寅时。《难经·一难》曰:"寸口者脉之大会,手太阴之脉动也"。丁德用注云:"昔黄帝问曰诊法何如,岐伯对曰常以平旦阴气未动阳气未散,饮食未进,经脉未盛,络脉调匀,气血未乱,乃可诊有过之脉"。又吕广注云:"一日一夜漏刻尽,天明日出东方,脉还寸口,当复更始也"。所以有寅时气血注于肺经的理论。地支与脏腑的配合,即是根据此说而定的。《针灸大成》有歌云:

肺寅大卯胃辰宫,脾巳心午小未中,申胱酉肾心包戌,亥焦子胆丑肝通。

八、井荥俞经合与五行的关系

井荥俞经合是子午流注法中的重要关键,《灵枢·本输》篇,只有六十一穴,以中冲、劳宫、大陵、间使、曲泽于心经,无心包络井荥俞经合五穴,《难经·六十四难》中关于这一点才有进一步的说明,曾释为阳井金,阴井木,刚柔相济等事,为子午流注夫妻配穴的有力根据(详见《难经》,此处不赘)。

九、关于井、经、荥、合、俞的形成
(亦即一、四、二、五、三规律)

按:根据六甲、六乙……六癸的排列次序,则所配合的"五腧"之前,不论阴经、阳经,均构成为井经荥合俞纳的规律。

编者以井穴为一,经穴为四,荥穴为二,合穴为五,俞穴为三,纳穴为〇,因此简称为一四二五三〇规律。

(一)通过一四二五三规律表解,可以进一步认识到古人创造子午流注学说,完全是根据"阴阳五行、五运六气、相反相成、矛盾统一"规律而来的,更可加深对祖国医学整体性的认识。

(二)通过一四二五三规律表解及周期表解,阳日阳时,可以运用阴日阴时穴;阴日阴时亦可运用阳日阳时穴;因为根据甲与己合、乙与庚合、丙与辛合、丁与壬合,戊与癸合化生五行的规律,那么甲日也可用己日的穴位了,余类推。

(三)根据一四二五三规律,更可以补充纳穴之后所形成的甲寅(侠溪)、甲午(临泣)、乙巳(太冲)、丙辰(后溪)、己未(商丘)、庚午(阳溪)、辛巳(经渠)、辛酉(尺泽)、壬辰(昆仑)、壬申(委中)、癸卯（然谷）、癸未（太溪）原空白的穴，以广临床的运用。谨列图表如下，以便参考：

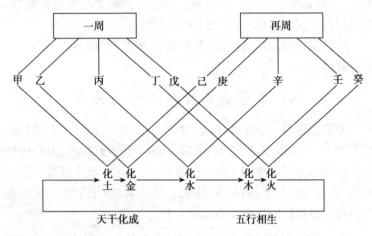

图表说明：1. 以天干来说，甲乙丙丁戊为阳，己庚辛壬癸为阴。

2. 一说，甲丙戊庚壬为阳（单数），乙丁己辛癸为阴（双数）

3. 何谓甲与己合？答：据徐风先哲说，因为中央戊己属土畏东方甲乙木所克，戊是阳土为兄，己是阴土为妹，甲属阳木，乙属阴木，己妹嫁与甲木为妻，使阴阳和而不相伤，遂产生夫妻互用，刚柔相济之义，余皆仿此。

图 1　子午流注"周期"化生五行图解

徐氏子午流注逐日按时定穴歌必须熟读，然后才能得心应手，运用自如，今录之于下，以便记诵。

甲日戌时胆窍阴，丙子时中前谷荥，戊寅陷谷阳明俞，返本丘墟木在寅。庚辰经注阳溪穴，壬午膀胱委中寻，甲申时纳三焦水，荥合天干取液门。

乙日酉时肝大敦，丁亥时荥少府心，己丑太自太冲穴，辛卯经渠是肺经，癸巳肾宫阴谷合，乙未劳宫火穴荥。

丙日申时少泽当，戊戌内庭治胀康，庚子时在三间俞，本原腕骨可祛黄，壬寅经火昆仑上，甲辰阳陵泉合长，丙午时受三焦木，中渚之中仔细详。

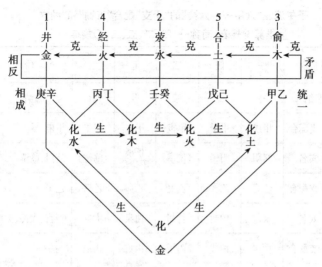

图 2　阳经的"化生五行"图解
（简称一、四、二、五、三规律）

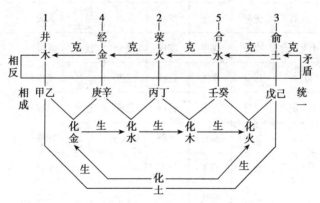

图 3　阴经的"化生五行"图解
（简称一、四、二、五、三规律）

丁日未时心少冲,己酉大都脾土逢,辛亥太渊神门穴,癸丑复溜肾水通。乙卯肝经曲泉合,丁巳包络大陵中。

子午流注"六甲……六癸"的"干支"配合"五腧"和"纳穴"
推算常规表(简称一、四、二、五、三、〇规律)

推算常规		一	四	二	五	三	〇
五腧和纳穴		井	经	荥	合	俞	纳
六甲	干支配合	甲戌	甲子	甲寅	甲辰	甲午	甲申
	穴名	窍阴	阳辅	(侠溪)	侠溪阳陵泉	(临泣)	液门、临泣
六乙	干支配合	乙酉	乙亥	乙丑	乙卯	乙巳	乙未
	穴名	大敦	中封	行间	曲泉	(太冲)	劳宫、太冲、太渊
六丙	干支配合	丙申	丙戌	丙子	丙寅	丙辰	丙午
	穴名	少泽	阳谷	前谷	小海	(后溪)	中渚、后溪、京骨、阳池
六丁	干支配合	丁未	丁酉	丁亥	丁丑	丁卯	丁巳
	穴名	少冲	灵道	少府	少海	神门太溪	大陵
六戊	干支配合	戊午	戊申	戊戌	戊子	戊寅	戊辰
	穴名	厉兑	解溪	内庭	三里	陷谷丘墟	支沟
六己	干支配合	己巳	己未	己酉	己亥	己丑	己卯
	穴名	隐白商丘	(商丘)	大都	阳陵泉	太白太冲	间使
六庚	干支配合	庚辰	庚午	庚申	庚戌	庚子	庚寅
	穴名	商阳阳溪	(阳溪)	二间	曲池	三间腕骨	天井
六辛	干支配合	辛卯	辛巳	辛未	辛酉	辛亥	辛丑
	穴名	少商经渠	(经渠)	鱼际尺泽	(尺泽)	太渊神门	曲泽

续表

推算常规	一	四	二	五	三	○
六壬 干支配合	壬寅	壬辰	壬午	壬申	壬戌	壬子
穴名	至阴昆仑	(昆仑)	通谷委中	(委中)	束骨冲阳	关冲
六癸 干支配合	癸亥	癸丑	癸卯	癸巳	癸未	癸酉
穴名	涌泉	复溜	(然谷)	阴谷然谷	(太溪)	中冲

戊日午时厉兑先,庚申荥穴二间迁。壬戌膀胱寻束骨,冲阳土穴必还原。甲子胆经阳辅是,丙寅小海穴安然,戊辰气纳三焦脉,经穴支沟刺必痊。

己日巳时隐白始,辛未时中鱼际取,癸酉太溪太白原,乙亥中封内踝比,丁丑时合少海心,己卯间使包络止。

庚日辰时商阳居,壬午膀胱通谷之。甲申临泣为俞木,合谷金原返本归。丙戌小肠阳谷火,戊子时居三里宜。庚寅气纳三焦合,天井之中不用疑。

辛日卯时少商本,癸巳然谷何须忖,乙未太冲原太渊,丁酉心经灵道引,己亥脾合阴陵泉,辛丑曲泽包络准。

壬日寅时起至阴,甲辰胆脉侠溪荥。丙午小肠后溪俞,返求京骨本原寻。三焦寄有阳池穴,返本还原似的亲,戊申时注解溪胃,大肠庚戌曲池真。壬子气纳三焦寄,井穴关冲一片金,关冲属金壬属水,子母相生恩义深。

癸日亥时井涌泉,乙丑行间穴必然。丁卯俞穴神门是,本寻肾水太溪原,包络大陵原并过,己巳商丘内踝边。辛未肺经合尺泽,癸酉中冲包络连。子午截时安定穴,留传后学莫忘言。

十、子午流注的一般临床操作规律

(一)"子母相生,互相促进"规律:

"子母相生,互相促进"规律,就是将阳经与阳经应开的穴,阴经与阴经应开的穴,分开阴阳,依其子母相生的程序来应用。例如甲日丙子时前谷荥穴开,同时和其相生的陷谷配之。乙日丁亥时少府荥穴开,同时和其相生的太白穴配之。

(二)"相反相成,矛盾统一"规律:

"相反相成,矛盾统一"规律,就是先以井、经、荥、合、俞相反的规律,变成井、荥、俞、经、合相成的规律来用它,例如阳经的"井、经、荥、合、俞",其穴性则为金、火、水、土、木,即所谓木克土、土克水、水克火、火克金、金克木,但是庚辛配金、丙丁配火、壬癸配水、戊己配土、甲乙配木,即变成为丙辛化水、丁壬化木、戊癸化火、甲己化土、乙庚化金,因此金、水、木、火、土,又成为相生的规律了。举一甲日戌时(阳日阳时)为例,如开阴经穴,可针隐白,因甲与己合,隐白为己的井穴。又如阴经的"井、经、荥、合、俞",其穴性则为木、金、火、水、土,即所谓土克水、水克火、火克金、金克木、木克土,但是甲乙配木,庚辛配金,丙丁配火,壬癸配水,戊己配土,即变成乙庚化金,丙辛化水,丁壬化木,戊癸化火,甲己化土,因此木、火、土、金、水又成为相生的规律矣。举一乙日酉时(阴日阴时)为例,如开阳经穴,可针商阳,因乙与庚合,商阳为庚时井穴,其余各经仿此。

(三)"阴阳相贯,刚柔相济"的规律:

"阴阳相贯,刚柔相济"的规律,是根据五门十变:即甲与己合,乙与庚合,丙与辛合,丁与壬合,戊与癸合。例如取甲胆的阳陵泉与己脾的太白穴合用,即是甲与己合。取乙肝的太冲穴与大肠的曲池穴同用,即是乙与庚合之类。

(四)"脏腑相连,表里相通"的规律:

"脏腑相连,表里相通"(原络相配)的规律,就是以十二经的原穴,配十二经的络穴。例如诊得肺与大肠经的证候,先针肺经原穴太渊,而配以大肠经的络穴偏历。或大肠经与肺经的证候先后并发,先针大肠经的原穴合谷,而配以肺经的络穴列缺等是。

(五)"阳经气纳三焦,阴经血纳包络"的规律:

"阳经气纳三焦,阴经血纳包络"的规律,就是以三焦为阳属气,包络为阴属血,分属于十干的壬癸。阳干均是注腑的,甲、丙、

248

戊、庚、壬而重见的,气纳三焦;阴干均是注脏的,乙、丁、己、辛、癸
而重见的,血纳包络。例如甲日戌时开胆窍阴穴,经丙子、戊寅、
庚辰、壬午而至甲申时,即名为重见甲,因阳经气纳三焦,故开液
门穴,甲属木,液门属水,取水生木之义;乙日酉时开肝大敦穴,经
丁亥、己丑、辛卯、癸巳,而至乙未时,即名为重见乙,因阴经血纳
包络,故开劳宫穴,乙属木,劳宫属火,取木生火之义。

(六)使"闭穴"变成"开穴"的规律:

流注的纳甲法:如甲寅、甲午、乙巳、丙辰、己未、庚午、辛巳、
辛酉、壬辰、壬申、癸卯、癸未都是闭穴,根据一四二五三规律,可
使闭穴变成开穴。例如由甲戌时算起,顺数为井、经、荥、合、俞,
按照六甲的穴位,当甲寅时,正是甲胆的荥穴(侠溪)开,即可针
之。又如六乙的穴位,如当乙巳时,正是乙肝经的俞代原穴(太
冲)开,即可针之等是。

(七)"阴阳相贯,同气相求"的规律:

"阴阳相贯,同气相求"的规律,是根据脏腑同气相开的穴,在
同一时间内并用,如开甲胆的临泣穴,同时即针乙肝的大敦穴,因
阳经甲胆临泣穴性属木,阴经乙肝的大敦穴性亦属木,可以同时
并用,能治脏腑相连的病。

(八)"阳经遇俞过原,阴经以俞代原"的规律:

"阳经遇俞过原,阴经以俞代原"的规律,是按流注纳甲法,每
逢流注到俞穴时,皆同时与值日经"原穴"合用,如甲日戌时开胆
窍阴穴,到戊寅时开阳明经俞穴陷谷,同时并用胆经原穴丘墟穴
(阳经原)。乙日酉时开肝井大敦穴,到己丑时开太阴经俞穴太白
穴,同时并用肝经太冲(阴经以俞代原)等是。

(九)开穴之外,配合"病穴"的规律:

开穴之外,配合病穴的规律,就是除按流注法运用外,应再配
以病穴应用,例如患喉痹症,咽喉肿痛,粒米不下,遇到庚日辰时
开商阳穴,再配病穴少商加以点刺略使出血。

(十)"生长毁灭,质量互变"的规律:

按此为禁针之时穴,李梴说:"阳生阴死,阴生阳死,如甲木死
于午而生于亥,乙木死于亥而生于午。丙火生于寅而死于酉,丁火

249

生于酉而死于寅(戊己生死同丙丁),庚金生于巳而死于子,辛金生于子而死于巳,壬水生于申而死于卯,癸水生于卯而死于申",这说明是有"生长毁灭、质量互变"的意义。李梴又说:"凡值生我我生及相合者,乃气血正值生旺之时,故可辨其虚实而刺之,克我我克及阖闭时穴,气血正值衰绝,非气行未至,则气行已过,误刺妄引邪气,坏乱真气,实实虚虚其害非小"。《难经·八十一难》曰:"实实虚虚,损不足而益有余。此者中工之所害"。因此古人用针,必先候其气之所在而刺之,是谓逢时,违时反候,古人所戒。

谨列表于下以便查对:

五行	木		火		土		金		水	
干	甲	乙	丙	丁	戊	己	庚	辛	壬	癸
死	午	亥	酉	寅	酉	寅	子	巳	卯	申
生	亥	午	寅	酉	寅	酉	巳	子	申	卯

推算日干的方法

"日干"即是天干和地支所配成的六十花甲。

"天干"者,天之骨也,是以一阴一阳相配合而成十干(甲乙丙丁……癸是也),单数为阳,双数为阴,亦可以甲乙丙丁戊为阳,己庚辛壬癸为阴。

"地支"者,地之支撑也,亦是一阴一阳相配合而成十二支(子丑寅……亥是也),单数为阳,双数为阴,亦可以子丑寅卯辰巳为阳,午未申酉戌亥为阴。

六十花甲:唐容川说:从甲子起,必六十年乃复为甲子,《内经》云,上下相临,阴阳相错,而变生焉。应天之气,五岁而右迁,应地之气,六期而环会,五六相合,凡六十岁为一周,不及太过斯皆见矣,盖以十二辰所主之六气,在上司天,以十干所合之五运在下运行,十干与十二辰相错,于是乎五运与六气,有相生相克。风木司天而遇木运……是为太过,如木运之岁而遇燥金司天则木受克制是为不及……余仿此。

天干与地支的配合,是阴与阴合,阳与阳合,由于天干十数,

地支十二,故六十为一转,兹述于下:

甲子	乙丑	丙寅	丁卯	戊辰	己巳	庚午	辛未
壬申	癸酉	甲戌	乙亥	丙子	丁丑	戊寅	己卯
庚辰	辛巳	壬午	癸未	甲申	乙酉	丙戌	丁亥
戊子	己丑	庚寅	辛卯	壬辰	癸巳	甲午	乙未
丙申	丁酉	戊戌	己亥	庚子	辛丑	壬寅	癸卯
甲辰	乙巳	丙午	丁未	戊申	己酉	庚戌	辛亥
壬子	癸丑	甲寅	乙卯	丙辰	丁巳	戊午	己未
庚申	辛酉	壬戌	癸亥				

以上日干如果熟诵,较为困难,现将 1959 年阳历逐日干支对照表,绘图于后,将一年之日干,全部排好,一见即知,简单易明,参阅图 4。

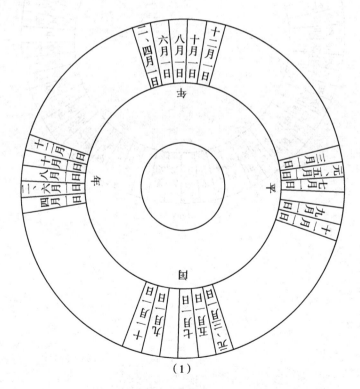

（1）

251

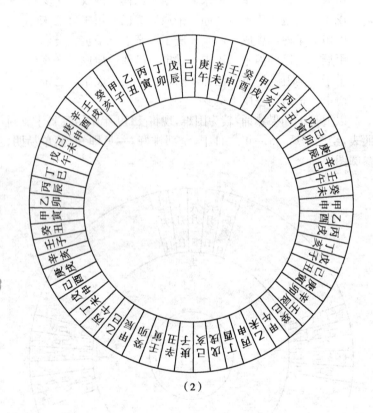

（2）

252

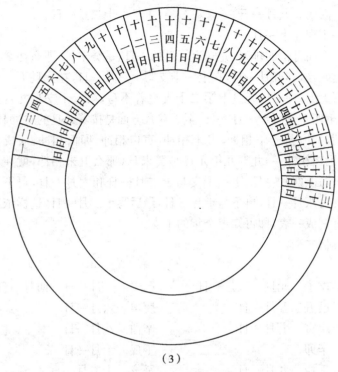

（3）

图4　逐日干支对照图

问:天干既分为十,何以又有五合? 答:以洛书(或云河图)之数言之,一为甲,六为己,一六共宗,故甲与己合。二为乙,七为庚,二七同道故乙与庚合。三为丙,八为辛,三八为朋故丙与辛合。四为丁,九为壬,四九为友,故丁与壬合。五为戊,十为癸,五十相守,故戊与癸合……

制表说明:例一

一九五九年平年

壬午　三月一日　　　　　　癸丑　四月一日

癸未　元旦　五月一日　　　甲寅　二月一日　六月一日

甲申　七月一日　　　　　　乙卯　八月一日

乙酉　　　　　　　　　　　丙辰　十月一日

丙戌　九月一日　　　　　　　丁巳　十二月一日

丁亥　十一月一日

上面月份的排列,先知道元旦的一日,是癸未日,那么在癸未写上元旦,和五月一日,在上一干支写上三月一日,在元旦下一干支写上七月一日,元旦下第二干支空着不写,第三干支写九月一日,第四干支写十一月一日,至于双月方面是按着元旦的对冲日,所谓对冲,是子午相冲,丑未相冲,寅申相冲,卯酉相冲,辰戌相冲,巳亥相冲,一九五九年元旦是癸未日,那么丑未相冲,就在癸丑日写上四月一日,下一干支写上二月一日和六月一日,再下一干支写八月一日,再下写十月一日,最后写十二月一日,这样依次写好制成一表,即可知道全年的干支。

例二

一 九 六 〇 年 闰 年

戊子　元旦　三月一日　　　己未　二月一日　四月一日

己丑　五月一日　　　　　　庚申　六月一日

庚寅　七月一日　　　　　　辛酉　八月一日

辛卯　　　　　　　　　　　壬戌　十月一日

壬辰　九月一日　　　　　　癸亥　十二月一日

癸巳　十一月一日

至于闰年制表方法与平年大致相同,所区别者是平年元旦与五月同一日干,二月与六月同一日干,而闰年是元旦与三月同一日干,二月与四月同一日干,余者排列一样。

(十一)每年元旦干支的计算方法

1. 平年元旦干支计算法:

平年元旦的干支,是从每年的元旦加五天,如果这一年是闰年,那么至下一年加六天,(比平年多加一天),例如,1958 年元旦戊寅,到 1959 年元旦加五天是癸未,至 1960 年元旦加五天是戊子,1960 年到 1961 年元旦,就要加六天了,便是甲午日,因为 1960 年是闰年,因此多加一天,余以类推。

2. 闰年元旦干支计算法:

254

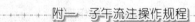

闰年是每四年一闰,这一闰年元旦,是加二十一天。例如 1960 年元旦戊子(闰年)到 1964 年元旦(闰年),加二十一天是己酉日,又如 1964 年,到 1968 年(闰年)元旦,加二十一天是庚午日,因为每平年加五天,闰年多加一天,四年一闰,以 4×5=20,再加闰年的多一天,故加 21 天,余以类推。

说明:

1. 此为查对阳历每月的逐日干支法。

2. 欲查对每日按时的干支数,须掌握"五虎建元"法或"五子建元"法。

举例说明如下:

月别 年别	1	2	3	4	5	6	7	8	9	10	11	12
一九七八 平年	癸亥	甲午	壬戌	癸巳	癸亥 (同元旦)	甲午 (同二月)	甲子	乙未	丙寅	丙申	丁卯	丁酉
一九七九 平年	戊辰	己亥	丁卯	戊戌	戊辰 (同元旦)	己亥 (同二月)	己巳	庚子	辛未	辛丑	壬申	壬寅
一九八〇 闰年	癸酉	甲辰	癸酉 (同元旦)	甲辰 (同二月)	甲戌	乙巳	乙亥	丙午	丁丑	丁未	戊寅	戊申
一九八一 平年	己卯	庚戌	戊寅	己酉	己卯 (同元旦)	庚戌 (同二月)	庚辰	辛亥	壬午	壬子	癸未	癸丑

255

说明:为了便利使用子午流注和灵龟八法,按照阳历推算四个年,每月第一日干数,作为查对,只要知道每月一日的干支,就好推每日的干支了。

其用法同上,不过中间一环是活盘,用时只将平年、闰年分开,对准每年元旦的干支数,便可推算出来每月每日的干支来运用。

例如 1959 年是平年,先知道元旦的一日是癸未日,按表对准,则此年每月的干支均可推出。

又如1960年元旦是戊子,则此年每月的一日轮流对准,而此年每日的干支,均可一目了然。

四时气候解说

一岁之中,阴阳五行的气化运转变动,这叫做"气"。"气"是每隔十五日一变,一岁中共有二十四气。为什么每隔十五日,阴阳之气会发生变动呢?这是根据五行的气数而来的。五行的数目与五日相当,合天的五行,地的五行,万物的五行,三五而成十五日,称为"一气",也是阴阳气化变化运行之数。又,在每十五日"一气"之中,阴阳气化,还有更小的变动,这叫做"候"。"候"是每五日一变,故以五日称为一候。一气十五日中有三候,一岁共计七十二候,可用以推察气化的道理。然而阴阳都是无形之气,每隔五日、十五日而起变动,应该根据什么兆象来观测呢?那就只有根据万物的变化来考察了。鸟兽草木之类,感受了阴阳气化的变动,就发生种种适应这些变化的征象。考察这些征象,可以占测五日一候,十五日一气(详见张介宾著《类经图翼》)。

256

附二　针灸经穴补泻图

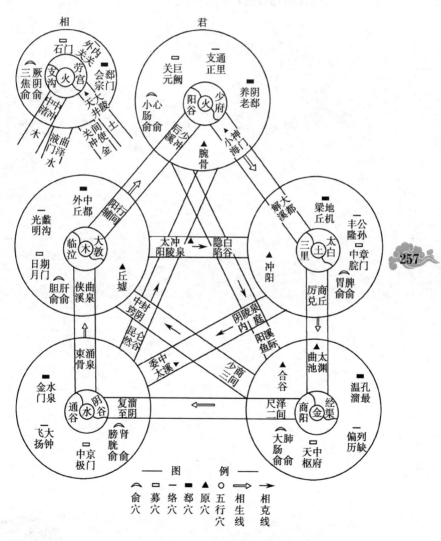

257

　　此即本经与他经补泻之用穴。如：肺经补用脾经之太白穴，泻用肾经之阴谷穴；肾经补用肺经之经渠穴，泻用肝经之大敦穴；肝经补用肾经之阴谷穴，泻用心经之少府穴；心经补用肝经之大敦穴，泻用脾经之太白穴；脾经补用心经之少府穴，泻用肺经之经渠穴。举五脏以为例，则六腑可类推。

258

12栓